U0339840

痛风
看这本就够了

马洪莲　编著

天津出版传媒集团

天津科学技术出版社

图书在版编目（CIP）数据

痛风看这本就够了 / 马洪莲编著 . -- 天津 : 天津
科学技术出版社 , 2015.9（2022.9 重印）

ISBN 978-7-5576-0297-0

Ⅰ . ①痛… Ⅱ . ①马… Ⅲ . ①痛风—诊疗 Ⅳ .
① R589.7

中国版本图书馆 CIP 数据核字 (2015) 第 221187 号

痛风看这本就够了
TONGFENG KAN ZHEBEN JIU GOULE

策 划 人：杨　譞

责任编辑：孟祥刚

责任印制：兰　毅

出　　版：天津出版传媒集团
　　　　　天津科学技术出版社

地　　址：天津市西康路 35 号

邮　　编：300051

电　　话：（022）23332490

网　　址：www.tjkjcbs.com.cn

发　　行：新华书店经销

印　　刷：三河市万龙印装有限公司

开本 720×1020　1/16　印张 17　字数 364 000

2022 年 9 月第 1 版第 3 次印刷

定价：45.00 元

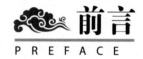

前言
PREFACE

　　痛风是什么？大多数人，只有患病之后才开始关注这种病，痛风患者也不例外。因此，对于痛风患者来说，最迫切想知道的便是：痛风究竟是什么？它是由什么引起的？哪些人群最易得痛风？有人说，见风就痛便是痛风，真的是这样吗？其实，痛风远没有这样简单。

　　痛风是当今世界逐渐流行的代谢性疾病，它对健康的损害、对工作与生活的影响不可低估，最终将会把患者的生命慢慢推向终点。本病为非根治性疾病，严重影响人们的生活质量，危害性极大。因此，科学的防治对痛风康复极为重要。

　　痛风的另一个身份便是"高尿酸血症"，是一种建立在高尿酸血症的基础上，变本加厉的病症。痛风在以前比较少见，常被人们称为"富贵病"或者"帝王病"，一般只在少数的特定人群中出现。如今，随着经济水平的提高和生活习惯的改变，痛风已经成为一种较为普遍的现代都市生活"文明病"。痛风受经济水平、饮食习惯、职业类别、药物治疗等多方面的影响。痛风通常喜欢找男性的麻烦，特别是40　50岁之间的男性，更是它们的首选目标。此外，随着经济水平的提高，痛风现在正一步步将目标扩大到年轻群体中。

　　痛风来打扰的时候，最常使用的手段就是关节部位钻心的阵痛，一般疼痛发作部位会出现红肿以及剧烈疼痛等症状，最讨厌的是它总是喜欢在子夜造访，扰人清梦。它来的时候位置一般都比较固定，最常见的就是脚部大趾根部位。如果出现痛风石，则可能引起肾脏损害及肾功能减退；如果痛风性关节炎频繁发作，会影响正常活动；若伴有高血压、高血脂、动脉硬化、冠心病及糖尿病等则可能影响寿命。

　　得了痛风后如果能认真进行治疗，并加强自我保健，使血尿酸长期稳定在正常范围内，并避免痛风性关节炎的急性发作，不出现痛风石和肾脏损害，则完全可以带病延年，享受和正常人一样的生活。因此，认识痛风，学习和了解有关痛风的知识，并可以通过饮食、中医疗法和运动来缓解痛风症状，是十分有必要的。

　　本书用通俗易懂的语言，系统讲述了痛风相关的知识，让普通读者也能对痛风有简单明晰的认识。然后从饮食、传统中医疗法和运动等几个方面来介绍有关防治和缓解痛风症状的各种疗法，让读者可以根据自己的需求来运用不同的疗法防治痛风，从而提高生命的质量，拥有更好的生活。

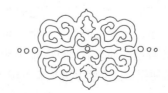

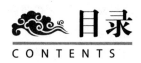

目录

CONTENTS

第一章　透视痛风

第二章　治疗痛风，从嘴巴开始

第三章　古方秘术，专治痛风

第四章　人体自有大药——痛风的经穴疗法

第五章　"动手动脚"，用运动扼制痛风

第七章 细节决定成败——痛风患者的合理日常生活

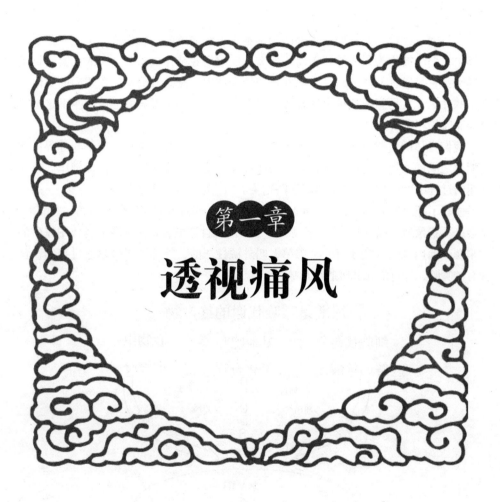

第一章

透视痛风

第一节　刨根问底，探查痛风真相

慧眼识尿酸

有过痛风经历的朋友们一定都已经了解，引起痛风的罪魁祸首，正是存在于我们身体中，那个被称为尿酸的坏东西。那么，尿酸到底是什么东西，它的真实面目是什么样呢？它是通过怎样的途径出现并在我们身体中一路高升的？它在我们的身体中都干了些什么，又是怎样被排出体外的？现在，我们就来走近尿酸，认识一下这个能够引起痛风的坏东西。

我们身体的代谢系统是一个庞大的机构，每时每刻都在进行着内部与外界、物质和能量之间的交换，通过系统运转，为我们提供能量，排除废物，保障健康。在这个代谢的过程中，身体里衰老了的细胞们光荣下岗，离开了自己原来的岗位，被一一分解，于是便有了嘌呤的形成。嘌呤作为能源被利用过后，残留下的那部分在遇到一些酶之后，就会毫不犹豫地"以身相许"，于是就生成了内源性尿酸，这正是我们身体中尿酸的一大来源。而内源性尿酸还有一个弟弟，叫外源性尿酸，外源性尿酸是通过我们饮食中含有的嘌呤，经过消化和吸收后形成的。

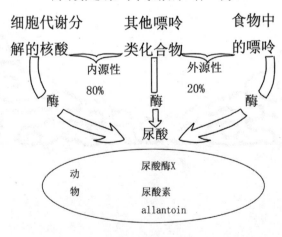

尿酸是嘌呤代谢的终产物

嘌呤的代谢与清除

嘌呤的集中营在肝脏，我们身体里的绝大多数嘌呤都会来这里集合整顿，经过氧化代谢的工作之后变为尿酸，而这个过程是少不了酶类的参与的。酶类家族有两个敌对的阵营，一个阵营能够有效地促进尿酸的生成，而另一个阵营则能抑制尿酸的生成。一般情况下，这两类酶十分默契地保持着某种平衡，相安无事，嘌呤的代谢也就风平浪静，正常进行。如若有一天，促进尿酸生成的酶类突然变得强势起来，我们体内平衡就会被破坏，尿酸的生成就犹如加入了催化剂，我们体内的尿酸就会出现急速升高的现象。一般情况下，每个正常人体内的尿酸有1200毫克左右，每个人每天会新生成约600毫克的尿酸，同时也有600毫克的尿酸被排泄掉，以此来达到平衡。如果尿酸值出现了较大的波动，生成量突然增加，或者排泄量减少了，那么就要引起高度重视了。

尿酸出现后，一般都会被安排到肾脏和肠道中等待排出。而肾脏，是处理尿酸的主要途径，差不多有2/3的尿酸要从这里经过，走向外面的世界。剩下的1/3则会途经肠道离开身体，也有可能在肠道内被细菌绑架分解。由此可见，如果肾脏请了病假的话，尿酸得不到及时的排泄，就会在我们的身体滞留、囤积。而滞留下来的尿酸就会慢慢发展自己的势力，等积攒到一定的浓度后，尿酸就会换成另一种形式——钠盐，也就是尿酸结晶，然后悄悄地潜伏在我们身体的软组织、关节以及软骨和肾脏里，伺机为痛风的发作煽风点火，给我们带来疼痛，打扰我们的正常生活和工作。所以说，尿酸真的不是什么好东西，需要我们多加防范，严格控制，以免痛风的突然袭击。

嘌呤是什么，如何影响尿酸值

前面我们提到了嘌呤，正是因为嘌呤的存在，才会不断地产生那么多的尿酸，致使痛风有了可乘之机。那么，嘌呤又是什么呢？其实，它就是我们身体中的蛋白代谢的一个主要产物。一般它会以嘌呤核苷酸的方式来宣布自己的存在，在能量供应、代谢调节和组成辅酶等方面有着很重要的作用。

嘌呤其实很常见，也并非就是十恶不赦的东西，相反，它是我们身体中不可缺少的一种存在。其实，不只是我们人体细胞中含有嘌呤，绝大部分的动植物细胞中都会有嘌呤的存在。一般情况下，我们从饮食中摄入的嘌呤会比较多一点儿，而我们自身代谢生成的嘌呤则相对少一些。这两种途径生成的嘌呤，最后都会以尿酸的形式被排出体外。我们身体中嘌呤核苷酸的合成有两个途径，一个是从头合成途径，另外一个是补救合成途径，而从头合成途径是主要的途径。从头合成是怎么回事呢？一起来看看：肝脏是嘌呤核苷酸从头合成的主要器官，然后是小肠黏膜和胸腺。嘌呤核苷酸在胞液合成，主要反应过程有两个阶段：一开始，嘌呤核苷酸合成次黄嘌呤核苷酸，之后又变成腺嘌呤核苷酸和鸟嘌呤核苷酸。这些都不需要深入了解。嘌呤核苷酸的另一种合成是补救合成，这种合成节省了从头合成时体内能量和一些氨基酸的消耗。嘌呤核苷酸在核苷酸酶的作用下水解为核苷，然后又在酶的作用下变为自由的碱基还有其他物质。紧接着，嘌呤碱就会被分解为尿酸，然后被排出体外。

嘌呤和尿酸之间可以说是息息相关，二者之间的关系可谓"荣辱与共"。而尿酸始

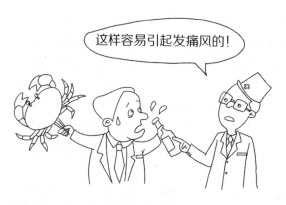

这样容易引起发痛风的!

终是嘌呤最忠实的追随者，一直以来都紧跟着嘌呤的步伐，尾随其后不离不弃。嘌呤对尿酸的影响主要有：首先是嘌呤的摄入过多，于是就会在第一时间内引起尿酸的升高，再然后就是内源性的嘌呤出现了代谢紊乱，产生得太多了，于是便加速了尿酸的升高。尿酸是嘌呤代谢的终端产物，所以嘌呤的代谢一出现问题，就会引起尿酸的异常变化。由此看来，控制高嘌呤食物的摄入，是直接阻止尿酸升高的关键。为什么这样说呢？这是因为，有些食物里含有丰富的核蛋白，而我们要知道，食物中的核酸一般都会以核蛋白的形式存在，核蛋白在胃酸的作用之下会分解成核酸与蛋白质。核酸在去小肠做客后，会被水解生成单核苷酸，接着又被水解成核苷酸。核酸和核苷酸都能够被肠道接纳，它们被接纳之后会在肠黏膜细胞内被水解成为嘧啶或者嘌呤，这样便为尿酸的出现打下了基础。如此一来，尿酸的成长又得到了不少外界的支持，升高"指日可待"。

只有减少含嘌呤食物的摄取，并保证身体代谢系统的正常运转，才不会给尿酸留下"高升"的机会。所以平时生活中我们需要多加注意，尽量减少食用高嘌呤食物，少吃或不吃动物内脏等含嘌呤过高的食物，同时还要保证作息规律和饮水充足，从各方面入手，减少嘌呤的摄取和生成，不为尿酸升高创造任何机会，从而将尿酸控制在正常的范围之内。

高尿酸血症一定是痛风吗

很多朋友在被确诊为痛风，并弄明白原因之后，都会在第一时间去责怪尿酸："原来是高尿酸血症引起的痛风，高尿酸血症是什么玩意儿啊这么厉害？""都怪那个该死的高尿酸。""怎么会那么高呢？害我都成痛风了。"如果尿酸有思想，此刻一定在一边咬牙切齿反驳着人类的论断。在痛风发作之前，或者说在我们还没听过、不了解痛风之前，想必没太多人会去关注痛风这个话题，也不会去研究尿酸是什么，更不可能没事儿就去检查自己的尿酸值，甚至，尿酸这个概念我们都没有听过。而尿酸，一向又比较低调，虽然它一直存在于我们的身体中，每天在我们的身体里进进出出，却一直是暗自行动。但是，尿酸又是那么不安分，总喜欢"见缝插针"，一有机会就为自己抢占位置，然后迅速发展壮大，既有野心又掩饰得很好，很难被我们察觉。

尿酸不断升高，会在我们的身体中发展为高尿酸血症，一般情况下，高尿酸血症是没有什么症状的，患者基本上是感觉不到异常的。只有当高尿酸血症长期得不到抑制，进一步发展，尿酸值达到一定界限后，才会引起关节疼痛，引起痛风的发作。如果这

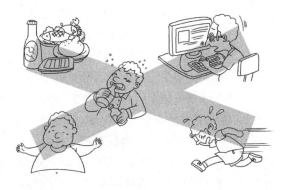

个时候我们才知道有尿酸这么个东西存在，就有点儿反应过慢了。事实上，即使痛风没来，尿酸也有可能在我们的身体中早已占领了很多空间，只是它表现得不太明显，我们没有注意到罢了。说到这里，也许有些患者会说，既然这样，那我们是不是早已患上了痛风，只是不知道？其实，没有症状的高尿酸血症，并不能算是痛风。尿酸值高与痛风之间是有一定界限的，一般尿酸值只要没有超出正常范围，患者一般都不会有不适的症状，而且也不能称之为痛风。只有出现关节疼痛等病痛症状时，才可以算作是痛风。平日的生活中，我们都只顾着自己的吃喝玩乐和工作应酬，忽略了健康的饮食和规律的作息，而且很少人有定期体检的习惯，这就给了尿酸大量的可乘之机，不是尿酸太狡猾，是我们太松懈。所以，当医生告诉我们患了痛风时，我们应该做的，是赶紧反思一下自己，然后第一时间弄清楚尿酸在自己体内猖獗的原因，并立刻付诸行动，改变饮食与生活习惯，在第一时间里抑制尿酸的继续成长，揪住痛风的尾巴，将尿酸的壮大扼杀在痛风的初期。同时，还要告诫身边的朋友，与大家一起重新认识尿酸，养成定期检查尿酸的习惯，别再等到疼痛发作时才想起来去责怪尿酸。

高尿酸血症并不一定就是痛风，患者只有出现关节疼痛症状之后，才会由高尿酸血症"晋升"为痛风，但是，痛风肯定是高尿酸血症。每个人都有可能患高尿酸血症，但是罹患痛风的概率却只有 5% ～ 12%。绝大部分的人即使患了高尿酸血症，也有可能终生都不会与痛风扯上关系。可以说，高尿酸血症是痛风的母亲，没有高尿酸血症就没有痛风，但是只要我们在日常生活中多加注意，饮食规律，注意保暖，远离高嘌呤，远离压力和焦虑，远离不健康的生活方式，那么，即使高尿酸已经铺好了道路，痛风也没有机会来"造访"我们。

没有痛风的高尿酸血症叫无症状高尿酸血症，虽然不会疼痛，但存在着很大的痛风隐患。由于高尿酸血症的程度和持续时间没有达到发病的程度，所以我们一般很难察觉，更不知道痛风早在那里虎视眈眈。路没有修好，还在建设中，所以也就无法通行，痛风就像等在路上的肇事者，随时等候道路畅通后的横行霸道。所以，我们要追根溯源，弄清楚体内高尿酸血症出现的原因，从源头做出及时全面的反应，将痛风通往罪恶的道路彻底斩断，以此来远离高尿酸，远离痛风的隐患。

看清痛风的真面目

大多数人，只有患病之后才开始关注这种病，痛风患者也不例外。因此，对于痛风患者来说，最迫切想知道的便是：痛风究竟是什么？它是由什么引起的？哪些人群最易得痛风？有人说，见风就痛便是痛风，真的是这样吗？其实，痛风远没有这样简单。

前面我们了解了高尿酸血症，实际上，痛风的另一个身份便是"高尿酸血症"，只不过，是一种建立在高尿酸血症的基础上，变本加厉的病症。痛风在以前比较少见，常被人们称为"富贵病"或者"帝王病"，一般只在少数的特定人群中出现。如今，随着经济水平的提高和生活习惯的改变，痛风已经成为一种较为普遍的现代都市生活"文明病"。痛风受经济水平、饮食习惯、职业类别、药物治疗等多方面的影响。痛风还是个"重男轻女"的家伙，据最新统计数据看来，男女痛风的发病比例是 20 : 1。痛风通常喜欢找男性朋友的麻烦，特别是 40～50 岁之间的男性，更是它们的首选目标。此外，随着经济水平的提高，痛风现在正一步步将目标扩大到年轻群体中。

如果将人体的代谢系统看作是大自然中的水体，那么痛风就是水体遭受严重污染之后的具体体现。众所周知，水体具有自净能力，能够将来自外界的污染通过各种途径进行利用和净化。人体的代谢系统每天也在为人们的健康做着这样的工作。嘌呤这种存在于人体中的"污染物"正是被"净化"的污染物之一。身体代谢系统通过对嘌呤的深加工与利用之后，会产生出大量的尿酸这种废弃物，在代谢系统的积极驱逐之下，尿酸会灰溜溜地被清理出身体，人体的健康就得到了保障。有一天，嘌呤的新陈代谢出现了紊乱，它的氧化代谢产物尿酸受到影响后合成量超出了正常值，或者排泄量低于正常水平，于是尿酸"伺机"迅速上涨，出现了高尿酸血症。当人体里的血尿酸浓度过高时，尿酸就会以尿酸结晶也就是钠盐的形式慢慢沉积在人体的软组织、关节以及软骨和肾脏里，进而引发了身体组织的异物炎性反应，于是，人体中的某个地方突然疼痛无比，痛风就这样诞生了。

痛风来打扰的时候，最常使用的手段就是关节部位钻心的阵痛，一般疼痛发作部位会出现红肿以及剧烈疼痛等症状，最讨厌的是它总是喜欢在子夜造访，扰人清梦。它来的时候位置一般都比较固定，最常见的就是脚部大踇趾趾根部位。

痛风又分为原发性痛风与继发性痛风。一般的痛风所指的都是指原发性痛风，在

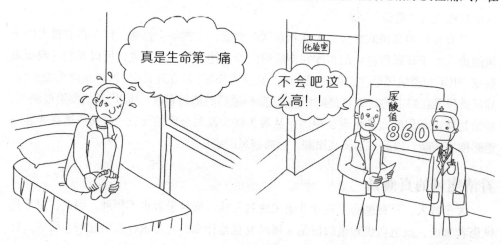

很大程度上有遗传的倾向，是一种先天性的代谢酶缺陷疾病。而继发性痛风，是一种病因比较明了，所占比重较低的痛风，一般都是由外界因素，比如过度饮酒、铅或铍中毒、受伤、饮食中蛋白质摄取过量等引起的。

如今，痛风正在偷偷地拉近与人们的距离，现代都市快节奏、高压力、快餐式生活的环境为痛风铺下了平坦大道，已经遭遇痛风和有痛风隐患的朋友们，看清痛风的真面目，是防治痛风、远离痛风的开始。

认识痛风的不同类型

了解痛风的类型，可以帮助痛风患者对照了解自己的症状，做出更好的应对措施。

一般我们把痛风分为原发性痛风和继发性痛风两种。前面我们已经提到过，原发性痛风很多时候都找不到病因，而且常与高血压、肥胖症、冠心病、糖尿病等疾病相伴。继发性痛风比较少见，一般我们所说的痛风都是原发性痛风。在原发性痛风和继发性痛风的基础上，根据尿酸生成和代谢的情况，痛风还可以进一步分为生成过多型痛风和排泄减少型痛风以及混合型痛风。

生成过多型痛风是指肝脏工作中合成的尿酸量太大，导致尿酸值偏高。其中的缘由，也许是参与嘌呤代谢的酶走神儿开小差没有认真工作，造成嘌呤生成过量，还有可能是来自食物中的嘌呤过多了。大约有 30% 的痛风患者都是尿酸生成过多型的。而排泄减少型痛风是指当人体的肾脏机能出现了障碍，尿酸的排泄就受到了影响，开始大量滞留在体内，尿酸值便升高了。还有一些患者，由于自身尿液的 pH 值低于 6，呈现出酸性，使尿酸难溶于尿液中，排泄量便会随之减少，尿酸自然便会升高。将近 60% 的痛风患者都是尿酸排泄减少型的痛风。还有一种痛风就是混合型痛风，是因为尿酸生成过多和尿酸排泄减少同时存在而出现的痛风，有 10% 左右的患者属于这种类型。

从细节方面来分，痛风还可以细分为以下几种类型，更方便于我们对症下药采取措施，做出有效的治疗和预防：

1. 湿热瘀滞型痛风：表现为关节肿胀，疼痛十分剧烈，发热是主要特点。

2. 阴虚湿热型痛风：特点是关节肿胀，有剧烈的疼痛，自己觉得身体发热。很多这类病人都会有手足心发热的现象，发热状况大部分会出现在午后，也有的会出现高烧不退、盗汗的症状。

3. 阳虚血瘀型痛风：表现为全身怕冷，或者是下肢手足怕冷，关节剧烈疼痛。

4. 肝肾两虚型痛风：与阳虚血瘀型痛风症状相似，使用静脉抗炎药后会致使发热症状加重。

5. 气血两虚型痛风：没有发热症状，也不怕寒冷，但是面色苍白，有贫血症状。

治疗痛风的办法有很多种，只有充分了解了自己的痛风症状，才能够找到最适合自己的解决办法，进行最有效的治疗。

痛风来袭的破坏"目的"

因为痛风发作时一般都表现为关节疼痛，所以，在大家的认识中，通常都觉得患有痛风只会造成关节的疼痛。而且，接触过痛风的人都知道，痛风性关节炎的疼痛一般都有自限性，每次疼痛发作的部位都比较固定，而且一般都会在短短几天或者数周内自动消匿无踪。因此，很多痛风患者都会"好了伤

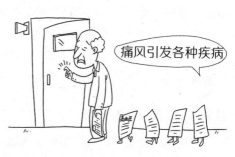

痛风引发各种疾病

疤忘了痛"，疼痛消失后，很快就会忘记自己曾经患有痛风，就不再去理会。而事实上，这样的认识和态度是十分错误和危险的。

想象一下，你的冰箱里出现了一颗臭鸡蛋，致使整个冰箱出现了异味，你通过各种方法将异味祛除后，将那颗"犯罪"的鸡蛋继续留在了冰箱中。用不了多久，你就会发现你的冰箱里再次出现了异味，甚至比上一次还严重，同时你还会发现，发出异味的，已不只是一颗鸡蛋。痛风就像那颗不安分的鸡蛋，如果被我们置之不理，它就会越来越猖狂。当痛风暂时撤走对人体的折磨之后，身体虽然没有疼痛的感觉了，但是那些留在体内，曾引起疼痛的尿酸的结晶其实根本没有消失，只是暂时被抑制住了而已。如果不及时对它们进行清理和治疗，尿酸结晶就会悄悄地不断沉积，疼痛就会在以后的日子里再次出现，而且会越来越频繁，越来越严重。

痛风还有一个"恶毒"的目的，是从内分泌方面表现出来的。当我们通过各种办法和药物暂时性地缓解了疼痛，或者彻底止住了疼痛时，滞留在体内造成我们疼痛的高尿酸血症其实依然安然存在着，尿酸们通过影响我们身体里的各个器官来损害人体的健康，甚至危及痛风患者的生命。痛风是个坏家伙，仅仅让你痛一痛根本不是它的全部目的，隐藏在身体里的高尿酸能够引发代谢性心血管危险因素，它能引起或者加剧高脂血症、高血压以及2型糖尿病，更是极易与肥胖症、胰岛素抵抗等发生关系，

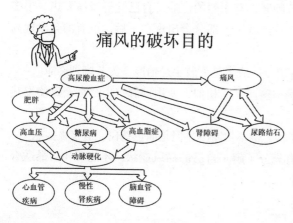

痛风的破坏目的

互相影响，形成恶性循环。近年来，痛风被进一步证实能够直接引起心血管方面的疾病。如果一时忽略了隐藏着的危机，让痛风有机可乘，将来就不只是关节疼这么简单了。痛风来了又走，其实并没有走太远，它的存在和发展可能引起尿酸性肾病，导致肾衰竭，引发肾结石。血尿酸给肾功能带来异常的危险性堪比尿蛋白。如果我们没有认识到痛

风的这一目的，就会给痛风留下肆意破坏的机会，严重损伤我们的肾脏，危及我们的健康与生命。

假冒痛风的疾病要看清

痛风的发病率越来越高，如果患病后没能够做好相应的护理和正确的治疗，就会容易引起病情的反复发作。但是，也有很多疾病的疼痛症状类似于痛风，如果不能分辨清楚，进行正确的治疗，就会耽误病情，给患者造成更多的痛苦。现在，我们就来了解一下一些极易与痛风混淆的其他疾病。

1. 伪痛风

伪痛风又叫焦磷酸钙双水化物沉积症或者软骨钙化症，是由焦磷酸钙双水化物结晶诱发的滑膜炎。这个冗长的名字，代表的是一种与痛风极其相似的疼痛疾病，它发作时比较突然，而且像痛风一样，关节会呈现出热、红、肿、痛的表现，但不同于痛风的是，伪痛风常发生于膝关节及其他常见的肩、肘、腕、髋、踝等大关节，一般很少像痛风那样累及指、趾关节，像痛风一样总是侵犯脚踇趾的情况更是少见。慢性的伪痛风会侵犯到多个关节，一般都呈对称性，病情一般比较缓慢，类似于骨关节炎。伪痛风的临床表现虽然类似于痛风，但一般症状都比较轻，而且很少会波及四肢的小关节。想要区分开伪痛风与痛风，最简单的办法就是：看看疼痛是发作于大关节还是小关节，然后再去看看尿酸、尿常规是否正常，要知道，伪痛风患者的尿酸和尿常规一般情况下可都是正常的。

2. 创伤性关节炎与化脓性关节炎

一般情况下这两种症状的尿酸值都不高，通过检查可以发现滑囊液中含有大量的白细胞，同时还可以通过培养来查找到致病菌。创伤性关节炎的患者通常情况下都有比较严重的受伤史。

3. 类风湿性关节炎

这种症状比较多见，常在中青年女性群体中出现的比较多一些，这类关节炎疼痛常发作于患者的手指小关节和腕、膝、踝、骶髂以及脊柱等关节部位。类风湿性关节炎的主要症状是出现游走性、对称性关节炎。类风湿性关节炎患者的血尿酸也不高，通过 X 线检查，可看出患者的关节间隙狭窄，关节面粗糙，还容易发生融合。

4. 银屑病性关节炎

这种病和痛风一样，一般也较多出现在男性朋友身上，总是非对称性地出现在远端指趾关节，有点儿像痛风，所以需要我们认真判断，与痛风进行鉴别。鉴别要点是：大多数的银屑病性关节炎患者的关节病变均发生于银屑病之后；关节病变常见现象是发作于趾关节远端，50% 的病人会出现指甲增厚或者凹陷或者是隆起等症状；最少会有一个关节炎，而且会持续 3 个月以上；如果进行 X 线检查，能看见较为严重的关节破坏现象，关节间的缝隙变宽；银屑病性关节炎的关节症状与皮损关系十分密切，常常是"一荣俱荣，一损俱损"。

5. 淋病性关节炎

淋病性关节炎与痛风很相似，发作时也常常侵犯趾关节，但淋病性关节炎有自己的特点：滑液中能看见淋病双球菌或细菌培养阳性，没有尿酸结晶；有淋病症状或者冶游史；一般使用环丙沙星和青霉素 G 治疗有效。

6. 结核变态反应性关节炎

这是一种由结核杆菌感染所导致变态反应而引起的关节炎。它的区分特点是：一般都是先侵犯小关节，然后慢慢蔓延至大关节，有多发性、游走性的特点；患者可能有急性关节炎病史，或者只是慢性关节痛，但不会有关节强直畸形的现象出现；滑液检查中能发现较多的单核细胞，但没有尿酸盐结晶；患者身体里有活动性结核病灶，关节周围的皮肤通常会出现结节和红斑现象；做 X 线检查的话会发现有骨质疏松的现象。

此外，痛风急性发作的时候，要注意与蜂窝织炎、红斑狼疮复发性关节炎进行区别。而在痛风的慢性期，要注意与肥大性关节病创伤还有化脓性关节炎造成的后遗症进行鉴别。除了痛风，一般疾病血尿酸都正常，这点可作为区别痛风与其他病情的基本依据。

痛风"重男轻女"是为什么

近年来，痛风逐渐由过去的富贵病少见病，成为一种多发病，而且，从调查资料及相关数据看来，它的发病具有明显的性别差异。从统计数据来看，95% 左右的痛风患者皆为男性，特别是中老年男性。而女性痛风患者则比较少见，就算是发病，也通常是在绝经后才会出现。对于痛风的"重男轻女"，很多男性都感到不解，而从目前的研究看来，造成痛风有性别差异的发病原因，还没有得到全面的认证，但我们通过发病原理可以得出一些科学的结论，并从中借鉴，来帮助我们避开雷区防患于未然。痛风如此偏爱男性，主要有以下几个原因：

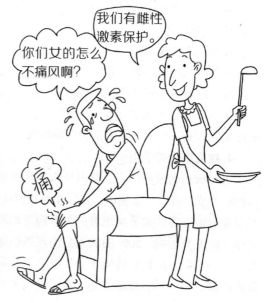

1. 女性体内的雌激素具有促进尿酸排泄的功能，同时还能够抑制关节炎的发作。而男性恰恰相反，他们体内不但没有足够的雌激素对抗尿酸，还存在着较高的雄性激素，而雄激素能够增加溶酶体磷脂膜对尿酸盐结晶的易感性，反而极易引起细胞反应，进而引起炎症的发生；所以说，男性不但没有足够的可

以保护自己不受痛风迫害的雌激素，还有很多可以促进痛风发作的雄激素，这正是为什么男性更易患痛风的主要原因之一。

2. 一般男性应酬都比女性多，而且应酬中的大鱼大肉，大量饮酒，在不知不觉中，就会导致男性朋友摄入过多的嘌呤，从而引起身体中尿酸的增高。有关数据显示，经常参加各种宴会酒席的男性，有30%左右的人会患上痛风，而50%甚至更多的人，都是痛风的潜伏人群。

3. 快节奏的都市生活和来自职场、生意、家庭等方面的重重重压，使得男性朋友在没时间运动、应酬过多的情况下，出现了肥胖和精神压力过重、休息不足等状况，加上经常过度劳累，就会促进体内尿酸值的一路高升，自然也就增加了罹患痛风的危险。

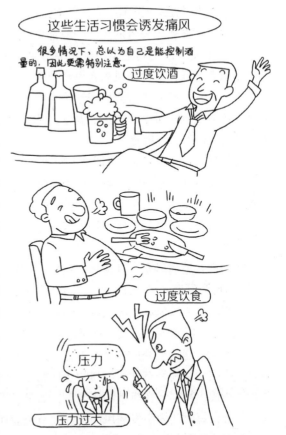

这些生活习惯会诱发痛风

很多情况下，总以为自己是能控制酒量的，因此更需特别注意。

过度饮酒

过度饮食

压力

压力过大

痛风的魔掌也会伸向女性

痛风偏爱男性，很少在女性朋友身上出现痛风的踪影，但是这并不代表痛风不会找女性的麻烦。年轻女性由于身体中大量雌性激素的积极作用，所以肾脏对尿酸的排出率比较高，尿酸值就比同龄的男性低，因此很少有年轻女性会患痛风。但是，当女性朋友们步入中年以后，体内的雌激素水平开始明显减少，尿酸不再像以前一样能够得到充分有效的排泄，从这个时候起，女性痛风患者就开始慢慢增加了。我们都知道痛风的发病和人体的代谢以及尿酸的排泄都有着直接的关系，女性在经期能够分泌足够的雌性激素来帮助尿酸的排出，而在绝经后，雌性激素的分泌开始慢慢减少，排出尿酸的能力也随之慢慢降低了。所以，不要以为自己是女性，痛风就永远都不会来找麻烦，不要觉得有雌性激素的保护，痛风就会无影无踪。事实上，每个绝经后的女性，都是痛风的目标人选，大家都应该全方位地注意自己的身体，从各方面警惕痛风前来干扰我们的生活。

那么，女性痛风患者一般都有哪些表现呢？

首先，女性在沾染上痛风后，一般都比较容易复发，在反复发作的过程中，会波及多个关节，而且会引起关节的畸形病变，同时还会导致严重的肾功能损害。一小部分女性痛风患者会出现腰痛、血尿等症状。

其次，女性痛风患者的症状一般都集中于下肢小关节，尤其是第一趾跖关节。像男性患者一样，女性痛风患者也常在夜间突然发病，发病处关节会出现红肿和剧烈疼痛的症状，同时会对周边的温度以及外界的震动变得十分敏感。

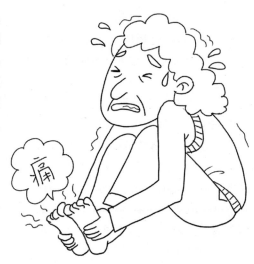

女性痛风患者发病时，可谓来去匆匆，一般一周左右就能够自行缓解。因为这种疾病不是由细菌感染所引发的，一般不会有发烧等情况，所以如果使用抗生素治疗的话是没有用的。

我们都知道痛风是一种遗传性疾病，一般有痛风家族史的女性，发病年龄都比男性迟，但也会发生痛风，痛风的同时也容易并发高血压、肥胖症、糖尿病等代谢综合征。由此看来，有痛风家族史的人群，不管是男性还是女性，都要定期体检，随时关注自己的尿酸值，以便于对痛风早发现，早应对，早治疗。

在这里，建议绝经后的女性要更加注意自己的生活作息，还有饮食习惯以及食物的肥瘦搭配。特别是有饮酒习惯的女性朋友，绝经以后一定要将酒精戒掉。痛风与酒精相辅相成，特别是在饥饿的情况下，如果一次性大量饮酒和进食高嘌呤高蛋白的食物，就会在短时间内引发痛风的急性关节炎发作，给女性朋友带来痛苦。此外，平日的生活中，在餐饮方面，女性朋友要多加注意，不论什么时候，都要尽量避免暴饮暴食，要自觉远离浓茶、咖啡、白酒等饮品，也要远离抽烟为身体带来的伤害。同时更要培养自己多喝水的习惯，以利用大量饮水来增加尿量，促进尿酸的排泄。

此外，对于鱼、虾、蟹以及动物内脏等嘌呤含量较高的食物来说，女性朋友最好是敬而远之，减少摄取量，与之保持远距离。饮食方面的注意事项做到之后，还要合理地安排好自己的工作与休息，不要总想着做女强人，当工作狂，让自己的身体总处于疲惫的状态，要劳逸结合，保持愉快的状态轻松面对每一天。此外还要注意保暖，随时增减衣服，保暖第一，漂亮第二，谨防着凉，要保持心态阳光，这些都是预防痛风前来扰乱的好方法。如果你还是位运动爱好者，那就更好了，适当地参加体育运动也可以很好地帮助预防痛风的侵袭，就算是患上了痛风，坚持适量体育运动也可以帮助预防痛风的发作，延缓痛风发作的时间和频率。

女性痛风并不可怕，生活中，只要我们能够在各方面都做好防护的措施，那么，就能够与痛风保持较远的距离。注重生活细节，痛风就不会有机可乘。

❀健康提示：尿酸值高是不是指尿是酸性的❀

一说到尿酸，我们一般都会很自然地理解为酸尿，也就是说我们的尿是酸性的，所以叫尿酸。而事实并不是这样的。实际上，尿酸和酸尿是完全不同的两个概念。

通过前面的了解，我们都已经知道，尿酸是我们身体里的细胞下岗后，经过分解，由嘌呤生成的产物，它隐藏于我们的血液里，被运输到肾脏之中，然后会跟随尿液一起被排出体外。尿酸值指血清当中尿酸的含量所占的比重。而酸尿，则是尿液酸碱度的概念。尿液的酸碱度指的是尿液的 pH 值，是能够通过 pH 试纸测验出来的。尿酸与酸尿之间，只是一种巧合，而非同一个概念。并且，我们需要知道一点儿，就是，我们的尿液呈酸性，并不一定尿酸值就会高，尿液的酸碱与尿酸之间并没有必然的关系，但是，尿液的酸碱度却会影响到尿酸的浓度。事情的真相是，尿酸在酸性液体里的溶度很低，也就是说，如果你的尿液是酸性的，那么就会影响到尿酸的正常溶解和排泄，使得尿酸的浓度变高，使得尿酸结晶易沉积于体内，易引起痛风发作，但如果尿液是偏碱性的，那么就非常有利于尿酸的溶解和排泄，可以很好地帮助我们预防痛风的发作，这就是为什么生活中我们总是提倡吃碱性食物的原因之一了。

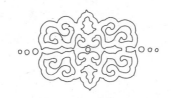

第二节　痛风的自查与检查

痛风发作部位和特点

全面了解痛风，可以帮助我们对自己发病时的症状做出初步的判断，避免发病时的无措和恐慌，并且也为我们及时就诊提供了帮助，有利于我们少走弯路，在第一时间做出正确选择。

通常情况下，痛风发作的特点都比较明显，并且是有规律可循的。下面我们就分情况进行一些了解：

痛风急性发作期。这个阶段，痛风的发作时间比较固定，每次造访都会选择下半夜，并且一般情况下都会出现在脚趾部位，少部分会波及脚踝关节或者手指关节，发病处疼痛剧烈并且伴有红肿发热症状。急性痛风性关节炎一般一到两个星期就可自行消失。这一时期的痛风性关节炎，在发病前不会和你打任何招呼，总会在你没有任何心理准备的时候就突然到访。

痛风间歇期。在这一时期，痛风比较低调，主要表现为血尿酸浓度偏高，只要我们饮食生活规律，就没有其他明显症状。间歇期一般长达几个月甚至几年。只要痛风患者平时在饮食运动等方面多加注意，就能够使得痛风的间歇期拉长，有些患者有可能一辈子都不会复发。

痛风慢性期。慢性期的症状主要表现为痛风结节、尿酸结石、痛风性肾炎及并发症以及慢性关节炎等。患者通常在半夜被身体小关节的剧痛干扰而不能休息。而且这些红肿剧痛的小关节的正常功能会出现很明显的不正常，甚至有向畸形发展的趋势。这个时候如果测量体温，患者一般体温都偏高一些。这一时期对于痛风患者的生活以及工作都会产生极大的影响。

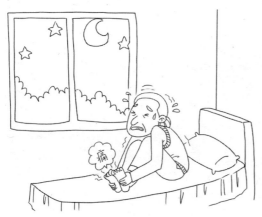

痛风严重期。严重期的症状应该引起我们的高度重视。这一时期，最明显的就是，我们的肾脏发生了病变。几乎90%以上的痛风患者肾脏都会有不同程度的病变。肾病变最开始表现为偶发性的蛋白尿，伴随着痛风的加重，偶发性的蛋白尿会转变为持续的蛋白尿，患者夜间起夜次数开始增多，如果没有得到及时和正确的控制与治疗，任其发展下去，就会导致肾功能不全，甚至会由于肾衰竭而造成死亡。

鉴于痛风偏爱中老年人，特别是男性，而现在又向年轻化发展，下面我们分别对不同年龄段的痛风症状做些了解。

首先是中老年人的痛风。中老年人痛风发作一般都有迹可循，通常会由固定性关节疼痛转变为游走性关节刺痛，并伴有乏力低热的症状，同时，皮肤会出现潮红和瘙痒的现象。中老年人痛风波及的关节会比较多一些，这与长期服药等有很大的关系。中老年痛风患者一般都会伴有高血脂、高血压、糖尿病以及肾功能不全等症状。

其次是年轻的痛风患者。这类患者发病一般在三十岁左右，少数患者在二十岁左右，基本上全是男性。年轻的男性痛风患者关节炎特点是出现晚但情况严重，疼痛较老年人更胜一筹，而且发作也比较频繁。这类人群的痛风病治疗效果不是很好，病死率比较高。这类患者90%以上都有痛风家族史，而且血尿酸水平偏高，肾脏比较虚弱，排酸能力较差。年轻痛风患者中，一般痛风肾还有尿酸肾结石比较常见，因为患有痛风后，肾脏遭受到的损害十分严重，所以患者极易因为肾衰竭或感染而威胁到生命安全。

如何通过排泄来自查

通过排泄来自查痛风，是一个比较简单的办法，在家就可以检查，自己就能够做出初步判断。通过排泄可以判断自身是否患有痛风，是否存在痛风隐患，也是我们预防痛风的一种警示方法，但不可以作为判断痛风的唯一标准使用。

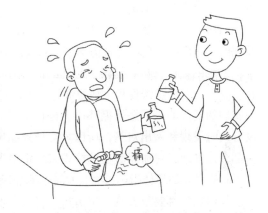

通过排泄自查是否痛风，其实很简单，就是通过观察自己的尿液，来判断是否有痛风的隐患。具体做法为：一查二看三闻。

首先就是查，查什么呢？当然是查自己一天的排尿量了，一般排尿量正常或者偏多一点儿，都比较有利于尿酸的正常排泄，能够有效抑制痛风的出现，还可以预防痛风的发作。但是，如果你的排尿量明显减少，就该引起注意了，如果尿液的排量减少，就会影响到尿酸的正常排泄，导致身体中尿酸值的升高，而且尿酸的浓度也会随之升高，从而易析出结晶，为痛风埋下极大的隐患，并且也为痛风结节以及痛风肾病提供了绝佳的机会。

第二个便是看。看什么呢，要看自己尿液的颜色。正常的尿液是清透的，这种情况下，尿酸的排泄会比较顺利。但是，如果出现了黄色甚至深黄色的尿液，那么就该引起我们的高度重视了，排出深黄色的尿液说明我们的身体正处于大量缺水的状态，或者正处于极度上火或其他病症的情况，这是很不利于尿酸正常排泄的，甚至会阻碍尿酸的排泄。只有保证足够的水分摄取，才能够保证尿液的颜色正常，从而保证尿酸的正常排泄；颜色不正常的尿液一般都隐藏着痛风的信息，需要我们做出正确判断。

第三个就是闻，闻尿液的味道。正常健康的尿液是没有味道的。如果你的尿液出现了恶臭、酸臭、腥味等情况，你就该好好注意一下了（一夜睡醒后的第一次排便有一点儿异味属于正常现象），如果是持续性的症状，喝水后也没有得到改善，那么就有了痛风的可能性，这个时候你就该去医院好好做个检查了。

以上便是通过排泄自己查痛风的简单方法，可作为我们判断是否患上痛风的一个小参考。如果你怀疑自己患了痛风，最好及时去医院做一个全面的检查。

为什么要检查尿酸

我们去医院检查自己是否患了痛风，首先要检查的就是尿酸。因为尿酸是引起痛风的罪魁祸首，尿酸值的高低直接关系到是否会患痛风，它直接影响着痛风的来去行踪，所以，我们必须弄清自己身体里的尿酸到底是什么情况，以对自己的情况和症状做出正确的判断并且寻找到正确的应对方法。

由于生活习惯的改变或者饮食的不同，饮食结构的不合理以及应酬的增加和来自生活与工作等各方面的压力等原因，我们身体中的尿酸值随时都在发生着变化。正是由于高尿酸血症一般不会出现症状，所以，尿酸在患者身体中预谋在初期是不容易被发现的，即使已经高出正常值很多，只要没有出现关节疼痛的现象，我们就很难察觉，许多人也因此而忽略和延误了最佳的治疗时间。不了解自己身体的尿酸状况，而且平日里也不太会注意饮食和生活习惯等问题，就会导致尿酸在我们的身体中越来越嚣张，使我们的健康陷入了恶性循环中。也正是因为血液中的尿酸长期持续升高，而我们又没有及时发现和做出对策，所以才会导致痛风的发生。所以，我们去医院做检查，医生都会选择通过对血尿酸值的检查来判定患者是否招惹上了痛风，因为血尿酸的测定是判断痛风症的最佳指标，而且也是监测痛风治疗效果的主要指标。

任何疾病都要早发现、早治疗，痛风也不例外，而能够在最初阶段就发现痛风的最简单并且有效的方法，就是尿酸的检查。所以说，常检查自己的尿酸，随时关注自己的尿酸值，对于我们预防和及时治疗痛风有着极大的意义。也对痛风治疗的进展有着不可忽略的指导意义。

尿酸值和血清尿酸值的检测

如果我们怀疑自己患上了痛风，又不能够确定，那么就要到医院检查一下自己的血清尿酸值。应该说，血清尿酸值的检查是判断是否为痛风的一个基本标准。

血清尿酸值的检查其实并不复杂，仅需要抽取患者少量的血液，把它放在一个自动分析仪里，血清尿酸值就会很快被仪器检测出来。我们要知道的是，血清尿酸值是常常变化着的，它会随着年龄、性别，特别是检查当天的身体状况、患者 24 小时内的

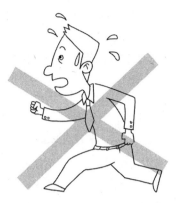
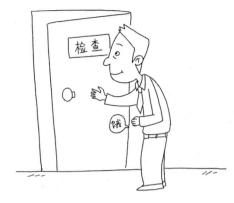

饮食内容、运动量以及服用的药物等原因而出现变化。所以，在进行血清尿酸值的检测之前，我们需要注意以下几点：

1. 最好是选择清晨的时候进行采血，并且要保证自己处于空腹的状态，同时在采血的前一天，甚至前 2 ~ 3 天，尽量不要食用高嘌呤的食物，否则会影响检查结果。

2. 检查之前一定不要进行剧烈运动，因为剧烈的运动会促使肌肉释放尿酸，从而影响检查的结果，这样得出的结果是不具有参考价值的。

3. 很多降压药、利尿药等都会影响尿酸的正常排泄，所以，如果想了解自己尿酸的真正水平，就提前 3 ~ 7 天停止服用此类的药物，以便在检查时能够查出自己真正的尿酸值。

4. 因为血清尿酸值天天都会在一定的范围内出现波动，所以，一次的检查结果就算是正常，也不能掉以轻心，就此不管，最好是在不同的日子，找同一时间段进行 3 次以上的检查，如此得到的平均值才是最可靠的数值。

在正常情况下，血清尿酸的数值是：男性在 237.9 微摩尔每升到 356.9 微摩尔每升，女性则是 178.4 微摩尔每升到 297.4 微摩尔每升。当我们体内的血清尿酸值超过 390 微摩尔每升时，就会被诊断为高尿酸血症。临床资料数据为我们提供了一个可靠的依据，80% 以上的痛风病人的血清尿酸值都超过了 420 微摩尔每升。

我们都知道，我们身体中的尿酸天天都在进行着生成和被排出体外的过程，尿酸的排泄形式主要是尿液排泄，所以，尿液里尿酸的浓度也需要进行检查。

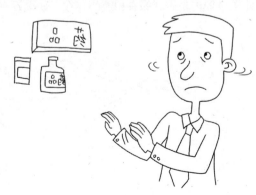

一般检查常用的方法是，患者先要降低自己饮食中的嘌呤，待到过 4 ~ 5 天之后，留取一天的尿液，然后对其中的尿酸含量进行一个检测。如果检查结果显示患者尿尿酸超过了 3.6 毫摩尔每升，那么这个患者就可能属于尿酸"产大于销"的类型了，而平日里，这类型

的患者是比较少见的，更多数量的患者尿尿酸的含量都低于3.6毫摩尔每升，都是"排泄减少"的类型。通过这种尿尿酸值的检测，我们能够初步判定患者高尿酸血症的类型，有助于我们更准确地去选择适合自己的治疗药物，同时还能够帮助我们区别泌尿系结石的性质。

关节腔穿刺检查

通过一系列的了解，我们知道，尿酸值在升高之后，如果得不到及时有效的排泄，就会在我们的身体中以尿酸钠盐的形式储存下来，并生成结晶慢慢沉积在我们身体的软组织、关节以及软骨和肾脏里，进而引发身体组织的异物炎性反应，痛风也就会随之而来。当患者痛风性关节炎急性发作时，发生肿胀的那些关节腔内有可能出现积液，这就需要我们做一些深入的检查，即关节腔穿刺检查。关节腔穿刺检查对于痛风患者非常重要，就算是潜伏期的痛风患者，这一检查也是十分必要的。我们可以通过检查，在很多关节中找到尿酸结晶的影子，进一步确诊痛风。

关节腔穿刺检查有以下几种：第一种是普通的显微镜检查。在显微镜下，我们可以看到，引起痛风的结晶一般都是杆状或者针状的。第二种方法是偏振光显微镜检查，也就是将提取出来的滑液放在玻片上就能够观测出检查结果。第三种方法是紫尿酸胺试验。第四种方法为紫外分光光度计测定。第五种方法是尿酸盐溶解试验。这些方法都可以有效地进行痛风的检测，医生一般都会根据患者的身体情况、经济情况以及自身的设备，做出合适的选择。

关节腔穿刺检查抽出的液体是痛风诊断的依据，痛风性关节炎所提取的液体，尿酸值有显著的升高，其他症状的关节炎所提取的液体，尿酸量不会明显升高。很多痛风患者的提取液中能够发现一些双折光的针形尿酸盐结晶，这点可以更加明确地区分痛风性关节炎与其他关节疼痛的不同。还有比较直观的一点就是，痛风性关节炎的提取液呈现出的是半透明或者是淡黄色的颜色，如果看到的是不透明的混浊液体，或者呈脓性甚至血性的液体，那么就该考虑是不是其他性质的关节炎了，要及时分清情况，对症治疗。

关节腔穿刺检查需要注意的是，在穿刺之前，一定要对患者进行体格检查，来确定关节腔内是否真的有积液的存在。如果没有积液，就无须进行穿刺，避免引起疼痛关节的损伤以及不必要的感染。但是假如有两个甚至是两个以上的关节出现了积液，那么就要选择较大的那个关节进行穿刺检查。

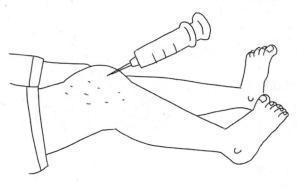

血沉和尿常规的检查

血沉是指红细胞的沉降率，是红细胞在静止状态的情况下，每小时下降的速度。正常情况下，每个人之间的血沉快慢并没有太大的差异，但是，如果我们不小心患上了一些疾病，血沉就会出现明显的变化。只要能引起身体里血液中的甘油三酯、免疫球蛋白、胆固醇、纤维蛋白原等的增高或者降低，就会引起血沉出现变化。像结核病、痛风、急慢性肝炎之类的疾病，都会加快血沉的速度。所以，我们去医院就医，检查痛风时，要进行血沉检查，查清自己的血沉状况，以作为判断痛风的一个小参考。

此外，除了血沉我们还要进行尿常规的检查。尿常规的检查是所有的医院里经常而且必须进行的一个检验项目，同时也是反映我们身体健康状况的一个基本指标。尿常规的检查简单易行，既不痛苦，也没有复杂的程序，算得上是所有检查中最简便的一项检查，但是却能够反映出很多关键而且重要的信息。痛风患者不论在痛风的急性发作期还是慢性期，或者是痛风的中后期，都可以通过尿常规的检查来发现一些身体的异常现象，比如蛋白和红细胞的异常等。如果不幸在痛风的同时存在尿路感染的状况，还能够在检查单的结果中发现我们的身体里多出了大量的白细胞以及脓细胞。通过检查我们能看出，绝大多数的痛风患者的尿液都是酸性的，而且发病时期尿液的密度较低。有一小部分患者的尿沉渣中可以看见一些尿酸结晶。而且，几乎所有的痛风患者，都会有轻微的或间歇性的蛋白尿现象。

可以说，血沉和尿常规的检查，是我们判断痛风的有力参考依据，每一位痛风患者或者痛风潜在者，去医院做检查时，一定不要忽略这些方面的检查。勤检查，是我们保证健康和预防痛风的关键。

❀ 健康提示：无症状先去内分泌科 ❀

痛风的概念让许多患者迷茫，特别是在没有症状的时期，让很多患者都不知道自己去了医院后该挂什么科。就算是得知自己属于尿酸高的症状，大多数患者也都是在进行其他检查，例如全身体检时才发现的。所以，很少有人会主动去医院检查自己的尿酸值，因为既不知道有啥必要，也不知道要挂哪个科室。事实上，既然尿酸值关系着痛风的发展，会直接影响着我们的健康，那么，尿酸值的检查就应该像胆固醇、体重、血压等指标一样，要经常检查。只有随时关注尿酸值的高低，才能够帮助我们有效地预防和治疗高尿酸血症，及时击退痛风的袭击。

那么，如果我们还没有痛风性关节炎发作的情况，现在还没有其他症状可以证明我们患上了高尿酸血症，即使患上了痛风，那我们到底该去哪个科室进行检查呢？其实这并不难，大家可以先去内分泌代谢科做一些血液方面的检查。血液检查出来的结果往往能够直白地在第一时间告诉我们，自己的尿酸值是偏高，还是正常。而且，血液检查还能够帮助我们在检查尿酸值的同时检测自己的肾脏、肝脏是否健康。另外，如果觉得有必要的话，也可以进行一下尿检，结果自然就明朗多了。

第三节 分清痛风不同症状

痛风性关节炎不能忽略

很多患者常常用"见风就痛"和"痛风不是病，痛起来真要命"来形容自己急性痛风性关节炎在发作时，所经历的那些疼痛。被人称作"富贵病"的痛风，其实远没有名字那么悠悠然，那么高贵不可攀。当它突然急性发作时，被许多患者痛苦地称为"天下第一痛"。在这里，我们需要明白的是，痛风早期发作所表现出来的那种钻心疼痛，主要是指痛风性关节炎的发作。而痛风性关节炎的急性发作一般都在半夜出现，最常表现为脚趾、膝关节、指关节、肘关节等关节处的红肿和疼痛难忍，这些关节的炎症在突然发作时，患者平日里的正常功能都会出现显著的运行障碍，同时体温也会高出正常值很多。

痛风性关节炎又分为急性痛风性关节炎和慢性痛风性关节炎。急性痛风性关节炎在发作前从来不会和我们打招呼。一次小小的受伤，或者一次高强度体育运动，或者是连续高压力的工作，或者仅仅是一次朋友之间的聚餐，都可能使得痛风突然间来到我们的身边。而急性痛风性关节炎，在最开始的发作一般只会殃及一两个小关节，而且只会持续短短几日，但随着病情的发展，时间一久，就会出现每次发作时同时或相继侵犯多个关节的情况。还有一种痛风性关节炎称为慢性痛风性关节炎，又被称作痛风的无症状间歇期，这个时期可长可短，如果我们的生活不够科学和规律，这个间歇期就会越来越短，如果我们的防御措施做得好，那么这个时期可以拉长为几个月、几年甚至一辈子。一般无症状间歇期如果不被痛风患者所重视，不进行相应的预防以及

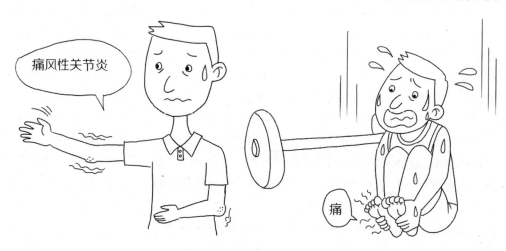

痛风性关节炎

痛

采取应有的治疗措施的话，那么就会出现永久性破坏性关节畸形的状况，会限制痛风患者的手脚以及其他关节的正常活动和功能，而且痛风患者的手脚也容易出现增大的痛风结节，会严重影响到患者关节的正常功能。

所以说，不要以为痛风性关节炎发作完，痛过去就没事了，如果一次两次的急性痛风性关节炎的发作没有引起痛风患者足够的重视，那么将会埋下更大的痛苦种子，同时，患者的关节也会有在不知不觉中被废掉的隐患。

令人烦恼的痛风结节

痛风患者在招惹上痛风之后，如果没能把痛风很好地抑制住，那么，随着时间的推移，痛风患者的身上就会慢慢出现一些坚硬得像石头一样的结节，常被称为"痛风石"或者"痛风结节"。这些石头是由尿酸钠结晶沉在软组织中而引发的慢性炎症，还有纤维组织增生而形成的肿块，是比较顽固并且会直接影响患者生活与工作的病症。

痛风结节是一个令所有痛风患者烦恼的存在，不仅是因为这些痛风结节影响患者的美观，最主要的是因为痛风结节会在疼痛难忍的同时成为关节正常活动的障碍。痛风结节通常喜欢出现在耳轮、踇趾的第一跖趾关节等部位，而像腕、肘和膝关节等地方。还有一小部分痛风患者的痛风结节会出现在鼻软骨、眼睑、主动脉和心肌等地方，这就比较麻烦了。此外，痛风结节的个头和形状都是不一样的，有的结节个头很小，就像芝麻粒儿，有的却又很大，像鸡蛋似的长在痛风患者身体的某个地方，既碍眼又碍事。

痛风结节是痛风患者健康快乐生活的克星，为我们带来的危害可是不少。首先，痛风结节会在很大程度上损害痛风患者的关节及结缔组织。随着尿酸盐结晶在关节软骨等部位的大量沉积，关节软骨会出现退行性变的症状，逐渐发展为关节强直和畸形。其次，痛风结节还损害着患者的心血管，痛风结节在出现之前，会派尿酸盐霸道地沉积于动脉血管壁中，于是就会伤害动脉内膜，从而促使血管内皮细胞出现增生，然后导致血脂在管壁出现沉积，这样一来就为动脉硬化和冠心病的病发埋下了深深的隐患。痛风结节还有一个危害，就是对肾脏的危害。痛风结节在来到之前，很早就在极力为自己铺设平坦的大道，它不放过任何一个可以造成破坏的机会，它会将自己成长所需的尿酸盐放任于肾脏之中，引起肾结石或者痛风性肾病，极大地损害肾脏的功能，给痛风患者的健康造成不可忽视的恶劣影响。

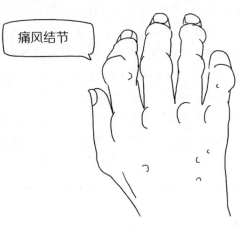

痛风结节

事实上，痛风结节并不是一朝一夕间生长出来的，不是患者一觉睡醒后凭空出现的。它们通常是因为痛风患者体内的血尿酸的浓度一直居高不下，而患者的病程越来越长，于是，痛风结节就会聚沙成塔，蓄势而发，等积攒够一定量的能力后就跑出来，这儿长一个，那儿长一个，大肆干扰我们的正常工作和生活。痛风结节慢慢增大后，有结节存在的外表皮肤就会渐渐地处于极易变薄而后溃破的状态，溃破后的部位容易形成瘘管，接着会排出一些白色的像粉笔屑一样的尿酸盐结晶物，在很长时间内都无法愈合。一般情况下，因为尿酸能够抑制细菌，所以继发性的感染并不多见。但如果溃破的地方一直被痛风患者忽略，得不到有效的保护，就容易引发致命性的皮肤感染。因为，溃破伤口周围的组织由于尿酸盐结晶的刺激会表现出慢性炎症性肉芽肿。如果遭受到了感染，就会出现慢性化脓性病灶。因为患者的伤口血液循环能力低，细胞的再生力比较差，再加上感染等诸多因素，就会导致其很难自行愈合，于是就容易引发致命症状，诸如脓毒血症等。已经长出痛风结节，并且结节个头较大的患者尤其要注意这点。此外，那些生长于手足肌腱附近的痛风结节，通常会影响到我们关节的正常活动，必要的时候需要进行手术治疗来除掉这些恼人的结节。

随着我们对痛风认识的提高，早发现、早治疗的态度在很大程度上能帮助我们抑制痛风结节的成长，只要多注意饮食等生活习惯，控制好体内的尿酸，抑制好尿酸的浓度，保持规律健康的作息和饮食，痛风结节就不会那么容易地侵犯我们的身体。

威胁生命安全的痛风肾

说起痛风肾，每个人几乎都会"谈肾色变"，特别是痛风患者，尤其是患病时日较长的痛风患者。因为痛风肾直接影响着我们的生命长度，而不仅仅是像痛风性关节炎那样痛完了就没啥症状了。痛风肾并不神秘，它也是因为痛风患者体内的血尿酸产生大于排泄而形成高尿酸血症，然后经过长期的发展后，所导致的肾脏损害。我们常见的痛风性肾病的表现主要有：水肿、尿酸结石、小分子蛋白尿，还有肾小管功能损害等。肥胖痛风人群和喜欢经常大口喝酒大块吃肉的人群，痛风肾的发病率会比一般的痛风患者高出许多。

痛风肾在早期会出现显著的高血压症状，并且有近25%的痛风病人会兼有尿路感染的情况，所以需要查清状况之后再对症下药。通常情况下，痛风肾都是在我们也不知觉的情况下发病的，并且进展比较缓慢，一般从出现开始，十到二十年才会发生肾衰的现象。另外，有将近20%的痛风肾患者会并发尿酸性结石，容易发生血尿、肾绞痛或尿液中出现尿酸石的现象，需要及时就医治疗处理。当痛风肾发展到中期的时候，患者的尿常规检查结果能够看到明显的改变，这个时候的蛋白尿呈持续性，患者会出现轻度的水肿和低蛋白血症。有一部分患者还会伴有高血压、乏力等症状。在这一时期，患者的肾脏功能出现了轻度或者中度的减退。当痛风肾发展到晚期，患者高血压、乏力、水肿、低蛋白血症等症状会加剧，甚至会出现贫血现象。最为明显的症状是，到了这个时候，患者的尿量开始有了显著的减少，尿素氮、肌酐进行性变高，氮质血症开始明显地显现出来。接着，患者身上会慢慢出现尿毒症，肾脏的功能也越来越衰竭，到了这时候，患者就只能依靠人工肾来维持生命了。

听着这样的讲解，有些痛风患者一定开始感到恐慌了，其实，如果我们能够在早期有效地控制高尿酸血症，并很好地保护肾脏的功能，在合理治疗的前提下，配合合理健康的饮食，就能将尿酸性肾病的症状减轻，甚至可以有效地控制住肾病的发展。每个痛风患者都应该有预防痛风肾损害的意识，然后针对痛风肾做一些有效抑制的措施，以减少痛风病的反复发作，来进一步预防痛风肾的发生。

那么，我们该怎样预防痛风肾呢？除了要遵循我们前面讲到的饮食均衡作息规律之外，还要注意清热利尿，有效地进行消石，以解除由尿酸盐霸占在肾小管和肾间质中所引发的炎症反应，以及因尿酸结晶沉积而造成的尿路阻塞病状。在这里告诉大家一个降低尿酸，促进排泄的小方法：将玉米须、车前草、薏米在开水中煮3分钟，然后代替茶水，经常饮用，能够有效地促进痛风患者体内尿酸的排泄。这里的薏米一定要提前泡两个小时再用。在痛风肾的慢性期，我们要加强对肝、脾、肾的全面调养，来增强这些脏器的功能，以达到防止痛风肾进一步恶化的效果。这一时期的饮食需要尤为注意，不要存在侥幸心理，总觉得自己吃一两顿肉类喝一两瓶酒没事儿。一定要坚持低嘌呤饮食，同时增加自己的饮水量，多吃一些诸如蔬菜、水果等碱性食物，降低饭菜中钠盐的含量，同时一定不要食用辛辣刺激性的食物，以免加速病情的恶化。

痛风肾威胁着痛风患者的生命安全，通过前面的讲解，我们认识并了解了它的真实面貌，只要从现在起，做好防护措施，就能够帮助痛风患者远离它。

❀ 健康提示：痛风性关节炎警惕骨质疏松 ❀

很多痛风患者在出现痛风病症之后，因为没能够进行及时的治疗，导致疼痛频繁出现并且越来越疼，而且每次发作都难以忍受。于是，很多患者由于疼痛就选择了经常卧床不起，导致身体的活动开始减少，这样一来，就为失用性骨质疏松创造了发病的机会。一般情况下，由这种情况而引起的骨质疏松，只有等患者恢复了正常的体力活动之后，才可以逐渐得到复原。一般来说，年龄较大的痛风患者比较容易出现骨质疏松，特别是60岁以上的男性痛风患者，最易出现老年性骨质疏松的症状。所以说，痛风患者要格外注意全身关节和骨骼的保养，即使是在疼痛发作期间，也不要长期卧床不起，轻量的活动能够促使骨质保持较年轻的状态。同时，痛风患者还应该注意饮食的营养搭配，在限制嘌呤摄取的前提下，多食富含骨胶原和钙质的食物，如鸡蛋以及新鲜鱼肉等，虽然无法避免嘌呤的存在，但是可以少量摄取，最好是避开急性痛风性关节炎发作的时期。同时要保证充足的维生素D及维生素C的供给，在饮食中要适当加入新鲜的蔬菜，如雪里蕻、苋菜、小白菜以及水果等。此外，像所有痛风患者一样，不要吃辛辣、太咸或者过甜等刺激性的食品，同时一定要远离烟酒。只有充满健康活力的骨骼才能顽强抵抗病魔，才能够有效地帮助我们降低骨质疏松的危险。

此外，还有一种骨质疏松的症状是由于尿酸性肾病的破坏所引起的，这种骨质疏松则不像失用性骨质疏松那么简单易恢复，一般这种类型的骨质疏松都比较难以治疗。还有一种情况是，痛风发作时的关节部位，也容易出现骨质疏松症状，被称为局限性骨质疏松，这种骨质疏松是因为病痛关节的正常活动受到了限制，还有炎性反应影响了关节部位的血液循环和营养吸收所造成的，采取相应措施就可以快速地康复。

不管是哪种类型的骨质疏松，都极易引发痛风患者骨折，所以痛风患者如果出现了骨质疏松的症状，特别是老年人，一定要保护好自己，不管在哪儿，尽量不要摔跤和磕碰，以免损伤已经患病的骨骼。

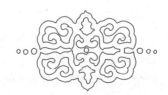

第四节 "狼狈为奸"的痛风并发症

"甜蜜的"伤害最难防

随着现代生活水平的提高，"富贵病"的花样也越来越多，痛风和糖尿病正是诸多富贵病中比较常见的两大"品种"，它们都属于代谢性疾病。糖尿病是因为我们身体中的糖代谢出现紊乱而引发的，其特点是血糖不断升高，并出现尿糖的现象。糖尿病的出现是因为身体内胰岛素的绝对或相对不足，造成我们在饮食后进入血液里的葡萄糖无法进入细胞中进行深加工与利用，于是就会引起血糖的升高，同时会有一些糖通过肾脏在尿液中被排出。而痛风，是因为我们体内嘌呤的代谢出现紊乱，放纵了尿酸的增长，尿酸值过高导致身体出现急性或慢性关节疼痛等症状的代谢性疾病。

由此看来，痛风和糖尿病都是由于我们身体的代谢系统出现了异常而导致的疾病，这两种富贵病的共同点在于，都是因为饮食营养过剩而引起，大部分的病因都是因为饮食条件过于优越，而且发病基础又都是因为胰岛素抵抗引发。而且，二者都具有遗传倾向。

痛风以及肥胖和糖尿病被很多人认为是三联征。具体来说，肥胖能够引发高尿酸血症和高血糖症状。此外，由于糖尿病患者调节血糖的胰岛素不够，造成我们的身体一直处于高血糖的状态，从而会影响到其他物质的正常代谢。于是这个时候，存在于我们身体中的脂肪、蛋白质、水以及电解质的代谢慢慢地全部乱套了，我们的身体就会出现各种不舒服的症状。由此看来，血糖值高的患者，由于代谢出现严重问题，一般情况下尿酸值也都比较高。

为什么糖尿病患者的尿酸值会高呢？一些糖尿病患者身上有肾脏血流量减少，导致肾小球缺氧，增加乳酸生成量的现象，新生成的乳酸与尿酸争抢着排泄，于是致使尿酸的排泄受到影响后开始减少排量，结果便是糖尿病患者的尿酸值很高。"甜蜜"并痛苦着，这便是糖尿病与痛风的纠结。糖尿病与痛风可以说是"狼狈为奸"，二者之间互为因果，共同发展，相互影响和制约着彼此，所以我们在治疗的过程中，要注意二者兼顾，综合进行治疗。

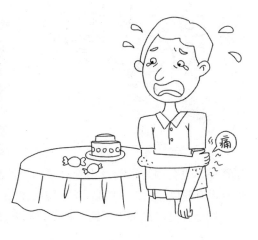

对于糖尿病的痛风患者来说，膳食治疗是再好不过的方法，膳食治疗需要我们自觉地控制好自己每天的膳食结构，坚持低盐低糖低油的饮食与烹饪原则，多食一些新鲜的蔬菜和水果，同时一定要控制好蛋白质以及脂肪和胆固醇的摄入量。此外，像其他病症一样，糖尿病痛风患者也应该而且必须去正规的医院，通过专业的医生对症下药，制订一个适合自己的治疗方案。通过适当的体育锻炼也可以很好地减低肥胖的发生率从而有效地抑制痛风病和糖尿病的并发。此外，不论情况如何，病情怎样，患者一定要保持乐观向上的心态，如此才有利于病情的好转和治疗。

从前面的叙述中我们可以看出，痛风和这个"甜蜜"的糖尿病一起出现的情况也是可以预防和治疗的，只要痛风患者在生活中多加注意，就不会给它们留下可乘之机。

痛风与高血压并发

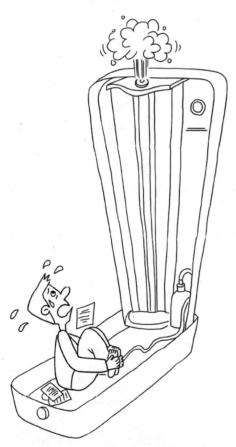

随着与痛风患者接触得越来越多，我们发现，痛风伴有高血压似乎已经成为一种常见的现象。很多高血压患者也许还没听过痛风是什么，但大部分的痛风患者，身上都会有高血压的症状。据我们最新的调查数据资料显示，50%以上的痛风患者都患有高血压。痛风与高血压的关系已经越来越密切，二者呈互相影响和加重的趋势发展，一旦"勾结"一起，就会迅速建立起统一目标，二者成正比，相互配合着在我们的身体中搞破坏。此外，许多降低血压的药物都会影响到尿酸的正常生成以及排泄，也会进一步引起患者体内尿酸值的攀升，进一步诱发或加重患者的痛风病。

高尿酸与高血压之间到底有多少秘密是我们不知道的呢？正是因为高血压一般都和尿酸水平有关，所以很多研究结果向我们显示，尿酸过高很有可能是引起血压升高的原因之一。所以当一个人患有痛风的同时又不幸患有高血压，那么高血压的存在就会影响尿酸的排泄，加重高尿酸血症，也就是加重痛风病的病情，高血压患者如果长期服用利尿药品，也会因为影响肾小管对尿酸的排泄，而导致尿酸的排量受到限制性的影响。就算没有痛风症状，一般高血压患者的血尿酸水平都比正常人的高。

别嘌醇是我们常服用的一种可以降低尿酸的药物，此药在降低尿酸的同时还能够降低高血压患者的血压。平日生活中，不论是高血压患者还是痛风患者，或者是这两种富贵病兼有的患者，都要注意自己的饮食结构，要积极地限制自己饮食中脂肪和胆固的摄取，改变高盐的饮食习惯，多吃一些富含钾的食物，多与碱性食物接触，并且要让自己喜欢上具有降压功能的美食，如大蒜、玉米、胡萝卜、海带、冬瓜、番茄、苹果、桑葚、柠檬等。另外还要多喝白开水，少喝肉汤，多吃一些低嘌呤食物，不要抽烟喝酒，远离咖啡等饮料。

当这两种病同时找上我们时，在药物的选择方面我们必须谨慎，不能顾此失彼，要看到不同药物对我们病情的治疗作用与副作用之间的关系，不能为了降压而限制了尿酸的排泄，加剧痛风；也不能因为抑制痛风而引起血压的升高。比如氯沙坦这种药物，具有在降低患者血压的同时降低血尿酸水平的功效，并且在降压过程中不会对患者的血糖、心率、血脂等产生明显影响，而且有很小的副作用，发生率也比较低。像这种类型的药品，一般情况下就比较适合并发症痛风患者服用。但是，不管你打算或者要开始服用什么药，都要提前详细咨询一下专业的医生。

痛风遇上高血脂的纠缠

可以说，痛风是个调皮难缠的"恶魔"，还特别喜欢到处"拈花惹草"，痛风十分花心，既能与糖尿病搭上关系，还要与高血压牵扯不清，即使这样还不能够满足它的"花心"，这不，就连高血脂它也要"逗弄"一下，拉点关系。

同样"好吃懒做"，所以痛风和高血脂之间可谓是志同道合，有很多的共同语言。它们"出生"的前提条件都差不多，出身"优越"的它们，爱好也基本上是一致的，只要能使痛风变本加厉成长的食物，高血脂都能够照单全收，而那些能够促进高血脂发展的食物，也正是痛风所喜欢的类型。而且，高血脂还是痛风的帮手，随着高血脂一路的发展，痛风都能够"沾着它的光"来发展和壮大自己的实力。二者之间相辅相成，彼此促进，可谓是"不离不弃"。

鉴于此，我们要将痛风和高血脂一起扼杀在它们营造的温床中。

首先，我们要做的就是减少饮食中脂肪的摄取，那些我们常见的肉类食品以及油炸类食物的脂肪含量都比较高，为了打败痛风和高血脂，患者最好远离这些东西；接下来就要降低胆固醇的摄取了，特别是那些坏的胆固醇，一定要将距离拉得远之又远。另外，蛋白质的补充也是不能少的，不要因为痛风与蛋白质的关系比较复杂，就将蛋白质拒之千里。适当地补充身体所需的蛋白质才能够使得我们的身体保持在一个强健的状态之下，身体强健了才能有足够的抵抗力去抵挡疾病的侵袭。这样一来，得不到脂肪和胆固醇的支持，想必痛风和高血脂之间就会出现很多的不愉快，这个时候，我们再多食用一些新鲜的蔬菜以及水果，并且增加自己的饮水量，就能更好地控制高血脂和痛风了。即便它们之间有再多的"共同语言"，得不到外界物质的补给，没有足够的"能量供应"，最终，二者还是会分道扬镳或者同归于尽的。

所以说，痛风合并高血脂并不是多么可怕的事情，只要我们找到了根源，摸清了状况，然后有针对性地采取措施，那么，对于它们的抑制和治疗就不会是太大的难题。

痛风和肥胖症的相互影响

每个肥胖症患者的身上都潜伏着痛风的身影，每个肥胖症患者都是痛风准备"下手"的目标。当你患上了肥胖症，那么，赶紧小心点吧，痛风随时隐藏在你的身边，伺机行动，随时准备利用肥胖症来壮大自己的势力。而肥胖症，也极为乐意为痛风服务，只要出现痛风的身影，它就会一心一意去帮助痛风成长，促进痛风的发展壮大。并不是肥胖症有多么热爱痛风，而是因为，一般肥胖症患者的身体中，血尿酸的含量都会比较高，而尿酸的存在正是痛风前来拜访的理由与借口，时间一长，肥胖症患者身体中这些居高不下的尿酸，自然就会"勾结"上痛风，引起痛风病的发作。

如今，肥胖的人群正以不可阻挡的速度增加，在这些快速出现的肥胖人群中，痛风患者的数量也逐渐呈上涨趋势。肥胖不但能够让尿酸的合成亢进，直接导致高尿酸血症的发生，同时还能阻碍尿酸的正常排泄，这样便为痛风的到来打开了方便之门。研究显示，肥胖症引起痛风病的原因，与内分泌系统出现混乱，或者酮生成过量而影响了尿酸的正常排泄有着很大的关系。

以前我们总是觉得胖一点儿的人看起来似乎生活水平高，饮食好，看上去好像是更健康一点儿，甚至很多人会羡慕肥胖者的生活以及他们餐桌上那些肥腻的食品还有

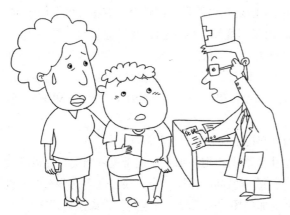

形形色色的饭菜。事实上，肥胖悄悄地为我们的健康埋下了深深的隐患，过量地摄入脂肪、蛋白和嘌呤，在很大程度上放纵了尿酸的生长，增加了罹患痛风的风险。所以，从现在起，我们要注意自己的饮食，合理选择与搭配，积极健康地控制自身的体重，不能再给痛风与肥胖症哪怕一丁点儿侵害我们身体的机会。

缺血性心脏病与痛风

一般谈到痛风，我们都会提到那种钻心的疼痛，潜意识里，也认为痛风就只是一种关节疼痛，会让我们的关节疼痛无比，仅此而已，而且我们也不希望还会有其他症状，光一个关节疼就够我们承受的了。而事实上，痛风为我们所带来的危害，绝不会仅仅停留在我们所能看见的关节之上，更为严重和隐秘的，是对我们身体内在的破坏，比如，痛风与缺血性心脏病的合并。在这方面，痛风可以说是缺血性心脏病的催化剂。

缺血性心脏病在不知不觉中已经发展为一种高发病，很多中老年人因为这种疾病而失去了宝贵的生命。为什么会这样呢？冠状动脉在这里发挥着至关重要的作用。平时，它将氧气和营养源源不断地输送给心肌，保证了我们的身体能够维持一个健康的状态。随着工作时间的拉长和工作负担的增加，以及各种来自外界和自身的不良状况，冠状动脉慢慢出现了硬化或阻塞的现象，使得血液的流通渐渐受到了阻碍，于是就容易出现心肌缺血还有胸痛的现象，一般主要表现为狭心症以及心肌

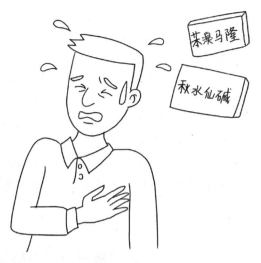

梗死。其实并不难理解，冠状动脉就像我们家里头的下水道管道一样，积攒了很多的废弃物，时间一长，管道就会渐渐变得狭窄，水流量也就会随之慢慢变小，直到有一天管道被彻底堵住，水便再也流不出去了。所以，及时地疏通很重要。

为什么说痛风是缺血性心脏病的催化剂呢？原因在于，如果痛风没能够得到及时有效的治疗和抑制的话，那么长时间的尿酸持高的症状会让太多的尿酸盐结晶在冠状动脉里边安家落户，再与血小板的凝集亢进一结合，就会加快动脉硬化的速度，从而引起恶果。相关研究数据告诉我们一个事实，痛风和缺血性心脏疾病之间的关系是这样的：当女性的尿酸值达到 6.3 毫克 / 分升及以上，男性的尿酸值达到 7.6 毫克 / 分升左右时，极易与缺血性心脏疾病还有脑血管障碍扯上不良关系。这种情况下，如果患者身体中的尿酸没能够得到有效的抑制，那么这些疾病致死的概率就会大大提高。

所以说，痛风给我们带来的危害绝不仅仅是我们所看到的表面性的东西，并不只是关节疼痛这么简单，还有很多不为我们所知的危害潜藏于我们的身体之中，我们要经常进行有规律全方位的体检，保持合理健康的饮食与生活习惯，只有这样才能远离痛风以及其他各种疾病的侵扰。

难缠的痛风肺

痛风的并发症可谓左一个右一个，各种各样，数都数不过来，我们已一起了解了很多。这里，还有一种症状比较少见，但也非常值得我们注意，那就是痛风肺。下面，我们就一起来了解一下这种少见的痛风并发症。

痛风合并肺部损害的情况比较稀有，一般很少见到，但近几年来也陆续出现了十多例。在过往的那些痛风肺的患者中，有的是痛风合并肺纤维化，有的是合并胸腔积液，还有合并肺结石症的一些患者。在诸多患者当中，合并胸腔积液的痛风患者基本上都出现了干咳、发热、胸闷、胸痛的症状，而合并肺结石症的患者都有刺激性的呛

咳，咳出的结石是米黄色的，通过检验发现其中都含有尿酸钠，是痛风结节的一种形式。另外，合并肺纤维化的痛风患者也有干咳、发热、进行性呼吸困难等症状。痛风肺随时影响着痛风患者的正常生活与生命健康，一不小心就有可能葬送患者的生命。

与其他并发症一样，痛风合并肺部损害，也是由于身体中的尿酸在不断升高的情况下在身体组织中安家落户，导致组织发生了病变。这些尿酸结晶偷偷沉积在痛风患者的肺泡、支气管中，默默地进行着破坏，很容易就在检查中被忽略掉了。

因此，我们一定要吸取一个教训，那就是，如果我们的肺部出现了一些疾病，却一时找不出致病的原因，千万别忘了去医院做一个全面的、与痛风有关的检查，及时查清尿酸值，查清我们是否放纵痛风病连接了其他疾病，看看我们的肺部疾病是否与痛风有关。

健康提示：小心尿毒症来找麻烦

尿毒症常见于中老年患者中，尿毒症并不是一种独立的疾病，多种晚期的肾脏疾病综合征统称为尿毒症，是肾衰竭快走完慢性环节时出现的各种临床表现所构成的综合征。

最新数据显示，尿毒症患者中有 10% 左右的患者都是因痛风而引发的疾病，而其中的原因其实并不难找到。很多的痛风患者想必都有这样的状况，当痛风发作疼痛难忍时，会马上去看医生，通过吃药等手段抑制来自身体的剧烈疼痛，等疼痛过后，身体没有任何不适，很快便会将痛风抛之于脑后，该吃吃该喝喝，直到痛风又一次发作，然后再进行治疗，不疼了之后依然置之不理。是的，通过治疗，我们的关节部位在短时期内是不会疼了，但是如果就这样放任不管，然后让痛风反复发作然后反复治疗，那么，久而久之，我们身体中的血尿酸就会在积攒过多的情况下对身体发动总攻击，利用日积月累形成的痛风结节来伤害我们的肾脏。当这种肾结石形成之后，在尿酸的进一步作用之下，肾脏就会被严重损害，肾的正常功能被尿酸和尿酸结晶不断破坏，直到肾脏功能不再健全，慢慢地发展为尿毒症，甚至会威胁到我们的生命安全。

尿毒症最初症状比较不易被察觉，致使很多肾功能障碍患者已经患上了尿毒症都不自知。一般痛风病史比较长的患者，因为长期服用秋水仙碱等西药，再加上身体中的尿酸结晶长时间得不到有效的清除，早已对肾脏造成了严重的伤害，肾脏的衰竭给尿毒症留下了足够的发挥空间，这个时候，就算是你暂时没有发现尿毒症的症状，也要赶紧高度重视起来了，因为这类患者是尿毒症最大的潜在人群。

痛风的破坏作用引起了肾功能的损害，肾功能的损害最终使得肾脏出现衰竭，肾脏的衰竭给了尿毒症可乘之机并最终威胁我们的生命。所以说，肾脏的日常调养非常关键，及时阻止尿酸生长，抑制痛风保护肾脏，是每一位痛风患者都需要引起重视，并且必须做到的事情。

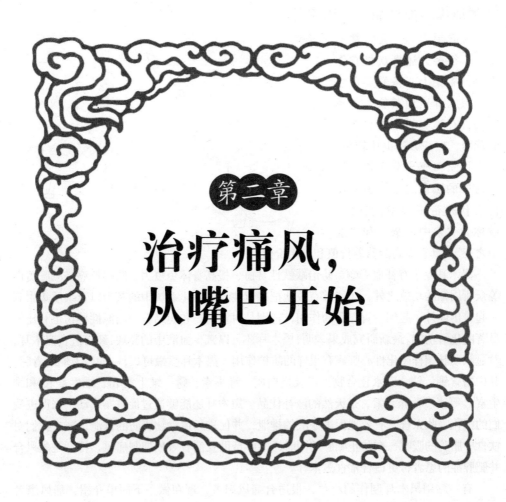

第二章

治疗痛风，
从嘴巴开始

第一节　有效治疗痛风的家常食材

抑制痛风远离疼痛——黑木耳

说起黑木耳，大家都不陌生，很多人还喜欢将它作为自己餐桌上必备的美食之一。黑木耳质地柔软，色泽黑褐，有鲜美的味道和丰富的营养，烹饪方法也比较多，可素可荤口感十分不错，是食材中的黑色之宝。黑木耳在古代是帝王独享的佳品，被称为"素中之荤"和"素中之王"，具有极高的营养价值和药用价值。

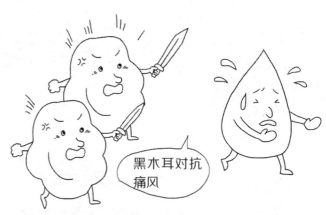

黑木耳对抗痛风

黑木耳除了有补血养颜、防治缺铁性贫血、提高身体免疫力、防癌抗癌、减肥美白等众所周知的功效之外，还能够有效地把残留在人体消化系统中的灰尘以及杂质集中到一起排出体外，起到清胃涤肠的作用，特别是对肾结石和胆结石等内源性异物也有比较显著的化解功能。最新研究成果表明，黑木耳还可以减少血液中的凝块，经常进食黑木耳，对冠状动脉粥样硬化性心脏病有很好的防护作用。黑木耳脆嫩可口，一向受人们的青睐，其中富含钙、铁、碳水化合物，以及蛋白质、纤维素、磷、维生素 B_1、维生素 B_2 和维生素 C 等诸多营养元素，是天然的滋补佳品。黑木耳还能够通过促进肠蠕动，来促进我们的消化吸收系统，有效地促进尿酸的排泄，并促进肠道食物脂肪的排泄，减少我们对饮食中脂肪的吸收，在防止肥胖的同时还能够帮助我们有效地抑制痛风，特别是痛风合并肥胖症的患者，更适合常食黑木耳。

有一款用黑木耳制作的小菜，很适合痛风患者，现在做一下简单介绍，痛风患者或者家属不妨在家中试试：

【材料】黑木耳 100 克，荸荠 150 克，白糖、醋、酱油、植物油、湿淀粉各少量。

【制作方法】

❶ 将黑木耳泡发洗净撕成小朵备用，将荸荠洗净切成小片备用；

❷ 将炒锅上火，加入少量的油，烧至七成热时，把备好的黑木耳和荸荠同时下锅煸炒，然后放入适量酱油、白糖和盐（这里要提醒大家，尽量控制糖和油的用量，清

淡为宜）均匀翻炒；

❸ 等到炒出香味后，在锅中添加适量的水，用中火烧沸后，改为小火，等木耳熟透了，就用湿淀粉勾芡入锅，起锅时放入少量食醋，即可。

【功效】这款可口的小菜可以帮助痛风患者有效地降低尿酸，同时还具有润肤明目的惊喜效果。十分适合伴有高脂血症、冠心病的痛风患者。

另外，在这里需要提醒大家的是，食用新鲜木耳很容易引发食物中毒，因为新鲜的黑木耳里含有一种名为"卟啉"的特殊成分，人在进食了新鲜木耳以后，在阳光的照射下会发生植物日光性皮炎，导致皮肤瘙痒，致使皮肤裸露的部位出现红肿痒痛的现象，并且还有可能出现皮疹、水肿、水疱等现象。那么，相比之下，食用干的木耳就要安全一些了。干木耳是新鲜木耳经过曝晒而制成的，在整个制作的过程中，绝大部分的卟啉会在阳光的作用下被分解掉。而我们在食用时，干木耳又会被提前用水浸泡，从而将剩余的毒素溶了水中，于是我们食用的干木耳便是安全无毒的，比新鲜木耳让人放心很多。但需要牢记的是，在浸泡干木耳的时候，至少要更换 3 ~ 4 次水，以保证最大限度地除掉黑木耳中所带的有害物质。

碱化尿液促排尿酸——海藻

对于痛风患者，我们不提倡过多地食用海产品，因为大部分海产品的嘌呤含量都比较高，很容易使得痛风患者身体里的尿酸值升高。但是，在这里，我们要为大家推荐一种比较特殊的海产品，痛风患者不仅可以经常吃，还能够有效地帮助我们碱化身体中的尿液，我们身体里尿酸的排泄。这个神奇的海产品，就是海藻，一种嘌呤含量很低，还能够有效帮助痛风患者，特别是中老年人改善心脑血管疾病，抑制痛风侵袭的美味食物。

海藻性寒，无毒，归肺经、脾经、肾经、肝经和胃经。早在千年以前就已经被发现有很多的药用价值，并被古人用于治疗小便不利、水肿、消化不良、慢性气管炎等多种疾病。海藻中含有大量的可以增强人体免疫力还有抗癌活性的物质，是一种特殊的多糖类、脂质、蛋白质、色素及低分子物质。在我国古代的中药中，一些褐藻常被用来预防和治疗癌症。海藻中富含的食物纤维，能够有效地抗击癌细胞的活性。这种食物纤维能够改善人体里的高血脂症状，还可以抑制血液中胆固醇含量的增加，同时还能够有效地调控血糖量。所以说，平日的饮食中适度地增加一些海藻纤维的摄取量，能够帮助我们降低血压、血液中的胆固醇以及血糖量，尤其是对于痛风合并其他症状的患者来说，是十分有益的健康美食。而且，海藻中的食物纤维在进入我们的胃肠以后，会因为吸收了大量的水分而膨胀，会在短时间内给食用者带来饱腹感，从而避免饮食中摄取过多的热量而引起肥胖。那么，由此看来，海藻还极为适合肥胖症患者，有助于我们减轻体重保持健康预防痛风。海藻中的食物纤维还有一个重要的作用，就是它们能够在我们身体里促进食物的消化和代谢废物的排泄，非常有利于尿酸及其他有害物质的排泄，有利于我们保持健康的体魄。

我们都知道嘌呤代谢出现问题后，尿酸就会趁机升高，给我们带来痛风的隐患。事实上，当我们身体中某种维生素出现不足或缺乏的状况时，代谢系统就会罢工或者消极怠工，这才导致了嘌呤的代谢工作出现问题，给了尿酸可乘之机。而海藻中恰好拥有我们身体所需的多种维生素，并且含量丝毫不逊色于多种水果蔬菜。海藻中含有的维生素主要是维生素 B₁₂、维生素 E 及维生素 C、生物素及烟碱酸。这些维生素能够有效地保护我们的肝脏，还具有很好的抗氧化作用，能够阻止身体中的不饱和脂肪酸遭受过氧化物的攻击。此外，海藻中的烟碱酸在治疗关节炎、偏头痛及失眠等方面有很大的功效，这点也正是我们选择它作为抗痛风病美食的主要原因之一。一般裙带菜等海藻类的食品中都富含对人体有益的无机元素和大量的不饱和脂肪酸以及水溶性纤维，它们在进入我们的身体后，可以有效地促进我们身体中胆固醇以及尿酸的排泄，对于痛风患者来说，具有极好的帮助。

海藻中的营养元素极多，其中还含有大量的无机元素，其中又以铁、钙、钠、钾的含量居多。这些无机元素可以帮助痛风患者预防贫血、缺钙等现象的出现。很适合中老年痛风患者作为养生保健的食材来摄取。海藻中的一些脂肪酸还能够帮助痛风患者降低过高的血压，同时还可以抑制血液中胆固醇的含量，对循环系统类的疾病有很好的预防作用。

如果我们把海藻引入一日三餐里，不仅可以有效地帮助我们控制饮食中的热量摄入，保持健康的体重，还能够有效地帮助痛风患者抑制身体里血压血糖的升高，既能够促进体内废物、尿酸的排泄，还可以缓解痛风，在碱化尿液的同时，预防其他并发症的出现。那么，我们就来学习几种简单的海藻类美食，将它们摆上我们的餐桌。

» 海藻冬笋汤

【材料】冬笋 50 克，荷叶 5 克，海藻 15 克。

【制作方法】

❶ 将海藻和荷叶洗净后用小沙袋或者过滤袋包扎成小包备用；把冬笋洗净切丝备用；

❷ 上锅加水 4 ~ 5 碗，然后将备好的小包和笋丝一起放入锅中，大火烧开后转中火炖煮 25 分钟左右即可；

❸ 出锅后，汤和冬笋皆可食用。

【功效】荷叶具有排毒清热的作用，可促进尿酸的排泄，冬笋一样有利尿通便降压减脂的效用，三者一起做汤，具有降脂减肥、促进尿酸排泄、抑制痛风的良好功效。

» 海带海藻萝卜汤

【材料】海带 60 克，海藻 15 克，萝卜 240 克，盐少量。

【制作方法】

❶ 把萝卜洗净切成小块备用，将海带海藻泡发洗净切碎备用。

❷ 上锅加水，放入备好的材料，加少量盐，大火煮开，转小火炖煮 30 分钟左右，煮到萝卜软烂即可出锅了。

【功效】海带、海藻、萝卜均有促进排泄的积极作用，并能够有效地抑制尿酸的生成，降低血压血脂，适合痛风患者经常饮用。并且，在治疗痛风的同时还有抑制三高，消脂减肥，增加食欲的功能。需要注意的是，此汤属寒性，脾胃虚寒的痛风患者要注意适量摄取，不可多食。

» 凉拌海藻沙拉

【材料】海藻 20 克，小黄瓜 2 条，苹果 80 克左右，红萝卜 50 克，盐少量，水两杯，白醋、白糖少量。

【制作方法】

❶ 把海藻洗净，用热水焯过之后，过冷水冲洗，沥干备用；

❷ 将盐加入水杯中冲两杯淡盐水，把备好的苹果洗净切成小块，在淡盐水中迅速过一下，捞出沥水备用；

❸ 把小黄瓜和红萝卜洗净切成小片或丁，撒一点儿盐去除多余的水分备用；

❹ 把所有备好的食材置于盘中，加入少量白醋白糖，拌匀即可食用。

注意：过盐水是为了防止水果在空气中氧化，我们也可以最后再切苹果，切好后与准备好的其他食材放在一起，迅速拌成沙拉，以减少盐分的摄入。

【功效】清热去火，抑制尿酸，补充多种营养元素，降脂减肥，可以有效地预防痛风，缓解痛风发作带来的关节疼痛现象。

减轻疼痛消水肿——番茄的正确吃法

说到番茄，大家都对它不陌生，甚至有很多人会将它作为每日必食的美味之一。番茄也叫西红柿，营养丰富，口感鲜美，既能生吃，也可以通过烹饪和加工做成各种美食。番茄性微寒，味酸甜，如今已被科学家证实含有多种维生素和营养成分，对人体的健康有很大的益处。

研究证明，每天吃 50～100 克新鲜番茄，能够在满足人体对多种维生素和矿物质需求的同时达到抑制细菌的作用。而且，番茄中的苹果酸和柠檬酸等还能够促进消化，帮助我们调整胃肠的功能。并且，这些果酸，还可以有效地降低我们身体中胆固醇的含量，有降脂降压的功效，可谓益处良多。另外，实验证明，番茄中的番茄碱还具有明显的消炎止痛作用，同时，番茄还具有良好的润肠通便，利尿排钠，消除肿胀的作用。

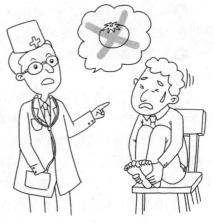

番茄的热量很低，其中富含的食物纤维是清肠排毒的好助手，最重要的是，番茄还是一种碱性食物，它的碱性品质和所含的大量水分，能够有效地促进我们身体中尿酸的排泄。所以说，番茄可以拿来帮助我们用来促进尿酸排泄，以预防痛风的出现。番茄抗痛风的效果明显，得到了广大医生和群众的认可。但是，需要引起注意的是，对于已经惹上痛风的患者来说，西红柿则是少吃为好，因为，虽然西红柿是碱性蔬菜，但也是一种凉性食物，而过多食用凉性食物会加剧痛风的发展，为痛风患者带来更多的痛苦。所以已经患上痛风的患者，要少吃和远离西红柿。

下面我们一起来研究几款番茄做的美味，大家可以在家中尝试着操作，既能丰富我们的餐桌饮食，还能够有效地帮助我们预防痛风的侵袭。

» 杧果鳄梨西红柿酱

【材料】杧果 1 个，鳄梨 1 个，红色洋葱 1/2 个，番茄 1 个，盐 20 克，青柠 1/2 个。

【制作方法】

❶ 将鳄梨洗净后，把果肉全部取出盛于碗中，并用工具捣成泥状备用；

❷ 将杧果剥皮取肉放到备好的鳄梨肉中，把洋葱番茄切碎也加入先前备好的芒果和鳄梨肉当中；

❸ 把青柠洗净榨成汁，浇在盛有鳄梨肉等食材的容器中，然后加入少量的盐；

❹ 把碗中所有的材料搅拌均匀即可食用。

【功效】此款酱料既可直接吃，也可与馒头等同食，能够有效地抑制尿酸值的升高，并促进尿酸的排泄，但胃寒体虚者要少食，已患有痛风并且急性痛风性关节炎发作的病人最好勿吃。痛风间歇期的患者可适当食用，来帮助尿酸的快速排泄。

» 西红柿炒茄丝

【材料】新鲜番茄 2 个，嫩茄子 1 根，生姜 10 克，香葱 10 克，生抽适量。

【制作方法】

❶ 将番茄和茄子洗净切丝备用，把香葱切碎成葱花备用，生姜切碎备用；

❷ 开火上锅，加油，油热后置入生姜，爆出香味后，将番茄丝放入锅中翻炒，稍微翻炒之后再将茄子丝也置入锅中，继续翻炒；

❸ 当茄丝翻炒至稍稍变软一些时，倒入生抽继续翻炒均匀，然后撒上葱花再炒匀，关火起锅即可。

【功效】茄子与番茄同食，既能够有效降低患者身体中胆固醇的含量，还可以有效促进消化和排泄，是痛风患者理想的菜肴。

在学习了两道西红柿制作的美味之后，想必大家都很关心该如何挑选到新鲜美味的西红柿这一问题吧？因为市场上的番茄太多了，一不小心辨别不好就会买回不够美味的番茄。那么，我们就一起来看看如何挑选好的西红柿。

我们在进行采购时，一定要选那些长得浑圆，颜色粉红，表面有白色小点点的番茄，而且蒂的位置最好是带着淡淡的青色，这类的番茄自然无毒，并且口感好，保存期相对较长一些。不要选择那些带尖或有棱角的番茄，同时要注意番茄的分量，太轻的一般都是催熟的，这类番茄全身通红，摸起来比较硬，汁少，长期食用会对身体造成伤害。

吃这个，比阿司匹林更有效——樱桃

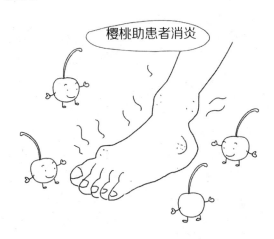

樱桃助患者消炎

樱桃也叫车厘子，花被称作樱花，果实是一种漂亮又美味的水果。樱桃果，味甘性温，能够调中补气、祛风湿。樱桃中铁元素的含量居水果之首，具有补铁补血的良好功效，而且维生素 A 的含量也比橘子、苹果等水果高出四五倍之多。樱桃中还含有大量的钙、磷等矿物元素。樱桃全身都可以入药治病，具有极高的药用价值。

而最值得痛风患者关注的是，并不是前面那些功能，而是，樱桃中富含大量的花青素、花色素和维生素 E 等元素，这些元素恰恰都是很好的抗氧化剂，它们能够有效地促进我们身体中的血液循环，非常有利于尿酸的正常排泄，可以有效地帮助我们缓解由痛风发作、关节炎而引发的各种身体的不适。尤其是樱桃里富含的花青素，在缓解和治疗肌肉酸痛以及消炎方面有十分显著的效果。痛风患者或其他关节炎病人，如果在发病时连续食用樱桃三天左右，那么就能起到消肿止疼，消除炎症的作用。

需要我们注意的是，樱桃虽然味美并且可以帮助我们缓解痛风，消炎止痛，但是也不可以多食，因为，樱桃中还含有一定量的氰甙，食用太多的樱桃容易引发铁中毒或氰化物中毒，为痛风患者带来其他不必要的麻烦。另外，对于热性病和肾功能不全、少尿的病人，也要慎重食用，切不可贪食。樱桃中的含钾量高是值得我们注意的一点，患有肾病的痛风患者，在少尿的情况下如果食用太多的樱桃，还容易出现高血钾，威胁生命安全。

下面介绍几种用樱桃制成的，可以缓解痛风的美食：

» 樱桃银耳

【材料】樱桃肉 20 克，银耳 30 克，冰糖 15 克。

【制作方法】

❶ 银耳浸泡于温水中，泡发洗净撕成小朵，上蒸笼蒸 12 分钟，取出备用；

❷ 上锅开火，加水，加入备好的樱桃肉和冰糖，大火煮沸；

❸ 将蒸好的银耳放于容器中，把煮沸的冰糖樱桃汁浇入银耳中即可。

【功效】消肿止痛，开胃化痰，但是，同时患有糖尿病的患者慎用。

» 美味樱桃酱

【材料】新鲜樱桃 1 千克、冰糖 120 克，柠檬汁 100 克。

【制作方法】

❶ 将买来的新鲜樱桃洗净后，去核去皮，备用；

❷ 把备好的樱桃果肉和冰糖一起放于锅中，加水，用大火煮沸，然后换成中火继续炖煮；

❸ 边炖煮边搅拌，将煮出来的浮沫撇去，直到汤汁煮成黏稠状后，加入备好的柠檬汁，稍微煮一下，出锅放凉就做成了。

【功效】樱桃酱能够调中益气，生津止渴，可以有效地缓解痛风患者腰膝疼痛的症状，进餐时加点樱桃酱，能够有效地缓解急性痛风病发作时的痛苦。

» 冬菇炒樱桃

这款菜听起来似乎有点怪，酸甜的樱桃炒菜会好吃吗？怎么做的？能有啥功效？下面我们就一起来了解这道"奇怪"的菜肴：

【材料】冬菇 100 克，新鲜樱桃 60 克，豌豆苗 60 克，麻油、料酒、酱油、姜汁、白糖等适量。

【制作方法】

❶ 冬菇水发，清洗干净，切小备用；樱桃洗净去核备用；豌豆苗洗净切成小段备用；

❷ 上锅加油，油热后放入备好的冬菇，加入料酒、酱油、姜汁以及适量的盐，煸炒均匀，炒匀后加入适量水，大火烧沸，改小火煨烧 5 分钟；

❸ 将备好的豆苗段加入锅中，翻炒均匀后用一点点湿淀粉勾芡；

❹ 将备好的樱桃放入锅中，淋一点儿麻油，出锅即可。

【功效】冬菇与樱桃结合，有很好的抗癌作用，对于降低胆固醇、治疗痛风等疾病有很高的食疗价值。需要注意的是，炒菜过程中，要始终坚持低糖低盐少油的原则，用油太多加盐过大，会影响美食的疗效。

讲了这么多关于樱桃的知识，那么，面对市场上众多的樱桃果实，我们该如何挑出真正的好樱桃呢？首先，要学会"察颜观色"：外观颜色是深红或者偏暗红色的樱桃一般都是甜樱桃，颜色越深越甜，那些鲜红色的樱桃一般都比较酸一点儿；接着要观察樱桃表皮的软硬程度，表皮稍微硬一点点的最好，可以避免虫害的侵犯，同时也要观察樱桃表皮有无"皱纹"，有褶皱的说明果肉出现了脱水状况，最好不要选择；然后要看樱桃的大小形状，这点更为直观。樱桃不管大小，整个外形呈现出 D 字扁圆的造型，果梗根部位置凹得深的往往甜度会高一点儿，并且，如果果梗是绿色的，说明樱桃比较新鲜，如果已经成为黑色，就果断抛弃好了。最后一点是选水果的通用法则，绝大部分水果在选择时都要看果实的光泽度，表皮发亮的水果就是健康新鲜的水果，樱桃也不例外。

樱桃选好了，带回家后一时吃不完该如何保存呢？一般要存放在冰箱的零度冷藏柜中，并且保持不要沾染水分，否则容易变质。樱桃保质期比较短，多食还会伤身，所以不建议一次买太多回家。

最神奇的痛风克星——东北雌性红萝卜

通过前面的了解我们都已经知道，痛风重男轻女，是因为女性身体中的雌性激素在其中起到了很大的作用。雌性激素可以促进尿酸的排泄，同时能够很好地抑制关节炎的发作。既然雌性激素这么好，能够克制痛风的出现和发展，能够缓解痛风为我们带来的痛苦，而男性患者身体中又没有足够的雌性激素，那我们该怎么办呢？很多患者朋友都在关注一个问题，有没有一种食物或者药物，能够提高我们体内的雌性激素水平，来帮助我们抑制尿酸，与痛风抗衡？答案是有，真的就有这样的一种食品，一种碱性蔬菜，一种基本上不含嘌呤的雌性蔬菜，可以帮助我们打击痛风，它就是痛风的克星，东北雌性红萝卜。

我们身边的萝卜品种很多，常见的有胡萝卜、红萝卜、白萝卜等，这些萝卜对于我们的身体都有各自的食用和药用价值，都对我们的身体可谓益处多多，有的也对痛风患者有很好的治疗作用。但是在所有的萝卜中，东北雌性红萝卜，是药用价值最高、营养价值最高、治疗和抑制痛风效果最好的萝卜。它基本上不含嘌呤，是一种碱性高钾蔬菜，《食性本草》和《本草经疏》等都有对它的解说和药用记载。

近年来，人们都开始慢慢地关注这种神奇的萝卜，通过研究发现，东北雌性红萝卜具有快速启动人体自愈系统的功能，同时还能够快速的开启人体的排毒系统和免疫系统，对许多疾病有快速起效和快速治愈的功效。东北雌性红萝卜的治病功能表现在很多方面，比如，它能够在食用后 15 分钟内快速缓解胃酸胃胀的现象，能够在 30 分钟内极快而有效地缓解高血脂、高血压引起的头疼头晕等现象，还可以有效治疗顽固性的哮喘，在 25 分钟左右缓解咳嗽、打喷嚏、鼻塞等感冒症状，它还是知名的美容养颜减肥法宝。最重要的是，它可以帮助我们治疗和抵抗痛风的侵扰！据可靠数据显示，35% 左右的痛风患者，在服用雌性红萝卜后，一个小时之内疼痛得到了有效的缓解，而有 40% 左右的患者能够在坚持服用的情况下，半个月内缓解疼痛甚至彻底将痛风赶跑。还有一部分人，食用此种萝卜之后，症状没有明显好转，但是并发症等得到了有效的抑制。

东北雌性红萝卜到底为什么会有如此多如此神奇的功效呢？

东北雌性红萝卜中含有丰富的"萝

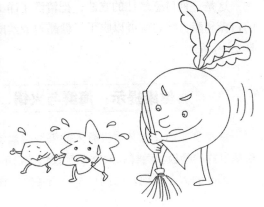

卜硫素"，这种天然化合物具有快速启动人体自愈系统的功能，可以有效地调节五脏的平衡，提高身体的免疫水平，促进肝、肾的代谢，来帮助我们治疗痛风。经常服用这种萝卜，能够及时补充我们肝脏内的转移酶，以达到纠正嘌呤代谢紊乱的目的，从而有效地降低血尿酸的浓度，来缓解和消除痛风病发时的炎症，有效溶蚀痛风石。此外，东北雌性红萝卜中含有大量的维生素 K，这种维生素具有抗尿酸盐结晶的神奇功能，可以帮助我们预防痛风结节和胆结石肾结石。东北雌性红萝卜的优点可不止这些，它富含活性酶，生吃能够明显地促进嘌呤的代谢，而且它所富含的钙、硒、钾、磷等物质也能够有效地平衡血尿酸的浓度。

东北雌性红萝卜，它的关键之处还在于，富含着天然的雌性激素，安全而且没有副作用，正是抑制和抗击痛风的关键所在。

那么，如此好的蔬菜我们该如何去食用呢？其实，虽然它很神奇，吃法却很普通，我们按以下几种方法，来换着样儿吸收东北雌性红萝卜中的营养元素。

» 东北雌性红萝卜汁

【材料】东北雌性红萝卜、蜂蜜、榨汁机。

【制作方法】

将东北雌性红萝卜带皮清洗干净，切成小碎块，加入 220 毫升 55℃以下的温水和适量的蜂蜜，榨汁饮用即可；

需要注意的是，汁榨好之后要迅速饮用，否则容易产生氧化反应，影响治疗效果。提醒大家一点，这种萝卜汁不适合在临睡前饮用，以免引起身体不适。

» 美味生吃法

把雌性红萝卜清洗干净，带皮切成条状或者片状，然后直接食用就好。需要注意的是，在吃的过程中，一定要细嚼慢咽，不然会引起胃部的不舒服。如果配上一壶热乎乎的好茶，效果会更加不错。

» 糖醋雌性萝卜丝

这是一种口感最佳的吃法，把清洗干净的雌性红萝卜带皮切成丝，然后加入适量的白糖和醋，拌匀就可以吃了。糖醋萝卜丝酸甜可口，可以作为餐桌上日常美食的选择之一。

------------ ❀健康提示：海鲜与火锅，如何绕开痛风的关口❀ ------------

在美食面前，想必很少有人能够经得起诱惑，但是一时的贪嘴享乐却有可能成为疾病侵扰的踏板。海鲜和火锅正是我们要讲的两种让人又爱又恨的美食。

细心的人会发现，每到夏季还有冬季，医院里的痛风患者就会比平时多出很多，并不是因为这两个季节的气候易引发痛风，而是在这两个季节，人们的饮食出现了一些明显的特点。

夏天，许多人，特别是男性朋友，常常喜欢呼朋唤友三五一群地聚在一起，畅饮啤酒，大吃海鲜，那个场景，十分畅快。可是很多人却在享受海鲜啤酒美食之后不多久，就出现了关节红肿疼痛的情况。冬天是属于火锅的季节，80％以上的人都会在这个季节围着火锅话家常，有的人甚至一个月中会有半个月与火锅做伴。但是我们会发现，一些人在多次火锅聚餐之后，也出现了关节红肿发热剧痛无比的情况。很少有人会将自己身上的疼痛与火锅和啤酒海鲜联系到一起。而事实上，正是这些东西，引发了我们身体的疼痛，也正是这些我们所钟爱的食物酒饮，为我们唤来了恼人的痛风。当然，并不是所有的人都会出现这样的状况，只有那些身上潜伏着痛风的患者，那些尿酸早已达到一定高度，等待机会爆发的患者，还有早已有痛风史的患者，才会有这样的情况。因为海鲜啤酒和火锅中含有极高的嘌呤，这些高嘌呤直接导致了我们的关节突然地疼痛难忍。

看到这里，有些人开始着急了，难道，以后就要与这些美食绝缘了吗？这该是多么痛苦的事情！其实有一些方法可以让我们既享受美食又能远离痛风的侵扰。首先我们解决一下吃海鲜的问题，既然海鲜属于高嘌呤食物，会造成尿酸的增多，那么，我们在进食海鲜时就要搭配一些碱性食物来进行中和，比如将啤酒换成苏打水或者乳酸菌饮品，再来点儿碱性的蔬菜比如冬瓜、萝卜、生菜等，这样就可以中和海鲜引起的高尿酸了，从而不会因为吃海鲜而影响尿酸的排泄，也就降低了痛风的危险。当然，即使这样，还是应该注意掌控好自己的食量。

接下来，我们再来解决一下吃火锅的问题。首先我们要牢记，一定不能去碰火锅汤，因为整桌的饭菜中，嘌呤最高的地方，就在火锅汤中。然后要学会如何去吃火锅，首先要将自己在火锅桌上的饮料换为苏打水（千万别考虑将啤酒带上餐桌），这一点非常有必要，如果能够在进食过程中多喝一些白开水也是不错的选择。然后要严格地控制肉量，过量涮肉会增加嘌呤的摄入。还有，各种丸子类食品最好拒之门外，因为这类食材在制作过程中吸收了大量的油脂，存在着极大的痛风隐患，此外，要多点一些素食比如碱性的新鲜蔬菜，海带、冬瓜等就是不错的选择。最后，吃火锅的时间不要太长，长时间地进食，即使量小，也会使我们在不知不觉间摄入过多的嘌呤，引发痛风。

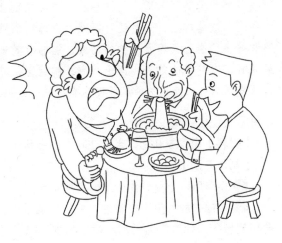

火锅和海鲜，吃对了就不会引起痛风，实在嘴馋了，就照着上面的办法去享受美味吧！

第二节　不同痛风症状的治疗食谱

有效缓解疼痛的几样可口汤菜

患有痛风病的人都有过这样的体会，痛风发作的时候疼痛难忍，浑身没力气，受疼痛的影响，每次痛风发作，都会没有食欲，除了吃药喝水，没有任何胃口进餐。但是，即使疼痛，该摄取的营养还是不能少的，该吃的时候还必须进食，而且一定要注重营养搭配。这里，收集了几款适合痛风患者在发病时吃的小菜，既可口，还操作简单，最重要的是，它们有消炎止痛安神的功效，能够帮助痛风患者缓解痛风发作时带来的痛苦，在进食的同时起到治病的作用，能够降低痛风患者对药物的依赖性，可以减少吃药为痛风患者身体带来的诸多副作用。

» 银耳红枣莲子羹

【材料】红枣、莲子、银耳、蜂蜜。

【制作方法】

❶ 把银耳和红枣提前浸泡水中，泡发后清洗干净，将银耳撕开成小朵备用，把莲子也清洗干净备用；

❷ 准备一个炖锅，在锅中加入适量的清水，将备好的红枣、银耳和莲子放入，用大火煮开后，改为小火继续煲，一小时三十分钟以后出锅；

❸ 待到煲好的汤不烫嘴时，调入蜂蜜即可。

【功效】银耳中富含对身体有益的植物胶和黏液质，有滋阴养颜的功效，同时，它可以分解我们肠胃管道中的污秽物，银耳里富含的粗纤维能够促进肠的蠕动，有利于促进尿酸的排泄，同时还可以减少身体对脂肪的吸收，达到缓解痛风的效果。而红枣和蜂蜜都有补气养血安神的功效，能够有效地缓解痛风病发作患者的精神压力，达到减轻患者痛苦的效果。莲子具有补脾益肾，养心安神，滋补元气的作用，对于减轻痛风发作痛苦以及预防通风并发症有极好的效果。

» 南瓜土豆止痛菜

【材料】南瓜 500 克，土豆 250 克，植物油、盐、胡椒粉各适量。

【制作方法】

❶ 将南瓜、土豆分别去皮、切块备用；

❷ 在锅中放入少许植物油，将切好的南瓜、土豆入锅翻炒至颜色金黄，放入适量盐和胡椒粉，翻炒均匀后加入适量的水，以没过锅中食物为正好，然后开中火，等到

汤汁快收干，二者皆松软时，就可以出锅了。

【功效】土豆属于低热能和富含多种微量元素的食物，研究表明，常吃土豆能够降低痛风的概率，而且，土豆对治疗习惯性便秘，缓解关节疼痛等有显著的效果，还能够有效地降低身体中的血糖和脂肪。而南瓜中的果胶，能够有效地延缓肠道对糖和脂肪的吸收，还有解毒、助消化，降低血糖和预防糖尿病的功能。两者都是痛风患者缓解疼痛的好帮手，同时还可以治疗和预防其他的并发症。

» 拌茄子

【材料】茄子300克，酱油、盐、麻油、蒜蓉各适量。

【制作方法】

将茄子洗净切条，放入锅中蒸至烂熟，盛出盘中，然后加入少许酱油、麻油和盐，再加入备好的蒜蓉，拌均匀即可。

【功效】茄子具有清热止血，消肿止痛的功效，还能够有效地降低高血脂，高血压，而大蒜又具有杀菌除湿，抑制关节炎的效用，二者结合，对于痛风发作期的患者来说，无疑是很好的止痛美食。

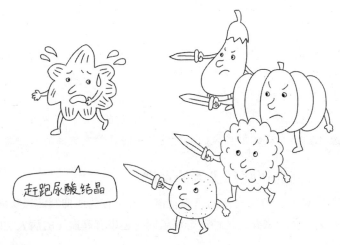

赶跑尿酸结晶

» 萝卜柏子仁汤

【材料】萝卜250克，柏子仁30克，植物油、盐各适量。

【制作方法】

把萝卜洗净切成小块，在锅中加油煸炒后，放入柏子仁，然后加水炖煮至软烂，加盐调味即可。

【功效】萝卜，是一种碱性蔬菜，并且基本不含嘌呤。其中富含的钙、铁、钾、磷、维生素等营养元素能够有效地碱化血液，同时有促进尿酸排泄和化解痛风石的作用；柏子仁具有润肠通便的功效，有利于尿酸的顺利排泄。此菜能够有效地减轻痛风患者急性痛风性关节炎发作时的痛感，从而缓解痛风患者病发时的痛苦。

» 柠檬薏米汤

【材料】薏米 100 克、柠檬 1/3 个、蜂蜜少许。

【制作方法】

❶ 将薏米洗净，浸泡两小时左右备用，柠檬洗好切片备用；

❷ 开火，上汤锅，在汤锅中加入适量水，等水开后放入泡好的薏米，用大火煮开，然后转用小火，熬制一个半小时左右，待锅中的水熬成淡奶白色且有些黏稠时盛出，等到凉后，把切好的柠檬片加入，再加入适量的蜂蜜调匀即可。

【功效】薏米是一种常见食材，不光可以做饭吃，还具有很高的药用价值，它具有利尿消肿、舒筋除痹、健脾去湿的功能，而柠檬具有利水镇静的作用，再加入蜂蜜，这款汤便成为缓解痛风患者疼痛，以及有效预防痛风并发症的美味汤水。

» 凉拌圆白菜

【材料】圆白菜 250 克，蒜、葱、植物油、盐、香油各适量。

【制作方法】

❶ 将圆白菜清洗干净，沥水切丝备用；葱、蒜切末备用；

❷ 把沥干水分的圆白菜丝入锅焯熟，时间不用太长，熟后捞出沥干，置于容器中放凉备用；

❸ 将蒜末和葱花以及适量盐撒在晾好的圆白菜丝上，然后用锅热油，等油达到八成热后，浇在葱蒜上面，再滴几滴香油，拌匀，爽口的凉拌圆白菜就完成了。

【功效】圆白菜具有不错的食疗保健功能，性平、味甘，归脾、胃经；具有补骨髓、益心力、祛结气、润脏腑、壮筋骨，清热止痛等神奇的功效，而且含有丰富的维生素、膳食纤维和微量元素，有效缓解痛风的同时还是一种性价比较高的减肥蔬菜。

如何吃降压——高血压痛风患者的食谱

长期研究结果证明，科学合理的营养食谱，可以有效地抑制痛风疾病以及痛风的各种并发症。今天，我们来介绍几种适合痛风同时还患有高血压的病人吃的美食菜谱。

» 冬瓜玉米汤

【材料】瘦肉 300 克，冬瓜 500 克，玉米 2 个，胡萝卜 300 克，冬菇 150 克，姜片、盐、香油各适量。

【制作方法】

❶ 将瘦肉清洗干净，用开水焯一下，去掉腥味和浮油小火炖汤，炖煮 25 分钟后加入备好的胡萝卜还有玉米，继续炖煮；再过半小时后，加入冬瓜、冬菇以及姜片，然后用文火煲 1 个小时左右，加入少量的盐和几滴香油搅拌一下，即可出锅。

【功效】冬瓜富含蛋白质、胡萝卜素以及多种维生素和钙、磷、铁等微量元素，盐含钾较高而钠盐含量低，具有清热解毒、除烦止渴、利水消痰、祛湿解暑的功效。能够有效地帮助痛风患者排出身体中的尿酸，同时还有降低胆固醇和降低血压的功效。而冬菇等都是低嘌呤多营养元素的蔬菜，经过开水焯过的瘦肉中，嘌呤含量也比较少，所以，此款汤，既美味还不用担心会摄入过多热量脂肪，也不用害怕会引起血压和嘌呤的升高，是很适合痛风高血压患者的美味汤品。

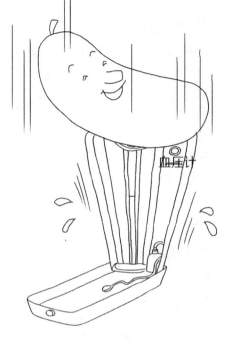

血压计

» 芹菜牛肉粥

【材料】旱芹菜 100 克、牛肉 50 克、粳米 120 克、盐少量。

【制作方法】

❶ 将芹菜洗干净切小片备用，牛肉切丁备用；粳米淘洗干净备用；

❷ 把粳米入锅，加入适量的水，用大火煮开，等煮到米粒开花后，把准备好的牛肉丁入锅继续熬煮，期间注意查看，等粥渐渐变稠，肉煮至烂熟后，加入芹菜，煮软后加入少量盐即完成了；粥成后，患者可分早晚两次分开喝粥；

❸ 在熬粥前，我们可以先用开水焯煮一下要用的牛肉，以去掉其中的一部分嘌呤。

【功效】芹菜性凉，味甘辛，有利水消肿，凉血止血的功效，被作为降血压的必备之选。在治疗高血压、头晕、头痛、水肿、小便热涩不利等方面有很好的功效，有利于尿酸的顺利排泄。牛肉有强筋健骨的功效，但是痛风患者和三高患者不宜多食，这里的牛肉一定要适量，起到调味作用即可。

» 凉拌马兰

【材料】鲜嫩马兰 500 克，海带、酱油、盐、葱花、麻油各适量。

【制作方法】

❶ 马兰用淡盐水浸泡半小时后清洗净，然后放入沸水中烫透，捞出后摊开放凉，沥干水分后切碎备用；

❷ 把海带清洗干净，然后切成短小丝状，放入切好的马兰中；

❸ 将油、少量盐、葱花、酱油浇在马兰和海带丝上，拌匀即可。

【功效】马兰又名马兰菊，味辛，性微寒，归肾、胃、肝、大肠经，具有清热利湿、散瘀止血、消肿止痛的功能。而海带素来有"碱性食物之冠"之称，富含钙、铁、碘、甘露醇、胡萝卜素等人体所需的营养成分，并且具有泄热利水、止咳平喘、祛脂降压、散结抗癌的多重功效，是抵抗痛风和降低血压的绝好帮手。二者凉拌同食，有助于痛风患者减轻痛风病发时的痛苦，也有助于大家预防其他疾病的侵扰。

» 绿豆海带粳米粥

【材料】绿豆 50 克，鲜海带 50 克，粳米 180 克。

【制作方法】

❶ 把鲜海带清洗干净，切成短小的丝状备用；

❷ 把绿豆和粳米淘洗干净放入锅中，加水开火；大火烧开转小火继续熬；

❸ 当粳米和绿豆都基本熬烂后，将备好的海带丝加入锅内，继续熬煮，直到锅内食物全部烂熟即可出锅。

【功效】粳米能够促进胃肠蠕动，利于尿酸的排泄，并且能够促进血液循环，降低高血压的风险，绿豆又是利水之物，二者与海带搭配，既能降低血压又可帮助痛风患者降低体内的尿酸，抑制痛风。

» 木耳洋葱炒肉丝

【材料】洋葱、木耳、瘦肉丝各 50 克，姜末、料酒、盐、酱油各适量。

【制作方法】

❶ 将木耳泡发洗净撕成小朵备用，把洋葱洗净切成条状备用；瘦肉丝用开水焯煮之后，用料酒姜末盐等调味品腌制半小时备用；

❷ 上锅开火，锅内倒入少量植物油，油热后开始翻炒肉丝，待肉丝变色后加入切好的洋葱，调入少量的盐、酱油，翻炒均匀；

❸ 然后将洗好的木耳入锅，滴一点儿水，一点儿醋，继续翻炒，炒均匀后即可出锅。

【功效】此菜低嘌呤高营养，能够有效抑制痛风患者体内的尿酸，还具有降低血压，防癌抗衰老的神奇功效。

» 凉拌海带丝

【材料】海带丝 200 克，葱末、盐、蒜泥、酱油、香油、陈醋、芝麻各适量。

【制作方法】

❶ 将海带丝反复清洗，洗净之后在开水中焯一下，然后捞出沥干备用；

❷ 把备好的葱末、盐、蒜泥、香油、陈醋、芝麻、酱油散在海带丝上，然后另起锅烧热油，将热油浇在海带丝和调料上，拌匀即可。

【功效】降低患者血压的同时，帮助痛风患者有效抑制痛风。

吃对了也降脂——高血脂痛风者的美食

当痛风与高血脂同时出现时，不要过于烦恼，这两种病在饮食方面的要求基本是一致的，不太麻烦。所以，只管放松心情，制作属于自己的菜谱并付出行动就好了。在制作菜谱时，我们应该遵循一些原则：痛风又伴有高脂血症，菜肴要多采用蒸、煮的烹调方式，尽量减少煎、炸的程序来减少油量的使用。另外，在炒菜时要控制好油温，不能太高。还有，尽量让蔬菜的种类丰富一点儿，来使各种微量营养元素达到平衡。同时，食物相克的现象一定要考虑周到。下面，就开始制作我们的美味吧！

» 红枣蒸南瓜

【材料】南瓜200克，红枣、蜂蜜适量。

【制作方法】

❶ 红枣，泡发洗净备用。南瓜，洗净去皮和瓤，切小块备用；

❷ 把切好的南瓜装入盘中，然后将准备好的红枣一起放入盘中，上蒸锅，开中火蒸大约30分钟，南瓜蒸到熟烂的程度就可以出锅了。稍凉后，浇上蜂蜜，就可以食用了。

【功效】南瓜中富含钙、钾等营养元素，低钠、性温，味甘，属于碱性食物中的一种，热量比较低还具有利尿作用，既能碱化尿酸，促进尿酸的排泄，又不用担心会增高脂肪，十分适合痛风又伴有高血脂的患者食用。

» 洋葱土豆焖饭

【材料】洋葱一个，土豆一个，大米适量。

【制作方法】

❶ 将土豆洗干净，削皮切小块备用；洋葱洗净，去皮和蒂，取1/2个切碎备用；

❷ 将大米淘洗干净，放入电饭煲中，加入适量的水备用；

❸ 取炒锅，加油烧热，把备好的洋葱放入，煸炒出香味后加入切好的土豆块，等炒香后出锅；

❹ 将炒好的洋葱和土豆一起加入准备好的米中，加一点儿盐调味，拌匀。

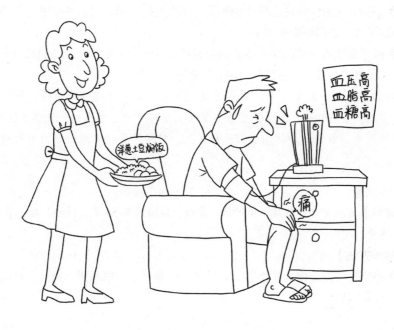

【功效】洋葱和土豆不仅含有人体所需的丰富营养，能够有效抗菌抗衰老，还具有清血脂和降低血脂的功能，且都有促进排泄的功能，能够有效抑制痛风病和高脂血症的症状。这道菜简单易学，并且脂肪含量很低，很适合患有高血脂的痛风患者食用。

» 什锦蔬菜汤

【材料】鲜香菇、红萝卜、冬瓜、木耳、白菜各50克，香油、盐各适量。

【制作方法】

❶ 将洗净的香菇和红萝卜切丁然后用开水焯一下备用；冬瓜洗净去皮切小块备用，木耳泡发洗净撕小朵备用，白菜洗净切小片备用；

❷ 锅中放少量油，将红萝卜丁和香菇丁炒香，然后加入水，倒入备好的所有菜，加入适量的盐，然后用中火煮一会儿，锅中的食材全部煮熟烂之后，滴入两滴香油，即可出锅，美味的什锦蔬菜汤就完成了。

【功效】丰富的蔬菜配料，五颜六色可以增加痛风患者的食欲，同时，又富含身体所需的多种营养元素，并且油脂含量低，同时又有助于尿酸的排泄，是不可多得的营养美味汤。

» 洋葱黄瓜炒鸡蛋

【材料】洋葱半个、黄瓜1根、鸡蛋2个，生抽、盐各适量。

【制作方法】

❶ 将黄瓜洗净，切小块备用，洋葱洗净切小片备用，鸡蛋加葱花打成蛋液备用；

❷ 上锅开火放少许油，待油烧热后，倒入打好的鸡蛋液，并快速将其打散，将鸡蛋翻炒定型后，盛出碗中备用；

❸ 将洋葱放入锅中，加入适量的盐翻炒出香味，然后倒入炒好的鸡蛋和切好的黄瓜，加入适量的生抽，快速翻炒均匀，出锅即可。

【功效】这是一款家常菜，简单易做方便可口。通过前面的介绍，我们都知道了洋葱有降低血脂的功效，鸡蛋是营养丰富的低嘌呤食物，黄瓜也是低热量低嘌呤蔬菜，具有清热利水，解毒消肿的功效，三者搭配，对痛风并伴有高血脂的患者有很好的食疗效果。

» 豆芽炒双菌

【材料】黄豆芽、杏鲍菇、金针菇、青椒、猪肉片各50克，料酒、盐、葱段、姜丝、耗油各适量。

【制作方法】

❶ 将猪肉片用开水焯煮之后，用耗油、少量盐、少量料酒、葱段、姜丝提前腌制一小会儿以入味；

❷ 用清水将黄豆芽、杏鲍菇和金针菇都清洗干净，放一边控干水分备用；

❸ 青椒洗净斜刀切成薄片备用；

❹ 锅中放油加热，翻炒肉片，加入青椒片继续翻炒，然后加入杏鲍菇和金针菇继续快速翻炒，此时可加点儿盐，炒匀；

❺ 菜快炒好时，加入黄豆芽，然后沿着锅边加入少量清水，利用锅中腾起的水蒸气加速豆芽变熟，并且保持脆嫩口感。

【功效】黄豆芽味甘、性凉，具有清热利湿、消肿除痹降低血脂的食疗作用，而杏鲍菇又具有降血脂、降低胆固醇的作用，金针菇在抑制血脂升高的同时还能够防治心脑血管疾病，具有抗疲劳、消炎的功效，三者结合，既能有效抑制和降低痛风患者的高血脂，还能促进尿酸的排泄，一举两得。

不"甜"也美味——糖尿病痛风者食谱

很多患有糖尿病的痛风患者都会有饮食迷茫的时候，这个要忌口，那个要限量，似乎什么都不能吃，一不小心就会促使嘌呤过高，或者血糖升高。很多患者苦恼于自己不能吃到丰富的饭菜，因此也会影响到食欲。事实上，只要我们把握好了适合自己的饮食原则，并一直坚持下去，注意膳食均衡和营养搭配，在适当限制高热量食物的同时稳定自身的血糖，并且适当地限制蛋白质的摄入，就可以既不影响对美食的享受，又不用担心病魔的侵袭。

那么，一起来学习几款适合糖尿病痛风患者的美食吧！

» 苦瓜羹

【材料】生苦瓜 300 克、盐 10 克、水淀粉适量。

【制作方法】

❶ 将苦瓜清洗干净，放入碗中捣烂成泥状，加入适量盐，搅拌均匀，静置一边备用；

❷ 静置半小时后，将苦瓜泥去掉渣留下汁，然后到入锅中煮沸，加入适量的水淀粉，搅拌成半透明羹状就可以出锅食用了。

【功效】苦瓜味苦，性寒，归心、脾、肝、肺经，有消暑解渴、降低血糖血脂的功效，脾胃虚寒的痛风患者要少量食用，以免引起身体不适。

» 番薯叶冬瓜

【材料】新鲜脆嫩的番薯叶 60 克，冬瓜 260 克，葱花少许，姜末适量。

【制作方法】

❶ 把新鲜脆嫩的番薯叶清洗干净后，剪下叶柄，切为小段，把番薯叶子切为小碎片，放在一边备用；

❷ 把冬瓜洗净，削皮，切为五厘米左右的小块，上锅加油，用中火将冬瓜块煸透，然后添入适量的清水，用大火煮沸；

❸ 锅沸腾后把备好的葱花和姜末加入锅中，用小火继续煮30分钟；

❹ 把切好的番薯茎和叶都加入锅中，搅拌均匀后继续煮10分钟，然后加入少量盐调味，即可出锅享用了。

【功效】番薯叶茎性平味甘，能够生津润燥、健脾宽肠，有通便的功能，冬瓜又是利尿清淡之佳品，二者皆为低脂低糖之物，又都能促进尿酸排泄，是糖尿病痛风患者可以放心食用的美味佳肴。

» 山药麦冬粟米粥

【材料】山药230克左右，麦冬30克，粟米120克。

【制作方法】

❶ 把山药洗净去皮切丁备用，麦冬洗净切片备用；

❷ 把粟米淘洗干净，置入砂锅中，加入适量清水，用大火煮开之后换小火继续炖煮；

❸ 30分钟以后，把切好的山药丁以及麦冬片加入锅中，继续煮，煮至粟米酥烂，山药绵软，粥呈黏稠状，就可关火出锅了。

【功效】山药中的黏液蛋白有降低血糖的作用，对糖尿病患者有很好的治疗作用，粟米具有补肾利尿的功效，麦冬又能够养阴生津，治疗肠燥便秘，故此款粥品可以作为糖尿病痛风患者治疗病痛的选择。需要注意的是，脾胃虚寒的患者要适量食用，量多易伤脾胃。

» 蒜泥黄瓜

【材料】黄瓜2根，蒜泥40克，盐、香油、酱油各适量。

【制作方法】

❶ 将黄瓜洗净，去皮拍扁切小段，装盘；

❷ 将蒜泥加一点儿醋，搅拌均匀调成汁，把蒜泥汁倒入切好的黄瓜里，加少许盐拌匀，再滴入几滴香油，即成。

【功效】黄瓜性味甘，有清热、利尿、除湿的功效，大蒜又有杀菌降血糖的功能，所以蒜泥黄瓜可以作为糖尿病痛风患者餐桌上的一道可口小菜，在治病的同时丰富我们的饮食。而且此菜食材最容易准备，制作方法又简单，味道香脆可口，痛风及糖尿病患者可以经常享用，适量即可。

不长胖的吃法——肥胖痛风者美食秘方

肥胖的痛风病患者在我们身边并不少见，很多肥胖症患者也是痛风病的潜在人群。现在我们一说起治病，就会提到饮食，痛风需要忌口，减肥也需要忌口，似乎所有的美味我们都不能去吃。其实，不要难过，还有很多美食是我们可以享受的，不仅味美，还能够帮我们抑制痛风，减轻自己的肥胖症状。

» 醋熘白菜

【材料】白菜半颗，红辣椒若干，葱花适量，水淀粉适量，酱油、醋、盐、白糖适量。

【制作方法】

❶ 白菜洗净，取菜帮，斜切为薄片；

❷ 上锅加油，油热后放入红辣椒，爆香；再加入备好的葱花，然后放入切好的白菜；

❸ 翻炒一小会儿后，依次加入醋、酱油以及少量白糖；再翻炒一会儿后，加入适量盐；

❹ 当锅中的菜炒出了汤后，沿着锅边加水淀粉勾芡；然后滴几滴香油炒匀出锅即成。

提示：最好用大火快炒，不然白菜容易炒出太多汤汁，影响口感。

【功效】白菜脂肪含量极低，但无机盐以及维生素的含量却比较多，而且醋也具有消脂减肥的功效，又能够促进消化，有利于排泄，所以这道菜是肥胖症痛风患者的理想佳肴。

» 蒜泥黑木耳

【材料】干黑木耳4把，大蒜3瓣，胡萝卜1根，醋、生抽、橄榄油各适量。

【制作方法】

❶ 将木耳提前泡发清洗干净，撕成小朵备用；大蒜制成蒜泥备用；胡萝卜切成细丝备用；

❷ 开火上锅加水，水开后将清洗好的木耳放入锅中，当水再次开后，放入切好的萝卜丝，等锅再开后，将黑木耳与萝卜丝一同捞出，置入凉水中降温，然后沥干水分装盘；

❸ 将备好的调味品撒在盘中的木耳和萝卜丝上，撒上蒜泥后，把烧热的橄榄油淋上，拌匀即可。

【功效】这款菜是降脂减肥、防治痛风的理想菜肴。

» 香拌素三丝

【材料】黄瓜1根，土豆1个，梨1个，盐、醋、香油各适量。

【制作方法】

❶ 将土豆洗净去皮切丝，过凉水，在开水锅中烫至七成熟，置盘中待凉后加适量盐拌匀备用；

❷ 黄瓜洗净切丝置于土豆丝上；

❸ 梨子洗净去皮核，也切成丝，置于稀盐水中浸泡七八分钟，捞出沥干后置于黄瓜丝上面，加入少量盐、醋、香油拌匀即可。

【功效】生津止渴，降脂减肥，清热去火，能够有效地促进尿酸排泄，并且热量极低。

» 素炒白萝卜

【材料】白萝卜半根，盐、大葱、姜、水、糖、食用油各适量。

【**制作方法**】

❶ 把白萝卜洗净去皮，切丝备用；大葱洗净切末备用，姜也切末备用；

❷ 上锅加油，油热后放入葱末和姜末，煸炒出香味后，加入萝卜丝迅速翻炒，直到萝卜丝变软；

❸ 在锅中加入少量清水，改用中火炖煮，等到萝卜丝彻底变软后，收干锅中的汤汁，加入适量盐和糖翻炒均匀即可。

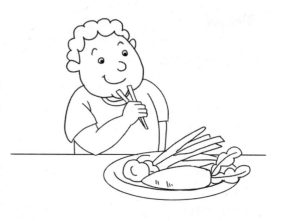

【**功效**】白萝卜味甘、辛，性平，归肺、脾经，有消食、利尿通便的功能，还能够有效缓解和治疗各种泌尿系结石。此菜脂肪含量极低，又可以促进消化，所以，如果将白萝卜引入痛风患者，特别是合并肥胖症的痛风患者的餐桌，那么我们抑制痛风，赶跑肥胖症就多了一个得力助手！

需要注意的是，对于脾胃虚弱的痛风病人或者大便较稀的痛风患者，要减少食用这道美味的分量，否则易伤身。

患了痛风肾这样吃才好

痛风肾是威胁我们生命安全的魔头，是由于痛风病史过长，而又长期得不到有效治疗与调养，日积月累而形成的。虽然痛风肾很可怕，甚至可以在折磨我们的同时轻易取走我们的生命，但是，我们并不是没有办法制服它。其实，只要平日里在各方面多加注意，在痛风初期就开始着手调理和治疗，痛风肾就不会有机会跑来捣乱了。

那么，我们先来看看，如果痛风患者已经患上了痛风肾，在饮食方面该注意些什么呢？

不幸罹患痛风肾，我们要多吃一些低嘌呤的食物，比如五谷杂粮、奶类、蛋类、蔬菜、水果等，少吃那些中嘌呤食物，比如豆类等，而最重要的是，一定要远离高嘌呤食物，海鲜、啤酒之类的食物最好不要经常搬上餐桌，在这里我想说，如果你已经发展为痛风肾，那就彻底戒掉啤酒、海鲜吧，少量都不要去沾染了。同时，最好避开那些含钾太多的食物，像香蕉、水果干、牛肉、豆酱等，不然会影响到尿酸的正常排泄，加重病情。

此外，还要多吃一些深绿色的蔬菜，这样可以帮助痛风患者清除身体中那些多余的尿酸。前面我们提到过的黑木耳，正好就有这样的功能。还有关键的一点就是，一定要限制饮食中蛋白质的摄入，要适量地饮用牛奶一类，能够在保证我们身体所需的情况下不给身体和肾脏增加过多的负担。

我们通常都提倡多饮水来治疗和预防痛风，这样做被证实有很好的效果，但是，如果你的痛风症状已经发展为严重的痛风肾，那么，就该掌控自己的饮水量了，过量地饮水会为早已疲惫不堪的肾脏带来工作负担，不堪一击的肾脏在大量水分的冲击之下，只会加重病情，而达不到减缓痛风病的目的。所以，要根据自身的情况来决定饮水量，如果因为担心饮水影响肾脏而干脆不喝水，也是行不通的。

痛风肾是比较严重的痛风病类型，饮食生活等多方面要比别人更加注意才行，下面，我们来认识一种适合痛风肾患者的美食。

» 益肾粥

【材料】新鲜猪腰子（猪肾）75 克，马蹄菜 90 克，粳米 110 克。

【制作方法】

❶ 把鲜猪腰子浸泡于清水中，两小时后清洗干净，用开水焯煮一下，切丁备用；粳米淘洗干净备用；

❷ 把马蹄菜洗净，水煎 20 分钟左右，去掉碎渣，将汁液留下；

❸ 把备好的猪腰子丁和粳米加入煎好的马蹄菜汁液中，用中火炖煮，煮至粥微稠即可。

【功效】猪腰子咸平，可益肾气、利膀胱，而马蹄菜味甘寒，具有利尿通淋的功效，粳米更是痛风患者常用的食材，三味相佐，能够补益脾肾，促进尿酸排泄，长期食用可化解肾结石以及尿道结石等，对痛风肾的缓解和治疗有一定的辅助意义。但是，高血脂、高胆固醇的患者则不适合这道菜。

几款滋养尿路的食材

我们身体中大部分的尿酸都是通过尿路排出体外的，所以保护好尿路对于健康的保障至关重要。而尿路是我们身体中一个比较脆弱的地方，很容易受到损害和感染，尿路受伤后就会在第一时间里影响到尿酸的正常排泄。特别是对于痛风患者来说，长期的高尿酸血症，会导致尿路受到牵连，持续不下的尿酸在经过尿道时会有一小部分"顽固分子"选择滞留在尿路中，造成对尿路的损伤。时间一长，受到损伤的尿路会慢慢地被迫"消极怠工"，无法再像以前一样将该排走的尿酸统统赶出体外。这样，尿酸与尿路之间慢慢地就会形成一个恶性循环，尿酸损伤尿路，尿路无法将该清除的尿酸排走，导致尿

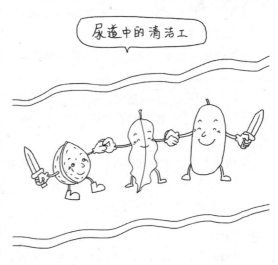

尿道中的清洁工

酸增多，尿路就会受到更进一步的伤害。如此下去，我们的身体就会遭受更大的伤害，特别是肾脏，会遭遇越来越多的损伤。对于痛风患者来说，保护尿道刻不容缓，那么，就让我们一起来保护自己的尿路，认真学习几道美食，滋养尿路，帮助尿路保持健康的工作环境，并帮助它顺利排走那些可恶的尿酸。

» 清汤冬瓜

【材料】冬瓜 500 克，豌豆苗 25 克，盐、料酒、胡椒粉、淀粉各适量。

【制作方法】

❶ 将冬瓜洗净去皮和瓤，切片备用；豌豆苗清洗干净备用；

❷ 将切好的冬瓜片放入淀粉中，使冬瓜片均匀地裹上淀粉；

❸ 把裹好淀粉的冬瓜片放入开水中烫熟，继续炖煮，加入备好的调味品，煮沸后撒入适量豌豆苗，出锅即成。

【功效】清热利水，消肿散结，滋养尿道，对于痛风患者来说，简单有效。

» 祛湿清热海带汤

【材料】鲜海带 75 克，盐、胡椒粉少量。

【制作方法】

❶ 将海带反复清洗干净切丝备用；

❷ 上锅开火，加入适量水，烧沸后把备好的海带丝倒入沸水中，大火烧开，中火炖煮 5 分钟，加入适量的盐和胡椒粉，煮开即可。

【功效】祛湿清热，降低胆固醇，抑制尿酸生成，有效减轻尿路负担，是痛风患者清除尿酸保护尿道的好帮手。

» 玉米须粥

【材料】粳米 120 克，玉米须 35 克，冰糖 8 克。

【制作方法】

❶ 把粳米淘洗干净，置于冷水中静置半小时左右，然后捞出控干水分备用；将玉米须用温水清洗干净备用；

❷ 上锅开火，加入清水，放入洗好的玉米须，中火炖煮 15 分钟左右，撇去玉米须，把泡好的粳米放入煮好的玉米须水中，继续炖煮，直到成为粥状，加入少量冰糖调味，即可出锅享用。

【功效】玉米须性味甘平，入膀胱、肝胆经，具有利水渗湿消肿的神奇功效，在治疗水肿和小便不利方面有显著疗效。痛风患者常饮玉米须粥，能够帮助尿道保持健康通畅，也有助于尿酸的顺利排泄。

» 苦苣菜粥

【材料】苦苣菜 60 克，粳米 120 克，冰糖适量。

【制作方法】

❶ 把粳米淘洗干净，置于冷水中静置半小时左右，然后捞出控干水分备用；把苦苣菜挑拣清洗干净，在开水中略烫后捞出，沥干水分，切碎备用；

❷ 上锅开火，加入适量清水，把淘洗好的粳米放入水中，大火煮沸，然后加入备好的苦苣菜，转成小火，炖煮成粥，加入冰糖调味即成。

【功效】 苦苣菜具有清热凉血和解毒的功效，粳米又是利尿补肾的良品，二者相佐，能够有效祛湿清热，滋养尿路，促进尿酸的排泄，保证痛风患者尿路的正常工作，而且此款粥品味道比较独特，健康又营养，日常生活中可以做一些换换口味，丰富一下痛风患者的饮食内容。

» 冰糖核桃仁糊

【材料】 核桃仁 130 克，麻油适量，冰糖适量。

【制作方法】

❶ 把核桃仁用沸水浸泡 15 分钟左右，然后去掉衣膜备用；

❷ 上锅开火，滴入适量麻油，油热后，将剥好的核桃仁放入，不断翻炒，直到呈现出金黄色，出锅放凉；

❸ 把晾好的桃仁与冰糖一起在榨汁机中打成粉末状即可；

❹ 食用时，用温开水调成糊状即可，每日分三到四次服用。

【功效】 冰糖核桃仁糊适用于小便灼痛，尿路结石以及尿血等症状，常服有助于尿路结石的排出，对于痛风已久，出现痛风结节的患者有显著的帮助，一般患者也可服用，防患于未然。

❀ 健康提示：痛风患者要慎用调味品 ❀

我们一起研究了许多适合痛风患者食用的美味佳肴，有的能治病，有的具有预防功效。我们也都知道，做饭少不了各种调味品，没有调味品可谓闻之不香，食之无味，白费许多力气也做不出香喷喷的美食。但是调味品对于痛风患者，却是一把双刃剑，用不好就会影响到我们的健康生活，特别是罹患痛风已久的患者，更要多加注意，把握好调味品的使用量和使用方法，才能够将伤害降到最低。

首先，在食用油的选择方面，植物油属于低嘌呤油类，是最适合痛风患者的选择，但是也不适合多用，做菜时要把握好量，而且切忌油温过高。另外，大多数的调味品中都不含嘌呤，但是盐、糖、味精、酱油等调味品如果用量过多，也会为痛风患者带来安全隐患，增加痛风以及多种并发症的病发率。此外，像辣椒、花椒、芥末、茴香之类的调味品，虽然不含嘌呤，但是如果用量太大的话，就会使自主神经过度兴奋，进而容易引起痛风的急性发作。对于鸡精、味精一类的调味品，我们不提倡痛风患者食用，多用容易诱发痛风。其实减少或者不用这些调味品，只是改变一点儿我们的饮食习惯而已，一开始可能会不太习惯，慢慢就可以适应了，改变习惯，能够更好地保障痛风患者有效地预防和对抗痛风，何乐而不为呢？

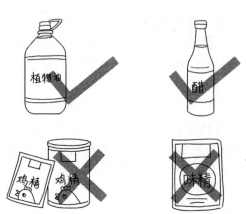

经过一番了解，我们都知道了，适当使用调味品，能够使饭菜更加美味，并能增加我们的食欲，但是过量就会适得其反。所以说，痛风患者在做饭菜时，不论是哪种调味品，都要谨慎使用，可以远离的，就尽量远离吧，远离某些调味品一小步，就可以靠近健康一大步，难道你不愿意这样做吗？

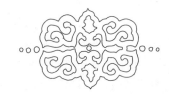

第三节 在家就可做的防痛养生汤

缓解湿热型急性痛风——蜂蜜山慈姑汤

山慈姑又叫老鸦头，也被称作毛地梨、棉花包等。春、秋、冬三个季节都有产出，所以比较容易采购到。山慈姑中含有秋水仙碱以及乙酰基水仙碱等成分，还有其他生物碱和淀粉。其味甘、寒，有小毒，归脾、肺二经。山慈姑具有消肿、散结以及解毒的功效，由于含有秋水仙碱的成分，所以特别是在治疗急性痛风性关节炎方面有十分显著的功效。

蜂蜜是公认的养生良品，对胃肠功能有很好的调节作用，还能够促进肠道蠕动，润肠通便，同时对结肠炎、习惯性便秘有良好的疗养功效。

将蜂蜜与山慈姑结合，熬制成汤，适合湿热型急性痛风病患者在病痛发作期间服用，可以有效缓解病发时的疼痛。具体做法为：将山慈姑清洗干净后放入开水中炖煮，一个小时左右后盛入碗中，等到凉一些后，加入少量蜂蜜，就可饮用了。这里需要注意的是，蜂蜜与大葱和孜然相克，所以在饮用此汤后，三小时内，最好是一天内，都不要食用大葱和孜然。

既然山慈姑有治疗急性痛风的神奇功效，我们不妨再学几样用山慈姑制作的美味菜品，以后就可以换着样儿吃了，把治病与美食结合在一起，就不会那么难受了。

» 山慈姑素菜羹

【材料】大白菜 1/4 个，西红柿 1 个，南瓜 200 克，山慈姑若干，油、盐各适量。

【制作方法】

❶ 将大白菜洗净切块备用，南瓜洗净去皮，切小块备用，西红柿洗净切块备用，山慈姑亦清洗干净备用；

❷ 上锅入油，油热后，将所有食材放入油锅中，过油翻炒，然后迅速出锅；

❸ 上煮锅，加清水，把炒过的全部食材放入锅中开火炖煮，直到锅中食材全部软烂后，加入适量的盐和香油，调匀出锅，然后压制成泥状即可享用。

【功效】全部食材皆为低嘌呤蔬菜，并且具有抑制尿酸生成，促进尿酸排泄，缓解疼痛的显著功效。颜色较多，易消化，非常适合痛风患者食用，但要避开痛风发作期。

» 小炒山慈姑

【材料】山慈姑 300 克，胡萝卜一根，肉末少许，葱若干，油、盐各适量。

【制作方法】

❶ 将山慈姑和胡萝卜洗净切片备用，肉末用开水稍微烫一下备用；葱切成葱花备用；

❷ 开火上锅，入油，油热后放入肉末煸炒出香味，加少量水烧开，盛入碗中备用；

❸ 继续在锅中加入适量油，油热后翻炒山慈姑和胡萝卜片儿，翻炒一会儿后加入备好的肉末，继续翻炒，炒匀后加少量水，焖煮 5 分钟左右，然后加入适量盐再炒匀，接下来将火关掉，继续闷五六分钟，开盖放入葱花拌匀即可食用。

【功效】消肿止痛，用于痛风急性发作得到有效抑制之后，需要注意的是，肉末经开水烫煮后，嘌呤虽然被降低了，但在这一时期也不可以过多地食用。

促进尿酸排泄治痛风——冬瓜木耳汤

冬瓜和木耳，在前面就被我们多次提到过，二者皆是痛风患者的福音，既能抑制尿酸的生成，又可以促进尿酸的排泄，对于治疗和缓解痛风具有良好的作用，常食能够帮助痛风患者有效地预防和治疗痛风病。下面就为您介绍一道有治病功效的菜品：

» 冬瓜木耳海带煲

【材料】冬瓜 300 克，木耳 150 克，海带丝 80 克，葱姜蒜各若干。

【制作方法】

❶ 将冬瓜洗净去皮，切块备用，木耳泡发清洗干净，撕成小朵备用，海带丝清洗干净备用；葱姜蒜切碎备用；

❷ 开火上锅，将葱姜蒜爆香，然后放入切好的冬瓜开始爆炒；

❸ 冬瓜爆炒之后加入适量的水，用大火烧开，然后将其他食材加入继续炖煮；半小时后加入适量香油和盐，搅拌均匀，即可出锅享用了。

提示：木耳与田螺相克，同食不利于消化，同时还不宜与野鸡野鸭同食，易诱发痔疮出血和造成消化不良。冬瓜虽然有很好的清热解毒利水功效，但是脾胃虚寒和肾虚的痛风患者不能多吃。

利用冬瓜来促进尿酸的排泄，预防痛风的发展，还有以下的吃法。

» 冬瓜银耳羹

【材料】冬瓜 300 克，银耳 35 克，植物油、盐适量。

【制作方法】

❶ 将冬瓜洗净去皮和瓤，切片备用，银耳泡发洗净，撕成小朵备用；

❷ 开火上锅，加油烧热，然后放入冬瓜爆炒，接着加入适量水，煮到冬瓜快熟时放入银耳和盐，再稍微煮一下，即可出锅。

【功效】冬瓜银耳羹能够清热生津，利尿消肿，在促进尿酸排泄方面同样有不可忽略的作用。

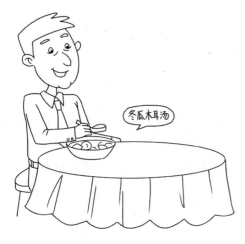

冬瓜木耳汤

讲了冬瓜与木耳的食疗效果，下面我们就来看一下，如何才能在鱼龙混杂的市场买到我们想要的优质食材：

首先来说说冬瓜的挑选，优秀的冬瓜外形匀称看不到斑点，而且可以从切开的面上看出肉质较厚并且瓜瓤比较少，同等个头下分量重的水分充足质量好，就可以放心带回家了。常见的冬瓜有三种，要做汤的话，就选那种皮为浅绿色的，这类冬瓜表皮上有较多的白霜，肉质薄还比较松软，好入味，最适合做汤，如果是切块卖的冬瓜，要挑籽小的，有鲜嫩的肉质，用来炒菜出汤量大。

接下来就该说木耳了，好的木耳是深黑色的，看上去有光泽，耳背是暗灰色的，而且没有光泽，整个木耳较完整，没有疙瘩结块之类的异物。我们一般买的都是干黑木耳，用手轻捏易碎，没有韧性，而且如果轻尝一下，会发现没有味道。如果放在水中，会先浮在水面上，慢慢地吸收水分，叶体会在吸足水分后变得肥厚。

说完挑选，再一起来看看如何保存这些健康食品。

冬瓜水分大，比较"怕冷"，如果温度低于 10℃，就会生病不能再食用；冬瓜也很"怕热"，稍微热点就会坏掉，一般将买回的冬瓜放在凉快通风的地方即可，要尽快食用完。而黑木耳，如果一时吃不完的话，最好存放于小纸箱里，再把纸箱冷藏于冰箱中，或者阴凉干燥的地方。如果因没储存好而造成木耳变味，味不大的话先拿开水冲泡两次，再拿凉水泡发清洗干净即可继续食用，但是如果变味严重的话就千万不要再食用了。

健脾利湿防痛风——百合薏米汤

百合常被用来当作食材和茶饮使用，它味甘，性微寒，归心、肺经，具有养阴润肺，清心安神的功效。最关键的一点是，百合中也含有秋水仙碱的成分，对痛风性关节炎的治疗和预防有很不错的辅助作用。而薏米性寒，入脾、肺、肾经，能够补肺健脾，清热利湿，对肾脏具有很好的保护作用，对小便不利、脾虚泄泻有很好的治疗功效，是优良的清热祛湿之物。

下面我们用百合和薏米来做一份汤既可健脾利湿又能治疗和预防痛风的汤。这款汤不仅能够为痛风患者提供身体所需的热能需求，同时也能对痛风病有显著而直接的治疗作用。改善痛风性关节炎的症状，减轻和抑制痛风性关节炎的发作和所带来的痛苦。

» 百合薏米汤

【材料】百合 35 克，薏米 35 克，芦根 15 克。

【制作方法】

❶ 把百合和薏米洗净，分别在清水中浸泡一个半小时左右备用；芦根洗净备用；

❷ 开火上锅，加入适量清水，把洗净的芦根煎汁，约半小时后在煎汁中再加入适量的水，然后倒入备好的百合和薏米；

❸ 小火炖煮到百合和薏米皆软烂即可。

注：此汤每日分中、晚两次服用，要坚持服用，见效比较快，等疼痛过去后，也需要继续坚持服用，每周最少一到两次，可以有效地防止痛风再次复发。芦根就是芦苇的根茎，味甘性凉，能够健脾利湿，配在此款汤中疗效更佳。另外，薏米性寒，不适合长期大量食用，如果大量单独食用，时间长了会造成肾阳虚，使体质下降，吃太多还容易引起消化不良。百合和薏米的选购需要注意哪些方面呢？

首先，在购买新鲜百合时，要挑选那些瓣匀、个大肉质较厚的，颜色要选乳白色或者淡黄色的。杂质太多还有烂心或霉变的一定不要选，那些颜色偏黄，凹部潮湿的百合，极有可能是烂心的。干燥肉厚，并且晶莹透明的百合是百合中的上品。这里需要纠正一点，并不是越白的百合越好，太白的百合经过了硫黄熏蒸漂白的程序，天然的百合一般都是乳白色或者淡黄色的。没有经过硫黄熏蒸的百合干闻起来有清香的甜味，味道怪异的百合干千万不要选择。其次，薏米的选购也很有讲究，颗粒饱满个头较大，结实而无杂质，气味清新粉屑较少的，为佳品，有哈喇味或者其他怪味的薏米要谨慎购买。另外，粒小碎末太多的也要慎之又慎。

至于存放，薏米想要保鲜，存放要求比较高一些，薏米喜欢低温的环境，放在冰箱冷藏室里比较好，如果没有冰箱，那么就要放在通风好，凉快干燥的地方。而要想延长百合的存放期，最好是将其放于米缸中，如果买回来的量比较少，一般放在零下三四摄氏度的冰箱中，保存一个月左右没有问题。

降低尿酸有功效——黄瓜蛋花汤

黄瓜也叫胡瓜，在一些地方也称为青瓜，性凉味甘，归胃、肺、大肠经。黄瓜清脆爽口，可生食还能够做熟了吃，具有解毒消肿，清热利水，生津止渴的功能，对于咽喉肿痛，身热烦渴以及风热眼疾和小便不利等症状都有十分管用的治疗功效。而鸡蛋有滋阴润燥的功效，黄瓜蛋花汤在帮助痛风患者促进尿酸排泄，降低尿酸方面有非常不错的作用。而且做法也非常简单易学。

» 黄瓜蛋花汤

【材料】鲜鸡蛋1颗，新鲜黄瓜1根，大葱、生姜、香油、盐各适量。

【制作方法】

❶ 将黄瓜清洗干净切为薄片备用，葱、姜切成细丝备用；把鸡蛋磕入碗里快速打散备用；

❷ 开火上锅，入油，油热后加入葱、姜丝，炒出香味后放入黄瓜片，略微翻炒之后加入适量清水；

❸ 锅中的水开了之后，淋入备好的蛋液，用汤勺快速推动七八下，蛋花成型后立刻关火，然后调入适量盐，滴几滴香油即可。

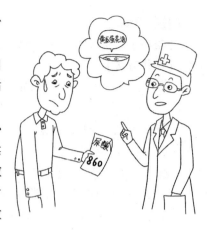

提示：蛋花要漂亮，有个小诀窍，那就是，必须要等到锅中的水彻底沸腾后，才能淋入蛋液，然后用汤勺推动几下，成形后要迅速关火。而要想做出絮状蛋花，就要在水开后，将火关到最小，然后一勺一勺地将打好的蛋液淋入锅中，全部入锅后微煮，搅拌一下即可。

下面，我们一起来学习一下黄瓜和鸡蛋的挑选诀窍：

市场上的黄瓜品种比较多，有一种卵圆形，形状小，皮厚肉薄瓤大的黄瓜，是小黄瓜，适合腌制或加工罐头，不适合我们做汤用。我们通常食用的多为刺黄瓜，体型较长，瓜面有小凸起，一般小凸起上都长有刺毛，这类瓜肉质脆嫩，生食熟食均可。一般情况下，带刺有白霜的瓜最为新鲜，颜色鲜绿，并且有纵棱的瓜比较脆嫩，适合生食。粗细均匀，颜色较深的瓜肉质比较好，做汤非常合适。还有一种个头较小，表面比较光滑，颜色为浅绿色的黄瓜，通常被用来生吃，也不适合做汤。

下面我们来简单了解一下鸡蛋的挑选。如何判断鸡蛋是否新鲜呢？最简单的办法就是利用日光进行透射，如果是新鲜的鸡蛋，就会看到微红色、半透明的样子，蛋黄的轮廓很清晰，如果昏暗看不到蛋黄，说明时间有点久了。一般新鲜鸡蛋蛋壳上会有一层霜状粉末，并且壳儿颜色鲜明，气孔也很明显，轻摇没有声音。此外，现如今，假鸡蛋也到处横行，需要我们擦亮眼睛进行识别。假鸡蛋看上去更加漂亮，比真鸡蛋的外壳还要鲜艳，但是摸起来却是比较粗糙的，如果摇晃的话，会听到有声响。记住这些诀窍，你就不会买到过期和假的鸡蛋了。

保护肾脏抑血糖——绿豆冬瓜汤

肾脏一旦出了问题，尿酸就有了可乘之机，而且患者体内血糖的升高也会为尿酸大开方便之门，尿酸的节节高升又会进一步损害肾脏，还会影响患者体内血糖的正常值，如此一来，就又会形成一个恶性循环的状态。所以，保护肾脏抑制血糖对痛风患者来说尤为重要。绿豆冬瓜汤，能够清热去火利湿，具有抑制血糖血脂升高的功效，还可以很好地化解尿酸钠盐形成的结晶，能够帮助痛风患者有效的排除尿酸，抑制尿酸的滞留和堆积，从而保护肾脏的健康和正常工作。常饮绿豆冬瓜汤，对痛风患者抑制尿酸，缓解痛风，预防痛风结节，保护肾脏有十分显著的疗效。

» 绿豆冬瓜汤

【材料】绿豆两把，冬瓜400克，大葱、生姜、盐各适量。

【制作方法】

❶ 冬瓜清洗干净，去皮和瓤，切成小块备用，绿豆去杂洗净备用；大葱切段，生姜切片备用；

❷ 开火上锅，加入适量清水，放入葱段、姜片，煮开后再将绿豆置入，大火烧开后换中火炖煮，直到绿豆绵软；

❸ 把备好的冬瓜块放入锅中继续炖煮，煮到冬瓜块绵软但没有软烂的程度后，加入适量盐，滴两滴香油，搅拌均匀出锅即可。

绿豆冬瓜汤所含的热量和脂肪非常低，而所含的膳食纤维又比较多，口感比较鲜爽，能够清热利水，解毒消肿，可以很好地帮助痛风患者促进体内尿酸的排泄，不但美味还可以去火消毒，抑制和预防痛风的发展，是痛风患者餐桌上和平日生活中的好朋友。特别是在夏天，更是痛风患者不可多得的消暑和排尿酸的佳品。但是，胃寒脾虚的痛风患者一定要适度饮用，过量易造成肠胃的不适，伤及脾胃。

在挑选绿豆时，要选外皮呈现为蜡质，颗粒饱满均匀的绿豆。对于那些破碎太多，颗粒大小不一，或者是有虫眼的绿豆，一定要弃而远之，另外，在挑选时可以向绿豆哈一口气，然后闻其气味，新鲜优质的绿豆散发出来的是清香的豆味，而劣质的绿豆则会有发霉腐烂的味道。绿豆要存放在痛风干燥凉快的地方，避免阳光的直射，一定要远离潮湿，同时要谨防虫害。

------------ ❀**健康提示：做汤加盐要适度**❀ ------------

在我们日常的饮食中，一个人每天摄入的食盐量最好不要超过6克，才能保证我们一直保持健康的体魄，抵抗各种疾病的侵扰。如果饭菜中已经用了很多盐，那么，在做汤时就要多加注意了，否则就会使盐的摄入超标，进而威胁到我们的健康。这一点痛风患者更加需要注意，特别是我们一起研究了这么多汤品，都是可以有效缓解和预防痛风的美味汤，如果控制不好食盐的使用量，反而见不到太大的效果，甚至还会出现反作用。其实，很多汤即使不加盐，也是无比美味的，如果我们的饭菜已经足够丰富，那么来点清淡的汤，不仅可以缓解饮食对肠胃形成的刺激，还能够有效地帮助我们消化食物，促进排泄，同时保证痛风患者不会因为过多的盐分摄入而积攒下痛风和并发症的危险。

而肉汤，更是痛风病患者应该远离的汤类，因为嘌呤易溶于水，所以煮过肉的汤中，胆固醇和嘌呤的含量是相当高的。所以说，痛风患者如果在家做汤，那么，最好尝试着去做一些素汤，并且最好是低盐甚至无盐的汤。我们前面讲到过的那么多的汤，在制作过程中都强调盐的使用要少量和适量，事实上，如果想要使得那些汤品达到最佳养生和治病的效果，想要让它们最大限度地发挥功效，那么，主动去掉汤中的盐分是最好不过的选择。

第四节 水果蔬菜汁，治疗痛风有奇效

缓解疼痛消水肿——番茄胡萝卜汁

胡萝卜和番茄，本来就都是我们所提倡的，适合痛风患者的美食。将二者搭配在一起，对治疗痛风更是有很大的帮助。我们常听老人讲"鱼生火、肉生痰，白菜、萝卜保平安"，由此可见白菜萝卜对于我们的健康有着多么积极的养护意义。胡萝卜可以祛痰通络，消肿止痛，抑制和缓解急性痛风来袭时关节部位的红肿和疼痛现象。痛风患者在痛风发作时及时补充一些胡萝卜，可以有效地缩短痛风的病程，减轻痛风发作时的疼痛症状。

胡萝卜还是一种嘌呤极其低的碱性蔬菜，在降低血脂和胆固醇，稳定血压，抑制尿酸生成等方面都有良好的功效。此外，胡萝卜还可以促进消化，有效地缓解便秘情况。胡萝卜汁能够有效地清洁肝脏，可以把我们身体里的脂肪和胆汁有效地排泄掉。而番茄，我们在前面就已提到过，也是一种碱性的低嘌呤蔬菜，能够在初期很好地预防痛风的发展。有番茄和胡萝卜榨汁，再配以其他辅料，就可以做出一款缓解关节疼痛，消除因痛风发作带来的关节红肿现象的美味汁饮了。

» 番茄胡萝卜汁

【材料】新鲜番茄 1 个，大小适中的胡萝卜 1 条，柠檬 1/2 个，酸奶半杯，蜂蜜适量。

【制作方法】

❶ 把番茄、胡萝卜洗净去皮切成小块，柠檬去皮切成小块备用；

❷ 将以上材料放入榨汁机中，按下开关进行榨汁；

❸ 果汁榨好后倒入杯中，调入酸奶和少量蜂蜜即可饮用。

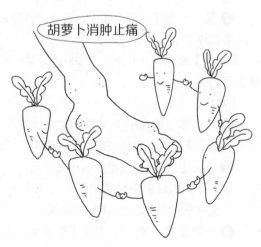

胡萝卜消肿止痛

此果蔬汁酸甜可口，嘌呤极低，润肠通便，美味营养好看，如果痛风患者因为总是喝大量的白开水而感到烦躁的话，可以适当地搭配一些胡萝卜番茄汁，丰富自己的饮品种类，不但能够缓解痛风发作时的疼痛难忍，消除关节肿痛的现象，还可以帮助痛风患者的身体更好地补充水分，更有效地排出尿酸。

胡萝卜在选购时要挑肉厚、心小、个头比较短的那种。研究证明：身材比较苗条娇小的胡萝卜味道更甜，口感更香脆。而其中又数紫色的胡萝卜营养价值最高；红色的胡萝卜居二，市面上最多见的那种橙黄色胡萝卜在口感和营养价值方面都比前两个逊色很多。

家里买回很多胡萝卜，如果储存方式不正确的话就会引起擦伤破损等情况，无形之中破坏了胡萝卜的营养。所以，在存放胡萝卜时，我们要记住几个要点：首先是不要长时间把许多萝卜挤压堆放在一起，不然会影响萝卜的口感和外表；其次，要远离高温环境，高温状态下胡萝卜的储存期会变短；另外，切忌不要与梨子和苹果存放在一起，否则会加快胡萝卜的腐烂速度。如果胡萝卜洗净后没能一次性用完，就用微波炉加热 5～6 分钟，放凉后密封起来，放冰箱里冷藏，能够在 5 天之内保持新鲜，冷冻的话可以保鲜两个月左右。条件允许的话，可以把买回来的胡萝卜埋在土中，遮住胡萝卜的土要达到 20 厘米厚左右方可，同时要时不时洒点水来保持土层的湿度。还有一个相对简单的办法就是，用塑料袋密封好胡萝卜，然后置于阴凉的地方，这种方法也可以有效的延长胡萝卜的储存期。

消炎止痛促排泄——白玉萝卜爽口汁

白玉萝卜爽口汁，听上去就让人很有食欲，事实上也确实够美味。而它的原料和做法却极为简单。这里，我们学习两种白玉萝卜汁的做法，以便患者可以换着样儿去边享受美食边治疗痛风。

第一种：

【材料】白萝卜 300 克，蜂蜜适量，干净榨汁机。

【制作方法】

❶ 把白萝卜清洗干净，切碎后放入榨汁机内，按下工作按钮；

❷ 萝卜汁榨好后倒入杯中，调入少量蜂蜜，搅拌均匀就可以喝了。

第二种：

【材料】白萝卜 300 克，梨 200 克，冰糖适量。

【制作方法】

❶ 将白萝卜清洗干净，去皮切为小块备用，梨子清洗干净去核去皮，切块备用；

❷ 开火上锅，加入适量的清水和冰糖，然后放入备好的白萝卜块和梨子，大火烧开后，改用中火炖煮 20 分钟左右即成；

❸ 只需饮用汁液即可，果肉无须进食。

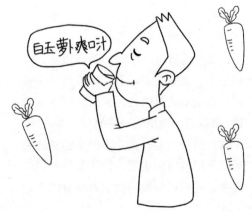

白萝卜越来越被众多养生专家所重视，其极高的营养价值和食疗价值已经得到多方验证。白萝卜水分高，热量低，基本不含嘌呤，又有颇为丰富的膳食纤维，和多种营养元素，如钙、铁、钾等等以及叶酸。另外，对于各种泌尿系的结石，以及小便不利等症状，白萝卜均有很好的治疗和养护功效。在促进消化，消除水肿，消炎止疼方面，白萝卜也有不可忽视的作用，是痛风病患者在急性痛风发作时的最佳选择之一。此外，白萝卜在治疗咳嗽方面的功效也是有目共睹的。白玉萝卜汁，不光名字好听，功效也名不虚传，只要饮用得当，就会是痛风患者抗击痛风的有力助手之一。

想必你也情不自禁地爱上了这个有着诸多神奇功效的白萝卜了吧，但是，我们需要知道的是，白萝卜虽好，却不适合脾胃虚弱的患者经常食用，多食易伤身。还有，如果你正在服用参类滋补药物，那么就暂时远离白玉萝卜汁吧，不然容易影响疗效。

关于白萝卜，我们应该了解的一些小常识：

白萝卜的顶部维生素含量比较多，切丝凉拌较为合适，烹调时熟得也比较快一点。而中间和尾部，有些辛辣，可以削皮后再享用，是糖尿病痛风患者代替水果的上上之选。

在选购白萝卜时，要挑个儿较大、体态匀称的，皮表如果小坑过多就要慎重选择，有可能遭受了虫害。优质的白萝卜手感瓷实，分量较重。

存放白萝卜时，带泥存放的效果最佳，要置于阴凉通风处，保存期就能够相对长一点儿。水洗过的白萝卜可用塑料袋密封冷藏于冰箱中，但最好尽快用完。

有效降低尿酸的果饮——菠萝梨汁

菠萝又被称作凤梨，性平，味甘，归肺、胃、膀胱经。说起菠萝，大部分人津津乐道。我们喜欢吃菠萝，但是，很少有人了解它的营养价值。菠萝可以促进血液的循环，帮助我们降低血压，稀释血脂，还能够预防脂肪在我们体内的堆积。此外，最主要的还有，菠萝具有消炎止痛以及消肿的功能，同时还能够有效地分解食物中的蛋白质，能够很好地促进肠胃的蠕动，进一步促进尿酸的排泄，是痛风患者预防和对抗痛风的好帮手。而梨子则是我们最常见的水果之一，其果肉中富含柠檬酸、苹果酸等多种营养成分，具有生津止渴、清热润燥、止咳化痰的功效，能够有效地治疗便秘症状，对尿酸的排泄有积极的促进作用。蜂蜜，在古代就常被用作治病的药材之一，具有很好的清热补中功效，能够解毒润燥，消炎止痛，我们在前面的讲解中也多次用到过，但因其性凉所以我们不提倡痛风病患者过多食用。菠萝梨汁酸甜爽口，润肺清热，能够帮助痛风患者有效地降低身体中的尿酸值，达到预防痛风的目的。

» 菠萝梨汁

【材料】新鲜梨子1颗，菠萝1个，蜂蜜少许。

【制作方法】

❶ 将梨子洗净去皮和核，切为小块备用，菠萝削皮取一半，切为小块备用；

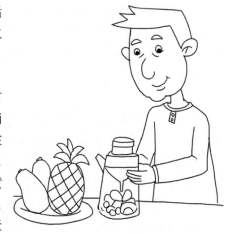

❷ 开火上锅，加入适量清水，大火烧开后把备好的菠萝和梨子放入，大火烧开，转中火炖煮 25 分钟左右，即可出锅；

❸ 微凉后加入少量蜂蜜，搅拌均匀即可。

我们在选购菠萝时，要注意以下几点：首先要看形体，那些看上去呈圆柱形或者两边稍微尖一点儿的椭圆形状菠萝是我们的首选，在这个前提之下，体型匀称端正，芽眼比较少的，就是好菠萝了。其次要看颜色，淡黄色或亮黄色的就是成熟的菠萝，买回家就可以直接食用，榨汁，而泛着淡淡青绿光泽的则需存放两三天以后才能吃。还有一个挑选的办法就是，用手指轻轻地按菠萝，如果感到稍微有一点点发软，那就是最好的，太硬或太软的，口感和品质都不会太好。如果闻起来有淡淡的清香，那么证明此菠萝已经成熟了，可以买回家，如果闻起来无味，那么就要慎重选择了。

此外，在吃菠萝时用淡盐水泡过之后再吃比较好，这点想必大家都早已明白，但是，浸泡的时间也是有所讲究的，一定要控制在 25 分钟左右，如果浸泡的时间太短或者太长，都会影响到菠萝的口感以及营养。而我们在做汤或者做果汁时用的菠萝，因为要在锅中用开水煮一段时间，所以无须提前浸泡，切好后直接制作就可以了。

通利关节，祛风止痛——灵仙木瓜饮

灵仙木瓜饮，是一款听起来就很神奇的饮品，具有几分神仙般的感觉。事实上，在治疗痛风，祛风止痛方面，灵仙木瓜饮确实有很神奇的疗效。在这里，我们所要用到的主要食材就是威灵仙与木瓜。

威灵仙味辛、咸、微苦，性温，有小毒，归肝经和膀胱经，具有消痰水，散癖积的作用，最重要的是可以祛风除湿，通络止痛，能够在短时间内帮助痛风病急性发作的患者减轻身体上的痛楚。但是，威灵仙具有小毒，气血虚亏的患者不适合服用。木瓜是比较常见的水果，其美白养生功效被许多爱美人士所追捧。木瓜味酸甜，归肝经和脾经，除了美容的效果之外，还具有润肺止咳，清热解渴，排毒养颜，缓解便秘，促进消化的功能。食用木瓜，有助于痛风患者体内尿酸的排泄。此外，木瓜还可以清除我们身体中的过氧化物等毒素，使血液得到净化，在肝功能障碍和高血脂、高血压方面有良好的预防功能。木瓜的作用有很多，除了前面讲到的这些之外，它还富有抗炎化合物，在治疗骨质疏松和关节炎方面有独特功效。

说了这么多威灵仙和木瓜的神奇功效，接下来，我们就一起来研究一下这款灵仙木瓜饮的做法吧！

【材料】威灵仙20克，木瓜18克，冰糖适量。

【制作方法】

❶ 将威灵仙用温水清洗干净备用，木瓜洗净去皮和瓤，备用；

❷ 开火上锅（最好用砂锅），加入适量清水，放入备好的食材；

❸ 大火烧开转小火炖煮，半个小时后加入适量冰糖，继续炖煮10分钟左右即可出锅；

❹ 制作好了的灵仙木瓜饮要分早晚两次饮用，不可贪多。

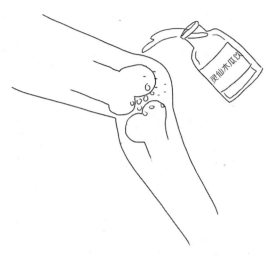

此款汁饮能够通利关节，祛风止痛，特别适合长期被痛风侵扰，多处关节疼痛肿胀的痛风患者。

威灵仙与木瓜虽是痛风患者的妙药良方，但是生活中如果不加注意，就会引起食物的相克，与我们治病的初衷背道而驰。所以我们要了解他们的搭配禁忌，痛风患者在饮用这款汁饮时，不宜同吃南瓜、人参、海鲜以及油炸食品，也不能与补铁药物或保健品及四环素一起吃，另外，饮用这款汁饮后一定不要再喝别的茶水和面汤，以免引起身体的不适，谨防食物相克出现的中毒现象。

在选购方面，威灵仙一般中药店里都有售，比较容易买到。在挑选木瓜时，最好选择八成熟的，肉质和口感都比较好，最简单的挑选方法就是用手摸，感觉坚实并且有弹性的就是优质木瓜了，在挑选时要选择体态匀称，没有明显凹凸和斑痕的。在保存方面，木瓜保存期比较短，而且不适合冷藏于冰箱中，否则容易变黑或长出斑点。所以在购买时要根据自己的需用量下手，买过量了容易造成不必要的浪费。

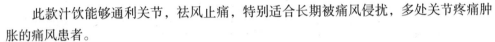

健康提示：水果也有热量，果汁饮用要适度

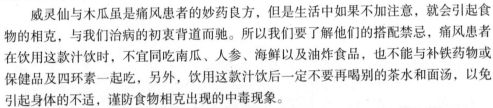

我们学习了一些用水果和蔬菜制作的治疗和预防痛风的饮料，不但可以代替商店里那些有可能引起痛风的果汁饮品，还可以减轻疾病为我们带来的苦恼。常喝自制的果汁，可以在加强水分吸收的同时，利用水果蔬菜中的碱性成分化解痛风患者身体中的尿酸，抑制高尿酸血症，还可以有效预防和减轻痛风对患者的伤害，积极保护患者的肾脏及尿道等身体器官。

但是，我们需要明白的一点是，很多水果中都含有不可小视的糖分还有热量，有些水果和蔬菜还是寒凉性质的，而痛风患者最怕过量摄取糖分和热量，也比较畏惧寒冷，如果单纯地看重果蔬汁的养生功效，而去一味过多地饮用果蔬汁，那么就会因为热量和糖分的超标以及寒凉性的刺激而引起尿酸的增加，还有关节部位的受寒，进而引起关节肿胀和剧痛，诱使痛风的急性发作，或者加重痛风患者的病痛症状。所以，果汁虽好，也要控制摄取量。

由此我们还应该认识到一点，痛风患者尽量不要去喝商店里买的果汁，比起自制的果蔬汁，商店里的果汁饮料含糖量更高，更易引发急性痛风病的发作。不过，苏打水还是可以适量饮用的，适量的苏打水可以帮助痛风患者碱化尿液，促进尿酸的排泄，但是如果过量饮用就会物极必反，伤到痛风患者的身体了。

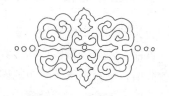

第五节 自己动手，熬粥治痛风

清热解毒——蒲公英粥

蒲公英？是的，你没有看错，确实是蒲公英，正是我们常见的那种会开花，种子会四处飘飞的蒲公英！虽然蒲公英的花朵和种子也有一定的药用价值，但是，在这里，我们要用到的可是它的叶子和根茎，而不是花朵和种子。这是一款能够清热解毒，利尿消肿的粥品，可以帮助痛风患者有效地促进尿酸的排泄，同时还能够减轻痛风发作时的关节疼痛和红肿现象。此外，此粥还具有治疗泌尿系感染的功能。而且，食材比较容易收集，制作方法也很简单，很适合痛风患者在家中自己制作享用。

» 蒲公英粥

【材料】连根蒲公英 55 克，粳米 100 克。

【制作方法】

❶ 把蒲公英去杂，然后泡入清水中，浸泡 5 分钟左右以后，反复清洗干净，捞出沥干水分，切碎备用；粳米淘洗干净备用；

❷ 开火上锅，加入适量水，放入备好的粳米，用大火烧开后转为中火煮粥；

❸ 粥快煮好的时候，加入备好的蒲公英，然后继续熬制 10 分钟左右，喜欢甜一点儿的口味的话，可以加入少量的冰糖调味，糖尿病患者就不用加了，然后就可以出锅品尝美味了！

蒲公英味苦稍甘，性寒，归肝经和胃经，具有丰富的营养价值，生吃、炒食、做汤都可以，是药食兼用的大众型野菜。蒲公英能够清热解毒，利湿退黄，还可以消痈散结，通淋止痛，是中医传统的清热解毒药材。用蒲公英煮粥，既丰富了痛风患者的餐桌，也为痛风患者增加了新的可抑制和预防痛风的美味。并且，蒲公英也比较常见，所以此粥十分适合痛风患者享用和对抗痛风。

但是，因为蒲公英性质比较寒凉，所以痛风患者也不能够过量食用，因为痛风患者也是十分惧怕寒性的。此外，

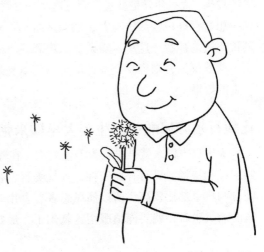

脾胃虚寒的痛风患者，忌过量食用此粥，否则容易伤身。

除湿通络促排泄——土茯苓粥

土茯苓性平味甘，归肝脾胃经，具有除湿解毒，止痛和通利关节的功效，能够很好地治疗筋骨疼痛以及脚气等症状。此外，土茯苓还能够增加痛风患者体内血尿酸的排泄，防止尿酸积攒过多，在有效预防和治疗痛风病方面有很大的功效，也能够积极地预防痛风结节的形成于发展。我们要学习的这款土茯苓粥，是由土茯苓和粳米构成的，除了能够帮助我们祛除湿气，促进尿酸排泄，预防痛风发作之外，还具有健脾胃强筋骨的功能，非常适合痛风病患者食用，特别是长期痛风性关节炎留下骨质疏松隐患的痛风患者，饮用土茯苓粥，可以有效保护骨骼关节。

» 土茯苓粥

【材料】新鲜土茯苓 55 克，粳米 110 克。

【制作方法】

❶ 把土茯苓去杂清洗干净晾干后切成碎末，然后研成细粉，备用；将粳米淘洗干净备用；

❷ 开火上锅，加入适量清水，水开后加入备好的土茯苓碎末，放入淘洗好的粳米，大火烧开换成中火煮粥；

❸ 粥快好时，加入适量的冰糖（痛风并发糖尿病的患者不用加糖），再稍微小煮一会儿，搅拌均匀即可；每天分早晚两次服用。

此粥做法简单，但是由于土茯苓的神奇功效，使得该粥具有了十分神奇有效的功效，在预防痛风和减轻痛风对身体的伤害方面疗效独特。粳米也是我们多次用到的，痛风患者适合食用的食材，常被用来为痛风患者煮粥。如果痛风患者能够长期熬煮此粥，并且坚持服用，然后在其他饮食方面再多加注意，那么，远离关节疼痛，远离痛风的侵扰，就不会只是梦想。而且这两样食材也都十分常见，至于冰糖，完全可以不放，如果患者喜好口味甜一点儿，那么适量加一点儿冰糖即可，万不可过量，否则易引起其他不适的症状。这里，需要痛风患者注意的是：肝肾阴虚的痛风患者不适宜经常食用土茯苓粥，否则容易伤身，但可以间歇性地，偶尔食用，对于预防痛风的发作也有一定的效果。

化痰行水降尿酸——生姜大枣糯米粥

大枣自古以来就被推崇为养生之宝，在养颜补血气等方面有良好的功效。其味甘，归脾经和胃经，具有补血安神，补气美容，补肝肾乌须发的多重神奇功效，但是因其糖分和热量都比较高，所以痛风患者在食用时，一定要控制好用量，如果是合并糖尿病的痛风患者，就要谨慎服用这款粥了，最好少食或者不食，可以换成其他粥品。大枣还能够帮助痛风患者降低身体中的血压和胆固醇，而且其所富含的维生素 P 可以帮助痛风患者，特别是中老年痛风患者预防动脉硬化的出现。同时，大枣中的皂类物质，可以调节和改善人体的新陈代谢，提高免疫力，而且还具有抗炎作用，这对于痛风患者保持身体代谢正常，增强抵抗力和减轻炎症发作的痛苦有巨大的帮助。另外，大枣中含有大量的铁和钙等微量元素，可以很好地帮助中老年痛风患者预防由痛风引起的各种类型的骨质疏松，并且在预防贫血方面也有显著的功效。

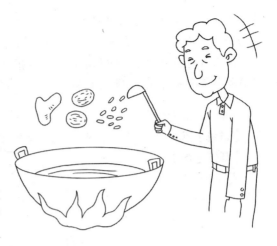

生姜具有杀菌止痛，消暑降温，缓解疼痛的功效。也可以帮助痛风患者减轻体内尿酸的困扰，利于尿酸的正常排泄，对于痛风患者预防和减轻痛风的干扰有一定的帮助。

生姜大枣糯米粥，具有补脾和胃，散寒解表的功能，同时还能够消暑止疼，有效降低痛风患者体内的尿酸，在治疗和预防痛风方面有很不错的疗效。另外对于胃寒、咳嗽的患者也有很好的食疗价值。具体做法如下：

» 生姜大枣糯米粥

【材料】新鲜生姜 12 克，大枣 3 颗，糯米 110 克，冰糖适量。

【制作方法】

❶ 红枣清洗干净，浸泡于清水中，3 小时以后取出，去核备用；生姜切碎备用；糯米淘洗干净备用；

❷ 开火上锅，加入适量清水，大火烧开，然后放入备好的糯米、大枣以及姜末，用大火烧开转为中火炖煮；

❸ 锅中的食材软烂后，调入少量冰糖拌匀即可；此粥一天分早晚两次服用。

这里需要提醒痛风患者一点，由于红枣和生姜都是生热之物，所以不宜多食，多食易造成痛风患者上火生热，促使痛风发作。

我们在购买红枣时，要挑选那些个头比较大，大小匀称，肉质较厚，核比较小的，颜色红亮没有霉烂和虫蛀的是首选，枣味浓重并且没有异味很关键。在存储时，要放在通风阴凉的地方，切不可过热和潮湿，要谨防虫害。

消炎止痛降尿酸——百合薏米粥

薏米也被称为薏仁，又叫苡仁，薏米和百合的养生功效以及挑选还有储存的方法，在前面我们已经详细讲过，这里就不再多说了。用百合和薏米煮成粥，在美白细嫩肌肤的同时，能够有效地清热解毒，降低血压，并且具有消炎止痛，祛湿利尿，降低尿酸的神奇功效。那么，在这里，我们就来介绍几种将百合和薏米作为主料的，可以帮助痛风患者有效缓解、预防和治疗痛风的粥品。但是，因为这些食材具有寒凉性，所以痛风患者在食用时要把握好食量，切不可过量食用，以免伤身。

» 第一种：百合薏米粥

【材料】百合干 20 克，薏米 35 克，大米 25 克，冰糖少量。

【制作方法】

❶ 把薏米淘洗干净，用温水浸泡一个半小时左右后，捞出沥干水分备用，把大米也淘洗干净备用，百合洗净，浸泡 20 分钟左右，沥干水分备用；

❷ 开火上锅，加入适量的清水，大火烧开，放入备好的薏米，用大火烧开后转为中火，熬制 15 分钟左右后，加入备好的大米继续熬制，再熬 25 分钟左右后，再加入百合，继续煮；

❸ 等到锅中的食物煮至黏稠状，然后再加入少量冰糖稍煮溶化后，搅拌均匀即可。

» 第二种：绿豆百合薏米粥

【材料】绿豆 100 克，薏米 80 克，百合 30 克，大米 50 克，冰糖适量。

【制作方法】

❶ 把薏米淘洗干净用温水浸泡一个半小时左右，捞出后沥干水分备用，大米淘洗干净备用，百合洗净，浸泡 20 分钟左右以后，沥干水分备用，绿豆清洗干净，在清水中浸泡一个半小时左右，沥干水分备用；

❷ 开火上锅，加入适量清水，大火烧开后，先放入备好的绿豆，熬煮 20 分钟后加入薏米，继续熬制，再过 15 分钟左右后，加入百合和大米继续煮粥；

❸ 等锅中的粥煮至黏稠状后，加入少量冰糖，溶化后拌匀出锅即可食用。

» 第三种：百合莲子薏米粥

【材料】百合干 20 克，薏米 35 克，莲子 10 粒左右，大米 25 克，冰糖少量。

【制作方法】

❶ 将薏米、百合、大米全部按前面的方法，洗净泡好沥干准备好，把莲子清洗干净也浸泡 15 分钟左右后，捞出备用；

❷ 在锅中加入适量清水，水开后先放入备好的绿豆，熬制 20 分钟后加入薏米，继续熬制，再过大约 15 分钟左右后，加入百合、莲子和大米继续煮粥；

❸ 锅中的粥煮至黏稠状后，加入少量冰糖，溶化后搅拌均匀出锅即可享用。

通络止痛——桃仁粥

桃仁在我们的生活中也比较常见，并不陌生，其味苦甘，性平，归心经、肝经以及大肠经。用桃仁煎剂，具有抗炎止痛的功效。此外，桃仁中所含的脂肪油具有润肠缓下的功能，还能够有效地镇咳、止血抗过敏，功能比较丰富。而且，桃仁富含大量的碳水化合物，还含有丰富的膳食纤维，吃桃仁之后很容易就会有饱腹感，十分适合想要保持或者减轻体重的痛风患者食用。而且进食桃仁后还能够在较短时间内刺激到胃肠道，具有很好的防治便秘的功能。这么说来，那么便溏的痛风患者就要慎用了。此外，如果桃仁食用过量的话，容易引发中毒的现象。而我们学习用桃仁煮粥，如果能够坚持食用，可以有效地帮助痛风患者通络止痛，消炎镇痛，能够缓解痛风患者在急性痛风性关节炎发作时的钻心刺痛。桃仁粥的做法分普通做法和添加药材的做法，具体操作如下。

» 家常做法：

【材料】桃仁 15 克，粳米 80 克，冰糖适量。

【制作方法】

❶ 把桃仁去杂清洗净，捣烂成泥状，加一些水研汁，去掉皮渣备用，粳米淘洗干净备用；

❷ 在锅中加入适量清水，水开后，放入备好的桃仁以及粳米，用大火烧开后，转为小火熬制；

❸ 锅中食材软烂之后，调入少量的冰糖出锅即可，分早晚两次服用。

因为桃仁具有小毒，并且对肠胃的刺激比较明显，所以孕妇还有平日里大便比较稀薄的痛风患者不适合食用此粥。

» 中医做法：

【材料】桃仁 10 克，生地 10 克，粳米 100 克，桂心粉 2 克，红糖适量。

【制作方法】

❶ 桃仁洗净浸泡水中，泡发后去掉外皮以及桃仁尖端，备用，把生地、粳米清洗干净备用；

❷ 锅中加入适量清水，水开后放入桃仁和生地，大火煮开后转为中火熬制，半小时后取出药渣，倒入备好的粳米开始熬粥；

❸ 等到粥快熬成时，加入备好的桂心粉和少量的红糖，再次煮沸，搅拌均匀后即可出锅食用；

这种做法的桃仁粥属于一种中医药房，具有活血化瘀，润肠通便等功效，主要通过温通痛风患者的血脉来达到止痛的效果，痛风患者每天服用 3 次，每次服用一小碗即可。

散结通络止痛——白芥莲子山药粥

白芥莲子山药粥，能够强健痛风患者肾脏器官，帮助患者散除体内寒气，具有散结通络止痛的良好功能。白芥莲子山药粥的主要原料为白芥和莲子还有红枣以及山药等。白芥味辛性温，温中散寒，能够温肺祛痰，具有通络止痛的功效。红枣健脾益气，莲子止泻固精益肾，而山药入肺经、脾经还有肾经，具有生津益肺，补脾养胃，补肾涩精等多重功效。白芥莲子山药粥最适合罹患痛风病时日已久，关节处时常发生疼痛，而疼痛症状时轻时重的痛风病患者。

» 白芥莲子山药粥

【材料】莲子50克，白芥子粉6克，新鲜山药80克，红枣60克，陈皮6克，粳米120克。

【制作方法】

❶ 将干净的莲子磨成粉末备用，山药去皮切片备用，红枣泡发去核备用，陈皮切丝备用；

❷ 在锅中加入适量清水，水开后放入备好的红枣、粳米，用文火熬制，熬制20分钟左右后，加入切好的山药片还有陈皮丝继续熬煮；

❸ 等锅中的食材软烂后，撒入磨好的莲子粉以及白芥子粉，再小熬一会儿，搅拌均匀即可。

因为山药具有很好的养生功效，在补肾方面的功效也早已得到的广大人民的认可，所以很多人会经常吃山药。但是，很多购买山药的人都不明白自己买的山药算不算优质的，怎样判断山药的好与坏呢？特别是对于患病的人群，更是十分注重这点，在很多痛风患者看来，似乎优质的山药，疗效会更好一点儿。那么，如何才能选购到优质的山药呢？我们就来一起研究一下。首先要看重量，同等个头下，较重的山药就比较好；然后要看"毛发"，即须毛，"毛发"多的山药一般口感都比较好，所含的山药多糖较多，营养价值也更高；最后要看横切面，横切面肉质雪白的山药属于新鲜可放心购买的山药。如果山药的表面出现异常斑点的话，就不要购买了。另外，掰开后如果山药横断面的黏液已经化成了水，并且，肉色发红的话，就一定要慎重了。有些痛风患者可能会对山药有一定的过敏反应，如果反应强烈，会对身体造成很大不适的话，就不要选择这款粥了，如果因为食用山药粥出现了强烈的过敏反应，要及时到医院就医。

此处需要提醒大家：莲子在存放时要注意通风干燥，防虫。而山药比较不易存放，因为其含有大量的黏液与淀粉，受潮后很容易变软发黏，然后在短时间内快速发霉，所以山药适合用木箱包装储存，要放在通风凉快干燥的地方，远离墙壁还有地面，才能够适当地延长保存期。

❀健康提示：认识身边的凉性食物❀

痛风像其他关节炎症一样，也十分怕寒，稍有风寒就有可能引起急性痛风性关节炎的发作。那么，痛风患者平日里除了需要注意保暖预防风寒之外，在饮食中也需要多加注意，尽量少食或者远离那些寒性的食品，以免引起关节处的不适，造成急性痛风性关节炎的发作。而凉性食品，对于痛风患者来说，也是一把双刃剑，如果吃对了，对痛风患者病情的抑制和治疗会有很不错的效果，但是如果吃不对，那么就很容易加重患者的病痛。凉性的食物一般指具有泻火、清热、利尿、解毒功能的食物，能够帮助痛风患者有效地降低身体中的尿酸值，有效控制体重，预防尿酸的升高，但是也具有寒凉性质，对于痛风患者的关节有一定的威胁。我们身边有很多这样的食物，现在就来一起认识一下：

首先我们要提到的就是小米。小米味甘性凉，归脾、胃、肾经，具有清热解毒、健脾除湿的功能，可以有效促进脾胃的消化以及吸收功能，有利于痛风患者的新陈代谢维持正常状况，同时还有很好的滋阴养心的作用。此外，小米里含有大量的膳食纤维，能够促进痛风患者肠道的蠕动，有利于尿酸和粪便的排泄。小米可以经常食用，熬粥煮饭，只要用量正常，是所有凉性食物中，痛风患者可以放心食用的食材之一。

第二个我们要提到的就是薏米。薏米可以利尿消肿，我们在前面也多次使用薏米作为食材来帮助痛风的缓解和治疗，可见它的养生治病功效不容小视，但是，薏米虽然可以帮助痛风患者促进尿酸的排泄，防止痛风的发作，但因其属于凉性食物，所以痛风患者是不可以过多食用的，所以在平日的饮食中，一定要控制好用量，适量食用是"解药"，过量则有可能就会变为"毒药"了。

接下来我们要认识一下黄瓜和冬瓜。此二瓜都是我们最常见到的蔬菜，而且皆具有清热利水、解毒消肿的功效，都能够不同程度地帮助痛风患者抑制体内尿酸的生长，有效预防痛风。但二瓜也都是凉性食物，痛风患者一定要适量食用，不可贪多。

还有一个最常见的有利于痛风患者抑制病情的凉性食物，那就是菠菜。菠菜中含有大量的植物粗纤维，能够有效地促进肠道蠕动，具有利脏通脉，止渴润肠的功效，虽然可以帮助痛风患者有效排泄尿酸，但因为是凉性食物，痛风患者需谨慎食用。

此外，像梨、橙子等大部分水果以及番茄、白萝卜等，都是凉性食物，有的即使是碱性食物，具有抑制和治疗痛风的功效，痛风患者也要注意谨慎选用适量进食，过量食用的话，容易与我们追求健康远离疼痛的初衷背道而驰。

第六节 药膳也美味，巧吃治痛风

促排尿酸，预防痛风——百前蜜

百前蜜是由百合、蜂蜜以及车前子共同搭配，一起熬制而成的一种简单而且疗效明显的药膳。服用百前蜜，能够有效促进痛风患者体内尿酸的排泄，防止痛风患者因体内尿酸过高而引起急性痛风性关节炎发作，可以帮助痛风潜伏人群，以及处于痛风初期和间歇期的痛风患者有效地抑制和预防痛风的侵扰。

车前子味甘性微寒，归属于肝经和肺经还有肾经以及膀胱经，具有很好的清热利尿、凉血解毒的功效，在治疗小便不利以及咽喉肿痛方面有良好的功效，能够有效地增加痛风患者尿酸的排泄量，帮助痛风患者保持相对安全健康的血尿酸值，同时，车前子还具有抗炎止痛的作用，在缓解痛风患者关节疼痛方面也有很好的帮助。听到这些神奇的功效，你是不是也很心急，想要知道这个百前蜜到底该怎么制作呢？那么，我们就一起来认识一下百前蜜的具体做法，赶快学会，赶紧借用它来帮助我们对抗痛风吧！

» 百前蜜

【材料】百合 20 克，蜂蜜适量，车前子 30 克。

【制作方法】

❶ 将百合洗净 3 成，浸泡 20 分钟左右，备用，车前子去杂，用温水洗净备用；

❷ 在锅中加入势力清水，水烧开后，加入备好的百合以及车前子，用文火煎熬；

❸ 熬煮大约半小时后关火，将煎好的药汤倒入碗中，晾成不太烫的状态后，调入少量蜂蜜，搅拌均匀即成。

此药膳简单好学，并且效果显著，在健脾利尿方面有着不可小视的功效，痛风患者坚持每天服用一小杯，就可以很好地帮助自己促进尿酸的排泄，能够有效地防止痛风患者痛风性关节炎的急性发作。

需要引起注意的是：痛风患者在进食此款药膳期间，要尽量避免熬夜，同时一定要远离辛辣刺激性的食物，此外最好适当地参加一些小量的运动，要让自己的心情保持在开朗放松的状态之下，那么治疗和预防痛风的效果就会更佳。

健脾胃抑痛风——白芥莲子山药糕

白芥莲子山药糕，这款药膳与前面讲到的白芥莲子山药粥的功效基本相同，食材的准备也大同小异，只是在做法方面有所不同，所以，如果去购买药膳材料的话，大家可以一次性多准备一些，然后既可以拿来做粥，还能够用来做药膳糕，而且，如果做成药膳糕的话，味道会更加鲜美。借用美味来对抗痛风，想必是每位痛风患者所极为乐意的事情吧。

» 白芥莲子山药糕

【材料】莲子 120 克，白芥子粉 6 克，新鲜山药 220 克，大红枣 230 克，陈皮 6 克。

【制作方法】

❶ 将干净的莲子磨成粉末备用，山药洗净去皮，切碎备用，红枣泡发，去核留肉，切碎备用，陈皮切丝备用；

❷ 将所有材料放入盆中，加入适量的水，拌匀和在一起，然后上蒸笼，用蒸锅蒸熟就可以食用了。

痛风患者每天早上可作为早餐中的一份食用，量最好控制在 60 克左右就行。

痛风患者如果能够坚持常食白芥莲子山药糕，那么在消炎止痛，抗击痛风方面就会受到极好的疗效，另外，还能够很好地保护痛风患者的脾胃，而且，这样一来，也丰富了痛风患者的早餐食谱。

大家都注意到这款药膳中出现了陈皮。许多人会问，陈皮不是用来煮肉的吗？其实，我们只认识到了它的一点儿功能。事实上，陈皮还能够温胃散寒，在治疗消化不良以及咳嗽多痰等方面都有良好的功效，并且陈皮对胃肠道有温和刺激的作用，所以能够很好地促进痛风患者食物的消化以及排泄，对于小便不利等症状也有相当不错的疗效。所以，陈皮不光是一种调味品，更是痛风患者抗击痛风的好帮手。

有些痛风患者为了图方便，想要用鲜橘子皮代替陈皮，这是一个误区，新鲜橘子皮并不具备陈皮的功效。另外，痛风患者在服用陈皮时，要注意远离半夏、南星这类药材，并且一定不要与温热香燥的药品以及食品一起服用。此外，痛风患者在服用白芥莲子山药糕期间，要主动远离烧烤油炸类的食品，否则不光影响疗效，还容易引起痛风的急性发作。

补肾除湿，治老痛风——茯苓杜仲腰子汁

茯苓杜仲腰子汁，这款药膳具有很好的补肾除湿的功能，是一款专门针对罹患痛风病时间较长，肾脏受到严重损害的患者的美食。茯苓杜仲腰子汁主治因长期痛风引起肾虚，造成湿邪侵袭，导致关节疼痛，腰膝酸软的病症状况，在消炎止痛方面有良好的功效，是痛风患者对抗痛风疼痛，保护肾脏的好帮手。这款药膳中主要用到的药材以及食材，主要有：杜仲、松节、核桃、猪腰子、茯苓等。

杜仲性温，入肝经和肾经，常被称作"植物黄金"，具有很好的补肾功能，并且，在抑制高血压方面也有不可小视的功效，对于痛风并发高血压的患者有很好的治病和预防功效，尤其对中老年人肾气不足、腿脚软弱无力、腰膝疼痛以及小便轻微失禁的

症状，有显著的疗效。

松节味苦性温，归属心肺经，能够祛风，燥湿，止痛，常被用于治疗脚痹痿软，风寒湿痹以及跌打伤痛。猪腰子，是众所周知的补肾佳品，能够补肾气、通膀胱，可以积极地促进尿酸的排泄，常被用于治疗肾虚腰痛以及水肿等疾病症状。但是，肥胖症

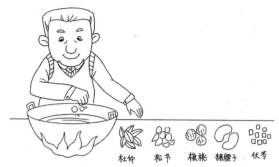

杜仲 松节 橡桃 猪腰子 伏苓

以及高血脂的痛风患者是不宜食用猪腰子的，而且，普通的痛风患者也要适量谨慎地食用猪腰子，并且，在烹饪之前最好先用热水稍微煮一下，以降低猪腰子中的嘌呤。

茯苓杜仲腰子汁是痛风患者的食谱、药膳中少见的，具有荤味儿的美食，想必痛风患者在听过之后都跃跃欲试了吧！那么我们就赶快来学习一下具体做法。

» 茯苓杜仲腰子汁

【材料】杜仲 10 克，茯苓 20 克，核桃 3 个，松节 5 克，猪腰子 1 对。

【制作方法】

❶ 把茯苓洗净切为薄片备用，杜仲放入锅中稍微翻炒一下盛出备用，核桃敲碎去掉核备用，猪腰子除去筋膜，洗净后，用开水焯一下降低嘌呤，盛出备用；

❷ 把切好的茯苓片放入备好的猪腰中，用白色的棉线缠起来；

❸ 把剩下的其他材料放在备好的猪腰子外面，然后将所有的材料放入锅中，开火进行蒸制，直到蒸出的汤汁颜色浓郁，并且汤汁的量渐多后，关火，盛出汤即可。

此汤适合痛风患者在睡前服用，如果喝不惯汤汁的味道，可以稍微加一点点盐，但是，最好原汁原味喝下去。此外，由于此汤无法避免地会有些嘌呤的存在，所以，痛风患者切不可过量饮用，以免收到相反效果，得不偿失。

夏季治痛风良品——苹果沙拉

夏天暑热干燥，很容易上火，痛风患者也容易因缺水或者气温太高导致体内的尿酸排泄受阻，出现关节发炎、痛风急性发作等症状。而且，炎热的环境总会影响到本就忌口颇多的痛风患者的食欲，那么，就需要一些特殊的食物来解决这个问题了，如果既能帮助痛风患者抵抗痛风，又可以增加痛风患者的食欲，那就再好不过了。因此，在这里，我们来制作一种简单易行的，在家中就可以自己操作的药膳，不光能够帮助痛风患者清热解暑、健脾生津，还有很好的祛湿利水功效，可以有效地帮助痛风患者抑制体内尿酸值的增高，在预防和缓解痛风性关节炎的发作方面有很好的功效，而且此药膳味道鲜美清爽，口感良好。这个神秘的药膳，其实就是苹果沙拉！这款药膳的主要成分是荷兰豆、卷心菜、苹果等。

» 苹果沙拉

【材料】苹果1个，荷兰豆20克左右，卷心菜80克，米醋、沙拉酱、盐各适量。

【制作方法】

❶ 将苹果洗净，去掉皮和核，切为小薄片备用，荷兰豆洗净切小，入水焯一下捞出备用，卷心菜洗净切小片入水焯一次，捞出沥干水分备用；

❷ 把经过初步加工的这三种食材放入一个大碗中，加入少许的盐和适量的沙拉酱以及米醋，搅拌均匀即可食用。

这款药膳较凉，可以当作餐桌上的配餐食用，有很好的开胃消食功能，非常适合夏天食欲不振的痛风病患者。需要注意的是，对于合并高血脂、肥胖症的痛风患者，在制作苹果沙拉时，最好不要放沙拉酱。可以添加少许麻油，稍微增加一点儿醋的使用量来进行调味。沙拉酱会加重高血脂肥胖症患者的病情症状，所以不提倡使用。

荷兰豆性平味甘，能够益脾和胃、生津止渴，具有生津补虚，促进尿酸排泄的功效。而卷心菜同样性平味甘，可以补骨髓润脏腑，能够利脏器祛结气，具有清热止痛的功效，对关节屈伸不利的症状有良好的治疗作用。苹果中所富含的营养元素可以保持我们身体中血糖的稳定，同时还能够有效地降低胆固醇，还可以积极地促进肠胃的蠕动，促进排泄。三者合一，正是痛风患者夏季有效治疗痛风，预防痛风发作的佳品。

在此需要注意，患有皮肤瘙痒、溃疡性结肠炎、肾脏损害严重以及并发糖尿病的痛风患者，要减少苹果沙拉的摄入量，少吃或者不吃，以免引起身体其他部位的不适。

在选购荷兰豆、卷心菜和苹果时，有一些小诀窍：这三者几乎一年四季都能买到。个头较小，颜色嫩绿的荷兰豆为上品。而卷心菜要求叶球坚硬紧实，顶部较平，才是优质的。至于挑选苹果，每个人都有自己的方法，不同品种挑法也不同，可按常规性经验挑选就行。

在储存时，要将荷兰豆和卷心菜用牛皮纸包起来再冷藏，可以有效地延长储存的期限。而苹果比较易储存，储存于一般容器中，远离热源即可。

通利肠胃，舒筋活络——三鲜豆腐

痛风患者要远离嘌呤，不能吃高嘌呤的食物，还得少吃中嘌呤的食物，于是很多痛风患者因此开始与豆类以及豆制品绝交，餐桌上也不再出现与豆子有关的任何菜肴。其实，在面对豆制品时，痛风患者真的不需要如此"苦大仇深"。我们完全可以利用它们，来制作可以帮助痛风患者有效对抗痛风的美食。要知道，利用好了豆制品，不仅不会伤及痛风患者的病情，还能够很好地帮助我们预防痛风，丰富自己的饮食结构与内容。这里，我们就来学习一款美味药膳，这款药膳能够通利肠胃，有效促进痛风患者体内的尿酸排泄，具有舒筋活络的功能，能够帮助痛风患者减轻痛风病带来的诸多痛苦。

» 三鲜豆腐

【材料】 嫩豆腐 80 克，胡萝卜小半根，平菇 18 克，小青菜 45 克，老抽、植物油、盐少量。

【制作方法】

❶ 将小青菜去杂洗净，沥干水分后切为小段备用，胡萝卜清洗干净削皮后切为细丝备用，平菇清洗干净去掉根部，切为小块，在开水中焯一下捞出备用；豆腐切为小块备用；

❷ 在炒锅中加入适量植物油，油热后放入备好的萝卜丝和小青菜，煸炒一小会儿；

❸ 在锅中的菜里加入少量的清水，用大火烧开后，置入备好的豆腐块以及平菇，炖煮至熟透；

❹ 汤汁收好后，加入少量的老抽翻炒均匀即可出锅享用了。

嫩豆腐味甘性凉，经过各程序的加工后，嘌呤已得到有效地降低，具有去火解毒的功能，能够有效地帮助痛风患者生津润燥。小青菜也具有生津止渴，解热除烦，通利肠胃的功能，平菇我们也早已了解过，具有舒筋活络的神奇功效，同时还可以补脾除湿，而胡萝卜的消食和化滞功能也有目共睹。将这些具有良好治病和防病的食材加在一起制作成美食，会对痛风患者有积极帮助。所以说，这款美味的药膳十分适合痛风病患者，尤其能够在痛风间歇期间，积极地帮助痛风患者预防和控制痛风的发作和发展，还可以有效解决痛风患者小便黄赤以及关节肿胀刺痛还有关节屈伸不利的病痛问题。但是，即使功效良好，可以帮助痛风患者防病治病，也要取之有度，切不可贪多，以免引发相反作用，危及痛风患者的健康。

行气活血祛风止痛——白川兔肉

看到兔肉，你是否吃了一惊？没错，痛风病患者虽然被要求远离嘌呤，远离肉食，但也是可以少量摄取的，不然我们的餐桌就太过寡淡无味了，时间一久只会令痛风病患者感到食不知味，没有食欲，营养不良而导致病情的加重。前面我们学习了猪腰子制作的美味药膳，这里，我们要学习的这款药膳肉品，同前面学到的一样，痛风患者不仅可以吃，还可以帮助痛风患者治疗疾病，预防痛风的发作。这款药膳就是神奇的白川兔肉。这款药膳具有行气活血，痛风止痛的良好功效，可以说，是既能让痛风患者享受到美味，又具有治病止痛等多重功能的佳肴。想必一些痛风患者听到可以吃肉治病，早已迫不及待了，那么，我们先来学习一下怎么做，再来研究它的治病价值。

» 白川兔肉

【材料】 兔子肉 45 克左右，白芷 3 克，川芎 3 克，胡萝卜 98 克，大葱一根，盐及植物油适量。

【制作方法】

❶ 将兔肉用温水清洗干净，切为小块后，放入沸水中焯一会儿，以减少嘌呤的含量，然后捞出备用；把川芎和白芷清洗干净，浸泡于水中，去皮切小块备用；

❷ 大葱洗净斜切为小段备用；胡萝卜洗净去皮切小块备用；

❸ 开火上锅，加入适量植物油，油热后放入备好的葱段，爆出香味后放入备好的兔子肉，以及川芎和白芷，开始翻炒；

❹ 翻炒片刻后加入胡萝卜块儿，然后加入适量清水，大火烧开转中火炖煮，直到兔子肉烂熟，胡萝卜绵软后，加入适量的盐和醋翻炒均匀即可；

❺ 将锅底的余汤全部倒掉，只吃兔肉和胡萝卜就行，每天最多与主食搭配着吃一次就可以了，过量则易有反作用。

兔子肉常被称为"保健肉"，脂肪和胆固醇的含量都非常低，归肝经和大肠经，具有补中益气、凉血解毒、止渴的功效，蛋白质的含量稍微高一点儿，属于中嘌呤食品。所以痛风患者需谨慎摄取，在烹饪前一定要用开水焯煮，以降低肉中的嘌呤。白芷味辛性温，具有散风除湿止痛的功效，而川芎能够活血行气，同样可以祛风止痛，二者结合，再配以兔肉，可以很好地治疗急性痛风性关节炎发作时疼痛和红肿的现象，可以有效缓解痛风患者排便不畅，行动不便，肌体麻木等症状。但是，由于兔子肉中含有的嘌呤无法全部去除，所以痛风患者要适量进食，贪多易加重痛风病情，延缓痛风性关节炎的康复。

需要注意的是，兔肉一定不要与生姜，橘子、鸭肉还有鸡肉一起吃，易让患者出现腹泻等不良反应，影响痛风患者的身体健康。

通经脉壮筋骨——芝麻桂膝糊

芝麻糊想必大家都听过，芝麻桂膝糊可就不一定知道了。这款药膳兼具疏通经脉和强壮筋骨的作用，对于长期遭受痛风病折磨，痛风性关节炎屡次发作，疼痛难忍和骨骼遭受影响的痛风患者来说，可谓是喜从天降。芝麻桂膝糊的主要用料有桂枝、黑芝麻、面粉以及牛膝等。这里的牛膝，可分为怀牛膝和川牛膝两种。川牛膝中富含生物碱和脱皮甾酮，在降低患者血压，改善肝脏功能，增强细胞活性，特别是抗炎和镇痛方面有良好的治疗作用，此外，川牛膝还具有利尿的作用，还可以动用自身的功能，把肾脏、胆囊、尿道以及膀胱中那些"冥顽不化"的结石进行化解，然后顺利的排出体外，这些疗效均能够很好地帮助痛风患者预防痛风，抵御痛风病痛侵犯的同时，还能够解决长期遭受痛风影响的患者身体中，那些恼人的痛风结节。而怀牛膝味甘性平，归肝经和肾经，也具有不可小视的治疗作用，可以通利关节，祛瘀通经，在利尿通淋和治疗关节痹痛方面均有十分不错的疗效。所以在进行选择时，两种牛膝都可以用来加入我们的药膳当中。芝麻桂膝糊的具体做法如下：

» 芝麻桂膝糊

【材料】牛膝（两种任选其一）20 克，桂枝 20 克，黑芝麻 100 克，面粉 500 克。

【制作方法】

❶ 把桂枝和牛膝去杂，然后在榨汁机中打成粉末备用，将黑芝麻也打碎备用；

❷ 将所有的原料连同面粉一起搅拌均匀，然后入锅蒸制；

❸ 蒸熟之后，再将蒸好的所有材料放入干燥的锅中翻炒，用中火炒到食材发黄后关火取出，用容器盛装起来就可以了；

❹ 将炒好的粉末用温水调成糊状就能服用了，每日 3 次，每次 20 克左右即可。

黑芝麻具有润燥补肝补益肾脏的功能，桂枝辛温，能够温通经脉，二者与牛膝和面粉搭配，对急性痛风性关节炎引起的关节肿痛以及关节屈伸不利，都有极好的缓解和治疗功效，同时还能够有效地帮助痛风患者祛风湿、壮筋骨。痛风患者长期坚持服用芝麻桂膝糊，不仅可以有效抵御痛风带来的病痛，预防痛风的再次侵袭，还能够有效的化解身体中的痛风结节，有效缓解和降低痛风为身体带来的不便与伤害。

健康提示：少食多餐，适度进食肉类药膳

我们学习了这么多药膳，就是为了在丰富痛风患者餐桌饭菜的同时，来寻找新方法对抗痛风，所以我们要让药膳在我们的手中充分发挥自己的功效，要有效利用药膳的功能，来帮助痛风患者抵抗痛风的侵扰。适合痛风患者的药膳有很多种，而且除了素食之外，我们之前也提到了很多利用肉类制作出来的美味药膳。可以说，肉类药膳对于痛风患者来说，是一种难得的美味，既能治病，还不用因为总吃青菜淡汤而苦恼，既可以解馋，还可以治病，想必都会成为痛风患者的首选美味。但是，我们都知道痛风是因为尿酸值太高而引起的，而尿酸又是由嘌呤太高而带来的坏东西，而且每位痛风患者也都知道要控制自己饮食中嘌呤的摄取，才能很好地限制尿酸值，从而控制和预防痛风的侵袭。正因为是这样，所以，一直以来，对于肉类这些高嘌呤或者中嘌呤的食物，痛风患者一向是敬而远之的。即使在我们的制作与搭配之下，这些肉类的食物具有了帮助痛风患者治病预防痛风的功能，痛风患者也还是应该注意进食量的严密掌控。

我们都知道，即使是灵丹妙药，也要适量服用才能很好地发挥功效，而用药膳和用药是一样的道理，也十分讲究量的把握，如果我们只看到治病的一面，和美味的一面，

而忽略了嘌呤的存在，一味贪吃，没有把握好饮食量的话，那些我们研究过的，美味并且可以治病防病的药膳，就有可能成为带来疾病，招来痛风的引子了。

肉类药膳在处理时，一定都要让肉品先经过焯煮或者开水小煮的程序后，再作为食材使用，这样就可以有效地降低肉中的嘌呤了。但是，这并不代表你的药膳中就完全没有了嘌呤，所以，一定要掌控好自己的食用量，分多次少量来进食药膳类美食，切不可因为一时痛快，只顾得享用美味而忘了限制嘌呤。

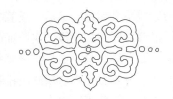

第七节 痛风最怕有讲究的饮食

痛风患者的饮食原则和结构

饮食均衡有度，是防治痛风的关键之一。日常生活中，人们饮食都比较随心所欲，只图一时的过瘾与畅快，或者是单纯地吃饱就行。却不知，我们完全可以在填饱肚子的同时，将每顿饭吃得更科学、更健康、更有质量。要做到这点，只需遵从一系列简单科学的饮食原则即可。对于痛风患者，最基本的饮食原则是：高碳水化合物、中等量的蛋白质摄入以及低脂肪摄取。

首先，痛风患者的饮食一定要有规律的时间和相对较固定的量，切勿有一顿无一顿，饥一顿饱一顿。特别是上班族，一定要保证每天的早餐必须按量供给。

其次，每餐尽量以面条、馒头、玉米等作为主食，因为这些食物中含有丰富的碳水化合物，而碳水化合物能够促进痛风患者身体里尿酸的排出，可谓是抑制及防御痛风的不二选择。

再次，由于脂肪会抑制尿酸的排出，导致身体中尿酸值的升高，所以进食时要尽量减少脂肪的摄入，远离油炸类和肉类食品，拉开与油脂类食物的距离。

然后，远离火锅及烧烤类食品。前面我们已经讲过，一顿火锅中含有的嘌呤值是相当高的，吃一次火锅比平日里的一顿正餐摄入的嘌呤要高出十倍乃至数十倍，我们身体中的代谢系统功能有限，过多地摄入嘌呤，为代谢系统带来太大的工作负担，就会增加痛风的风险。所以说，嗜好火锅的痛风患者，要减少对火锅的热情，最好遵照前面讲过的方法，学会健康地吃火锅。还有，痛风患者一定要学会自觉地拒绝快餐带来的高嘌呤。

另外，对于各种动物的内脏和虾蟹等海鲜以及牛肉、咖啡、浓茶之类的餐饮，也要拒之千里，以保证身体中的尿酸不会超标。最后，就算非常美味，对于辛辣刺激性的食物，及酒精等饮品，痛风患者最好与之绝缘，实验证明，一瓶啤酒可以使痛风患者身体中的尿酸值增高近一倍。而大量饮水，更是必须要坚持的原则，只有饮水量上去了，达到2500毫升左右及以上，才有助于促进尿酸的排除。

在遵从以上原则的同时，还有一个总原则就是，不论遇到哪种类型的饮食，也不论心情或者环境的好坏，都要切忌暴饮暴食。暴饮暴食除了为身体增加负担，拖住代谢的脚步，引起尿酸的增高之外，没有任何益处。

一日三餐几乎是所有人习以为常的事情，每个人的三餐也各不相同，但是三餐对于身体健康的重要性，绝不只是填饱肚子和享受美味这么简单。作为痛风患者，更应该明白三餐的重要性，学会使你的三餐具有合理的饮食结构，这样才能够帮助我们拥有健康的体魄，保持飞扬的活力，同时远离痛风的困扰。对于尿酸值偏高或者已确诊为痛风的人群来说，合理的饮食结构，更是防止尿酸值进一步升高和抑制痛风病情恶化的重中之重。饮食结构其实并不神秘，只要遵从以下几点，就可以轻松避开尿酸升高的危险。

1. 要保证碳水化合物和水分的摄取和吸收，多饮水，以此来确保尿酸的基本排泄；

2. 改变以往以肉食为主的饮食习惯，注重营养搭配而非单纯的美味，优化饮食结构；

3. 清淡进餐，汲取低热量高膳食纤维的食物，保证营养的摄取和嘌呤的抑制；

4. 降低对盐分的偏爱，将盐控制在每日 2 ~ 5 克，饮食以清爽为佳，减少饭菜中的糖分，减少油脂的摄取；

5. 维护每日饭菜中蔬菜的重要地位；

6. 保证早餐有质有量，不要让不吃早餐成为诱发痛风的原因之一。

一日多餐胜过一日三餐

一日多餐的饮食方式，能够让我们不会因为一次进食过量，而导致大量的热量和脂肪堆积在体内，是现代生活中人们调理身体，保持健康体质和良好身材的最好饮食方式。我们都知道，痛风患者的病情和饮食有着密切的关联，每一餐吃什么，怎么吃，吃多少，都有可能直接影响到痛风患者的健康状况，都有可能关系到痛风的发展与抑制。而实验证明，少食多餐，清淡饮食，正是一种十分适合痛风患者的，比较理想的进食方式，既能够满足痛风病人的营养需要，还可以缓解痛风患者的病情，特别是对于并发肥胖症的痛风患者来说，更是一种极为理想的控制体重的美妙饮食方式。研究发现，少食多餐的饮食方式，能够有效地帮助痛风患者降低身体中血尿酸的生成，并抑制它的升高，还能够有效地降低血液里胆固醇的水平，并帮助大家减少对药物的依赖性。当我们的身体在少食多餐后，肠胃对食物的吸收和消化就会得到缓解，并且会一直保持着持续吸收的状态，从而减少了身体系统在"空腹状态"下相对血尿酸的代谢和调节。而且，少食多餐状态下增加的进食次数，还能够减轻我们的饥饿感，来帮助我们减少每日热能和脂肪以及嘌呤的吸收，这对于痛风患者和患有其他并发症的患者来说，是极为有利的。需要注意的是，绝大多数的痛风患者都比较适合少吃多餐的饮食方式，但是如果你不习惯这种方式的话，只要能够保证在饮食中不会摄入过多的脂肪热量和嘌呤，能够保证规律的饮食，可以很好地控制自己体内的尿酸值的话，那么就继续坚持自己的饮食方式也是可以的。

下面是给痛风患者的一日进餐建议，当然，你也可以根据自己的喜好，在控制嘌呤脂肪等的前提下，做一些调整。

营养早餐：低脂牛奶 250 克，馒头 1 个（50 克左右正好），煮鸡蛋 1 个；

上午小点：如果感觉饥渴的话，可以进食一根黄瓜（100 克左右）；

美味午餐：米饭或者面条（100克左右），加一个炒青菜（150克）或者肉片炒萝卜（肉最好是煮过的，以减少嘌呤吸收），素炒卷心菜（卷心菜150克）也可以，谨记控制好炒菜的油量和盐量；

下午茶：可以进食西红柿或者桃子、梨等，量不要太多，一般中小个头的，一个足够。此间以多喝水为最好；

清淡晚餐：晚餐以清淡为主，可以来份醋熘土豆丝（少油少盐），喝点冬瓜汤、吃个馒头就好，要是感觉饥饿，就来点有益身体的水果，比如樱桃、苹果、梨等，既能增加饱腹感又不会引起脂肪和嘌呤的升高；

简单夜宵：喝杯有助于睡眠的低脂牛奶，或者苏打水、少量苏打饼干都可以。

这样，一天的进餐中既保证了痛风患者身体所需营养元素的摄入，又很好地控制了热能脂肪和嘌呤的吸收，对于痛风患者控制身体中的尿酸值有着极为重要的作用。

喝水治痛风，没你想象中那么简单

很多养生专家和医生，在为我们解决健康问题，提出治疗方案时，都会告诉我们，要多喝水，会喝水，要学会利用喝水来保持健康的体魄。在这里，我也要说，喝水还可以治疗痛风，可以对抗由尿酸过高引起的关节疼痛。这其中的道理在于，大量地摄入水分，可以有效地促进痛风患者尿液的排泄，以此来有效地促进尿酸的排泄，同时还能够降低血液的黏度，在抑制痛风发展的同时可以很好地预防痛风的其他并发症。充足的饮水量还有助于稀释尿液的酸性，来帮助尿酸的顺利排泄，同时还可以防止结石的生成，减少因痛风而引起的对肾脏的损伤。所以说，大量喝水对于痛风病患者来说，有很大的意义。

但是，痛风患者到底该怎样喝水才能见效呢？是不是整天抱着杯子不停饮水就可以了？是不是喝够了大家说的饮水量就可以了？其实，利用喝水来治疗痛风，远没有你想象中那么简单。事实上，如果我们的饮水方法不正确的话，非但不能为治疗痛风带来积极意义，还有可能引发其他身体不适的症状，为我们带来其他的麻烦。那么，我们就赶紧来研究一下，痛风患者如何饮水才能够有效而安全地对抗痛风。

首先，在大方向上，就是要保证一天中的饮水量。痛风患者，特别是尿酸值偏高的患者，每天最少要保证大于2500毫升的饮水量，以保持每天最少2000毫升左右的排尿量，以此来保证尿酸的正常代谢和排除。有的人可能会生出一些烦恼，白天工作忙，有时一忙就没时间或者忘记喝水了，怎么办？其实，痛风患者的饮水不仅仅局限于白天，除了白天的饮水之外，睡前或者半夜醒来，痛风患者都可以及时为自己补充一杯水，来防止因夜晚尿液减少，浓度增高而影响到尿酸的正常排泄。另外，在炎热的夏天，痛风患者确实大量饮水了，但尿量还是无法保证在2000毫升左右，那该怎么办呢？应对办法就是，要适当地减少自己的一些体力劳动，多一些休息时间，喝足够量白开水。可以适量喝一些我们提到过的自制的各种果蔬汁也是不错的办法。

其次就是细节方面的注意点了。

第一，痛风患者要避免在饭前半小时以及刚吃完饭时喝太多的水，否则会影响正常饭量，同时也易影响消化液对食物的消化，从而影响到尿酸的代谢和正常排泄；

第二，痛风患者在晨起后，第一件事情就是漱口，然后喝一大杯水，来淡化宿尿的浓度，防止尿酸因尿液浓度过大而升高，同时也可以很好地促进尿酸的排泄；

第三，痛风患者在喝水时，以白开水为最好，切勿总喝酸性饮品。另外，在白开水中加一克小苏打片，可以帮助痛风患者的尿液进行碱化，但是切勿喝太多小苏打水，一天喝 2 ~ 3 次就够了，其他时间还是以白开水为主；

第四，如果喝太多白开水觉得寡淡无味喝不下去，可以在水中适当加入少量的茶叶，但一定要在饭后一小时以后再喝茶水，而且痛风患者饮用茶水的次数一天最好不要超过 2 次；

第五，要养成随时喝水，随地喝水的习惯，不要等感觉口渴了再喝，等身体告诉你口渴时，尿酸已经悄悄酝酿好久了，一个不小心就有可能引起痛风的急性发作；

第六，不要试图用汤来代替饮水量，更不要用商店里的饮料来代替白开水，汤与饮料，并不是痛风患者的水分补充来源。

需要我们注意的一点是，长期痛风的患者，如果肾脏已经得到了严重的伤害，出现了少尿以及水肿的情况时，那么饮水量反而不能像之前提到的那样要保持大量摄取了，这个时候的痛风患者，应该将自己的真实情况如实反映给医生，然后遵照医生的嘱咐来决定自己的饮水量。痛风患者的肾脏如果已经处于衰竭时期，那么过量地饮水就会为肾脏带来极大的负担，使饮水的作用适得其反，不但不能治病，甚至还会威胁到痛风患者的生命安全。

实在想吃肉，怎么办

由于肉类基本上都属于高嘌呤和中嘌呤的食物，而痛风又总是与嘌呤息息相关，所以，很多痛风患者都被告知不可以食肉，特别是合并三高以及肥胖症的痛风患者，肉类更是被忌口的对象。很多痛风患者苦恼于自己的饭菜终日见不到肉食，天天吃蔬菜白米白面，感觉都要吃腻了，甚至因为没有肉，一些痛风患者渐渐失去了食欲。要知道，在患上痛风以前我们可是天天大鱼大肉穿肠过的，如今却只能粗茶淡饭，清汤淡水的，感觉日子变得很难熬。事实上，痛风患者并不是完全不可以吃肉，远离肉类确实是有助于抑制和预防痛风，但是也容易使得痛风患者的身体出现营养不均衡的状况。作为一名痛风患者，如果你实在想吃肉了，其实我们也是有办法安全地吃到肉的！

首先一个常用的办法就是煮。我们都要知道，嘌呤类的物质很容易在水中被溶解，如果是在高温的情况下，嘌呤的溶解速度还会更快一些，这也是为什么前面我们一再强调肉类食物在烹饪前要在锅中焯一下的原因所在。等我们要用的肉食在热水中被溶解去大部分的嘌呤后，我们就可以拿来制作自己喜欢的美味了。在这个基础上，痛风

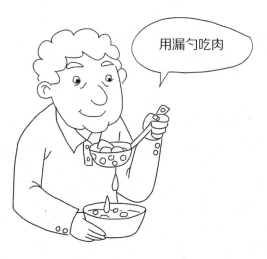

用漏勺吃肉

患者只要掌握好低盐、低油、低糖的原则，那么那些经过水煮的肉还是可以放心吃的。但是煮过肉的汤就一定不能再去碰了，因为这些汤中含有的大量的嘌呤，已经成为痛风患者的"头号"敌人。

再有一个办法就是，将肉做得老一些。在烹饪时，做肉的时间和火候稍微大一点儿，把锅中的肉做得老一点儿，这样，通过破坏肉中的细胞，溶解细胞核酸，就能够达到减少尿酸生成的目的，那么，痛风患者在食用如此加工过后的肉类时，就是比较安全一些的。

此外，因为肉类食物的嘌呤和热量一般都比较高，所以我们在选择肉食时，要尽量选取精瘦类型的肉来购买。同时，可以用肉皮代替肉来满足痛风患者的口瘾，这是因为肉皮中的嘌呤相比肉而言，会少很多很多。

痛风患者在吃过有肉的餐饭之后，不论你吃的是哪类肉食，都要及时饮用一些可以碱化尿液降低尿酸的饮品，比如苏打水等，以保证体内摄入的嘌呤不会伺机发展升高尿酸，以此来及时防治尿酸的升高，将尿酸值随时掌控在我们可控的范围之内。

这样吃，豆类并非洪水猛兽

以前，我们常把多吃豆类以及豆制品挂在嘴边，因为豆类对我们的身体健康有不可忽视的作用，但是对于痛风患者来说，很多专家和医生都会明令禁止他们接近豆类，很多痛风患者都会被告知要远离豆类和豆制品。其原因在于，豆类及豆制品中含有太多的嘌呤，如果痛风患者进食了，就会引起或者激发痛风病的发作，所以豆类及其制品不适合痛风患者和痛风病潜伏者食用。于是，所有的豆类，红豆、绿豆、大豆、黑豆等豆子，以及豆制品，如豆腐、豆干、豆浆等，都被痛风患者拒之千里，被痛风患者当作洪水猛兽，成为痛风患者餐桌上的禁品。

事实上，如果彻底拒绝了豆类和豆制品，与所有的豆子"撇清了关系"，那么，痛风患者也就拒绝了一种健康的生活方式。豆类，特别是大豆，虽然说其嘌呤含量确实比鱼类和瘦肉高出了一些，但是，在经过各种加工之后，其中所含的嘌呤，有很大一部分早已被溶解消失，只有很小的一部分嘌呤留在了豆制品中，只要我们能够有规律的进食，掌握好进食量，那么，每天吃点豆制品对于痛风患者，就和每天喝粥一样安全而且健康。

在这里需要痛风患者清楚的一点是，像豆腐、豆干这样的豆制品中，嘌呤因加工程序的多重作用，而被降低很多，可以放心食用。坚持合理规律的进食，还能够帮助我们补充其他食物中所没有的营养元素。但是对于豆浆这样的豆制品，就真的要小心谨慎了，在所有豆制品中，豆浆算得上是嘌呤含量最高的一种，因为嘌呤易溶于水，而豆浆又正好全部接纳了豆类中的嘌呤，所以，豆浆对于痛风患者来说就是一种危险的豆制品，对于豆浆，痛风患者选择远离绝对是正确的。

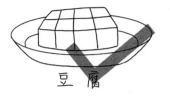

豆腐

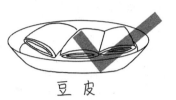

豆皮

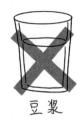

豆浆

　　虽然说蛋白质过多对于痛风患者来说是一种很大的危险，但是如果纯粹不摄取蛋白质的话，又会引发患者其他更大的健康问题。那么，这个时候，豆制品就派上用场了，相较于鱼类来说，豆制品对于痛风患者，反而是更安全的补充身体所需蛋白质的食品，所以适当的食用豆制品吧，别再把它们当成洪水猛兽。

　　此外，痛风患者如果选择了利用豆制品来保障自己身体对蛋白质的摄取的话，那么就千万不要再进食其他含有蛋白质的食品了，否则容易造成蛋白质摄取量过多而引起痛风的急性发作。同时，痛风患者一定要远离市场上那些仿肉的豆制品以及油炸豆腐还有卤制豆干等豆制品，这类豆制品早已被加工得不再单纯，相对于普通的豆制品来说，这类豆制品中的热量以及嘌呤，对于痛风患者来说，就存在着很高的风险。此外，如果您患有痛风病已多年，肾脏在常年痛风的影响下受到很大的损伤，那么建议还是远离豆类和豆制品比较安全。

痛风患者零食的选择

　　如果告诉你，从现在起不准接近任何零食，除了一日三餐，你只能喝水，除了喝水就是一日三餐或者多餐，你愿意吗？想必，大多数人都会选择摇头。

　　自从接触了痛风，自从患上痛风后，我们每天都在严格限制着自己的餐饮，将许多美味的食物都打入了黑名单中，甚至每吃一种食物之前，我们都会条件反射般去考虑它的热量，考虑它是否为高嘌呤食物，每次都会犹豫很久。对于零食，就更不用说，考虑都不用考虑。看着别人放开肚皮吃饭，津津有味享受美味的零食，你是不是有点羡慕和嘴馋呢？有时候不想吃饭，是不是也想像别人一样来点零食填填肚子，换换口味呢？其实，虽然我们是招惹上了痛风这个坏家伙，但是，并不是说，我们从此就必须全部忌口，从此就与所有的美味和零食绝缘了。那么，我们就来一起研究一下，什么样的零食痛风患者要远离，而哪些零食则可以作为痛风患者茶余饭后的小"点心"，来帮助我们打发战胜痛风的无聊单调时间。

　　首先来看看有哪些是可以放心吃的小零食。

要说最放心的，当属东北雌性红萝卜冻干丁了，这种雌性红萝卜是天然的痛风克星，前面我们已经详细解读过，用它制成的干果也有同样的功效，既美味又可以治疗痛风。作为痛风患者的零食，时不时嚼上一块，打发一下无聊的时间，再合适不过了。

如果你的膀胱不够好，总是发炎，干扰到尿酸的正常排泄，那么就将蔓越橘干装进你的口袋，摆上你的书桌吧。蔓越橘干能够有效降低膀胱炎患者尿样中大肠杆菌的"黏附性"，能够在减轻痛苦的同时扫清尿酸出门的障碍。既是零食，还可以治病，何乐而不为？

如果你经常苦恼于便秘，还影响到尿酸的正常排泄，却又不敢乱吃东西，那么就试试梅干吧。梅干中富含山梨糖，有很好的通便功效，其作用甚至比药品还要好，而且酸酸甜甜的口味也比较适合食欲不佳的痛风患者。

还有一种非常美丽又味道不错的水果，也可以作为痛风患者的零食，那就是樱桃。樱桃中的花青素是痛风的天敌，是痛风患者消炎止痛的好帮手。此外，像葡萄、紫薯、红醋栗、草莓等，也是痛风患者不错的零食选择。在饮品方面，苏打水比较安全可靠一点儿，可作为痛风患者的饮料，代替商店里的其他饮品。

除了这些，大多数零食对于痛风患者来说都是不被看好的。

除了苏打水和矿泉水、纯净水之外的大多数饮料中，都含有很多果糖，而果糖能够促进血尿酸的升高，所以说常喝饮料会增加痛风患者急性痛风发作的风险。

有的零食脂肪含量高而嘌呤含量却比较低，但也不可以作为痛风病患者的零食选择，比如薯片，虽然不会给身体带来过多的嘌呤，却会影响到痛风患者的体重，增加肥胖症和高血脂的危险，间接地为痛风铺下了基石。此外，像花生、坚果等，痛风患者也要尽量少吃，否则其中富含的蛋白质等成分会为痛风患者身体机能的各项工作带来负担，影响代谢系统的正常运转，助长尿酸的气势，进而引发急性痛风性关节炎的发作。

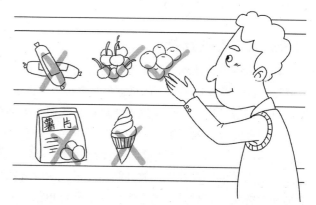

零食不是不可以吃，是要看你如何吃，吃什么。只要选对了对象，痛风患者也有属于自己的零食可供放心解馋的。

正确对待嘌呤，有效抑制痛风

自从听说并了解痛风是因为我们饮食中嘌呤摄取过多，导致血尿酸升高而引发的后，很多患者开始对含有嘌呤的食品敬而远之，能不吃就不吃，甚至有人出现了嘌呤恐慌现象，只要看到一种食品，第一反应就是马上探究是否含有嘌呤，不管含量多少，只要有嘌呤，就坚决不吃。其实，这是一种极为错误的作法，不仅限制了自己进食的种类，更是在很大程度上限制了我们对营养元素的全面吸收，影响了饮食的均衡和营养的均衡，不光不利于痛风病的治疗和预防，还有可能引起其他的身体疾病。所以说，对待嘌呤食物，痛风患者应该摆正自己的态度，千万不要把所有的含嘌呤食物都树为仇敌。

通常情况下，我们可以将食物按所含嘌呤的量分为三种类型，即高嘌呤食物、中低嘌呤食物和微量嘌呤食物。

很多痛风患者都吃微嘌呤和低嘌呤的食物。而研究证明，只吃低嘌呤或者微嘌呤的食物，会增加痛风患者罹患心血管疾病的风险，因为很多低嘌呤食物中富含碳水化合物以及饱和脂肪酸，只有这些物质摄取的饮食结构，极易降低胰岛素的敏感性，造成患者身体中葡萄糖、血清胰岛素、甘油三酯还有低密度脂蛋白的飙升，从而增加患病的危险。还有，如果彻底拒绝了含嘌呤的食物，也就等于是拒绝了多种营养元素的摄取，而患有痛风的人群本来就已被病痛折磨的精疲力竭，再补充不到全面的营养的话，就会出现由营养不良造成的抵抗力下降的情况，抵抗力下降，抗病能力就会变差，也就为痛风打开了方便之门。所以说，痛风患者不能够完全拒绝含嘌呤的食物，而是应该学会巧妙地区别对待它们，让它们乖乖地为我们服务。

首先，痛风患者要认清哪些是高嘌呤食物，这些食物不能碰。比如动物内脏以及肉汤和鱼卵等，这些食物中嘌呤的含量都非常的高，痛风患者可以毫不犹豫地将之舍弃，并且，舍弃它们并不会对痛风患者的身体产生不好的影响。

其次，来认识一下中低嘌呤的食物，比如猪肉、豆类和豆制品、菠菜、蘑菇等，这些食物中也含有不少的嘌呤，多食确实容易引起尿酸值的升高，容易诱使急性痛风性关节炎的发作，但是，它们中同样含有很多有利于我们身体健康的元素，有的还具有降低尿酸，缓解痛风的功效，在这种情况下，我们可以通过热水焯煮后再烹饪等办法，来降低嘌呤的含量，然后去吸取其中对我们有用的营养元素。

在这里，我们要提到一种比较特殊的东西，那就是酒。想必大家都已清楚，啤酒、白酒是痛风患者应该严格限制的饮品，因为它们的饮用会减少尿酸的排泄，从而促发或者加重痛风患者的病情，然而，不喝酒并不是让我们彻底远离酒精，最新研究表明，

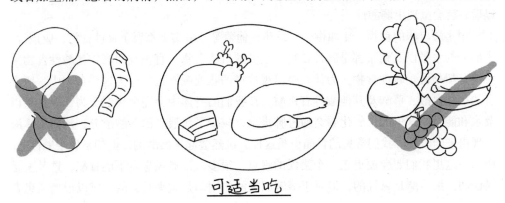

可适当吃

适量饮用一些红酒，并不会影响到痛风患者尿酸的正常排泄，只要将每天的饮酒量控制在150毫升以下，红酒就能在发挥自己的养生功效的同时不去干涉尿酸的正常排泄。所以，如果痛风患者嘴馋了，可以适量饮用一些红酒来解解馋。

还有一类食物那就是微嘌呤食物了，这类食物在正常情况下是可以供痛风患者放心食用的，比如低脂牛奶、精白面粉、白菜、萝卜、黄瓜等，但是不能作为痛风患者全部的食材来食用，否则易造成营养不良。

对于各类含嘌呤的食品，经过长期研究和统计，我们得出了一个安全有效的食用原则，那就是不同病状时期吃不同嘌呤的食物。痛风患者在急性痛风发作时期，一定要远离一切高嘌呤的食物，同时也要拒绝所有中嘌呤的食物，只吃微嘌呤食物和不含嘌呤的食物即可。而在痛风的间歇期，一般患者在这一时期也无病痛症状，那么这个时候，我们可以通过降低嘌呤的加工方法，来选择一些嘌呤含量相对较低的中嘌呤食物，进行营养的补充和口味的丰富。

虽然说低嘌呤饮食，是预防和控制痛风发作的主要饮食模式，但我们不能忽略中嘌呤食物在维持痛风患者健康体魄方面的功效，所以，只有正确对待含嘌呤食物，才能够保证痛风患者的身体健康，才能增强痛风患者对痛风的抵抗力。要记住一个原则，远离高嘌呤，适当摄取中低嘌呤。只有注重营养搭配才能拥有健康的体魄来更好地预防痛风的发作。

溶解尿酸，碱性食物为主

一说到酸，我们很自然地就会想到拿碱来与之抗衡，对于尿酸，我们自然也要找出能够与之对抗的碱类来保卫痛风患者的身体健康。说到这里，就该请出我们的碱性食物了，利用碱性食物来溶解尿酸，是既安全又可靠，而且简便易行的好方法。

准确地说，碱性食物与酸性食物就是呈碱性的食物与呈酸性的食物。判断标准是看食物在我们身体中代谢以后所表现出来的酸碱性，并不是像我们理解的那样按口味和口感来区别。一般碱性食物中所含的钙和镁以及钠和钾都比较丰富，在身体中的代谢产物就会呈现出碱性，而酸性食物则富含氧、碳、氢等元素，在我们的身体中代谢以后，就会呈现出弱酸性。

很多酸口味的食物，比如柑橘、番茄、葡萄等，事实上都属于碱性食物，应该说，大部分的水果以及蔬菜都是碱性食物。很多酸口味食物一直被我们当作是酸性食物来对待，却是属于碱性食物，为什么会出现这样的状况呢？这是因为这些食物中，所含有的抗坏血酸、草酸及其他酸等有机酸，在我们的身体中会完全代谢成为二氧化碳以及水和能量。这里的二氧化碳会通过肺排出，减少了血液中的碳酸成分，从而使体液表现出来弱碱性。我们常见的食醋也是这样，虽然尝起来酸酸的，但却是属于碱性的。所以在这里我们要顺便更正一个错误的观点，很多人说痛风患者不能食醋，这其实是错误的。虽然醋是碱性的，但对于溶解尿酸的作用却是微乎其微的，所以说痛风患者不必因为醋是碱性的就每天喝太多的醋，这样容易伤及脾肺。对于鲜奶以及一些乳制品，因为含有高钙而呈现出了碱性反应，所以也算是碱性食物，痛风患者也可以放心食用。

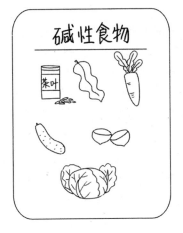

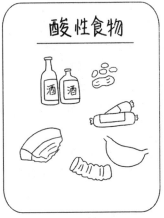

酸性食物主要有蛋白质含量丰富的肉类、豆类及豆制品还有粮食类主食，对于这类型食物，痛风患者也没必要全部敬而远之，只要能够清楚地认识和辨别，并谨慎地摄取就行了。

在这里我们需要讨论一下小苏打这个"小东西"，毫无疑问，大家都知道小苏打是属于碱性的，有的痛风患者可能还会在熬粥时加入一些小苏打，想要借此来增加身体中的碱性食物，以达到溶解尿酸的目的。但是，从营养学的角度出发，我们不主张痛风患者利用将小苏打加入粥中的方式来达到抑制尿酸的目的，因为小苏打会破坏粥里的营养元素，这样一来，我们所喝的粥就没有营养价值了。

认识了我们身边食物的酸碱度之后，痛风患者就可以合理安排自己的饮食了，只有巧妙地在日常的饮食中搭配适量的碱性食物，帮助我们有效地去溶解身体中的尿酸，利用碱性食物控制尿酸的浓度和尿酸值，才是痛风患者正确的餐饮方式。

❀健康提示：痛风患者的烹饪方式与技巧❀

痛风患者的饮食与搭配需要慎之又慎，由于大部分食物中都含有一定的嘌呤，所以我们在烹调时就更应该注意烹调的方法，以将嘌呤降到最低，来减轻嘌呤进入痛风患者身体所造成的伤害，在源头上切断痛风进军我们的道路。

要知道，有技巧的烹饪方式可以有效地去除或者减少食物中所含的嘌呤，不但降低了患者痛风发作的危险，还能够丰富痛风患者的餐桌，使得痛风患者的饮食营养更加全面。下面，我们就来学习几个烹饪技巧，以帮助痛风患者在制作美味时远离痛风干扰，避免痛风患者因不当烹饪而促进痛风发作的风险。赶快一起来学习一下这些技巧吧！

首先要学会利用你的烤箱。利用烤箱制作食物，最大的优点在于，能够在烤制出美味的同时，帮助我们去掉食物中多余的脂肪以及热量。如果痛风患者准备用烤箱烤鱼或者肉类，那么不要忘了要将这些食材先用开水焯一下，以降低其中的嘌呤含量，沥干水分后再进行烧烤。在进行烤制时，一定不要忘了在烤盘底部铺上一些铝箔纸，这样能够吸去肉类在烤制过程中溶解出来的嘌呤以及油脂，只要坚持这样的做法，那么就能够帮助痛风患者有效地降低肉类食物里的嘌呤含量以及脂肪还有热量。

其次，再来看看不粘锅和微波炉对于痛风患者的作用。由于痛风患者需要控制每日饮食中的热量以及嘌呤的摄取，还要保证营养的全面补充，那么，使用不粘锅和微波炉进行烹饪，就可以帮助我们远离因用油过多而引起的热量超标，同时还能够避免维生素的大量丢失。所以这两个厨具是痛风患者进行烹饪时的不二选择。

我们要再次强调一遍，痛风患者在做肉时，一定要记得必须先置于沸水中焯煮，以溶去一部分嘌呤，来降低嘌呤对身体的伤害，之后再进行自己想要的各种烹饪，这样的技巧我们就不再多讲，痛风患者只要记住，不管味道多么鲜美或者诱人，万不可饮用煮过肉的汤。

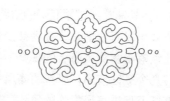

第八节　痛风患者的应酬宜忌

饭桌上的痛风忧患

在最开始，我们就提到过，痛风随着人们生活水平的提高而从富贵病摇身一变成为一种常见病，可见，它与我们的饮食习惯是息息相关的。平日里，我们总会羡慕那些每天出入各种社交场合，辗转于美酒佳肴之间的人士，总会忍不住去羡慕别人餐桌上的山珍海味。但是，你知道吗？正是这些美酒佳肴和山珍海味，将痛风毫不留情地召唤到了我们的身上。

痛风最青睐的，就是那些成天与山珍海味打交道，应酬诸多的人士。很多痛风患者都有这样的经历，前一天晚上与客户、朋友聚在一起吃喝玩乐很高兴，回家睡觉半夜里却被难忍的疼痛折磨醒来，一顿酒足饭饱后，痛风就这样发作了。

应酬饭桌上，其实存在着很多的痛风隐患。通常情况下，不论是宴请客户还是朋友聚餐，我们都喜欢排场大一点儿，点一些山珍海味，还不忘要几瓶好酒助兴。而在饭店里就餐，我们看不到所有饭菜的烹饪过程，大多数的饭菜都具有盐高、脂肪高、热量高的特点，而且对于嘌呤的含量，更不是我们所能控制的。再加上啤酒、白酒的作用，可谓给痛风病的发作投下了一枚定时炸弹。所以在这样的场合下，在应酬的过程中，我们身体里的嘌呤含量就会在短时间内迅速地增加，从而使得体内尿酸的产量异常升高，而排泄能力却还是原来的能力，那么，来不及排泄出去的尿酸就会趁机在我们的身体中捣乱，于是急性痛风性关节炎就会伺机发作，为痛风患者带来莫大的痛苦。

如此看来，不论是饭菜还是酒饮，都时刻威胁着痛风患者的身体健康，所以说，在这方面，经常参加酒席应酬的痛风患者要非常注意。要学习一些小技巧，掌控好自己的应酬酒席，掌控好嘌呤的摄入，有效地控制好体内的尿酸值，别让一次两次的酒席应酬成为自己病痛发作的导火索。

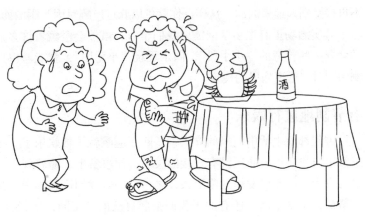

酒场潜藏痛风，要学会耍"小聪明"

既然我们都已知道酒场中隐藏着极大的痛风危险，而有很多应酬我们又无法推掉，就应该赶紧想想办法，解决这些麻烦。

其实，只要学会在应酬的时候耍一些"小聪明"，你就可以在酒场饭桌中"玩转自如"，远离高嘌呤，远离高尿酸，远离痛风了。

首先是点菜环节的"小聪明"。如果你被要求点菜，那么，在照顾到众人口味和爱好的同时，自己要多留个心眼儿，先点几个大家都喜欢吃的美食，同时，要按照自己平时记住的常识，点一些嘌呤含量相对较低的菜品，或者专门挑几样低嘌呤的饭菜向大家介绍其养生价值。等到饭菜上桌后，你就不用尴尬自己该如何进餐了。如果是别人点餐，你可以善意地提醒对方点一到两份清淡的菜品（当然是自己事先想好的低嘌呤菜系）来供大家开胃。如此，饭菜中的嘌呤就变为可控的了，只要自己够自觉，就不用担心会因为饭菜而引起尿酸值的升高，进而促使急性痛风的发作。

其次就是进餐了。等饭菜上桌后，你可以象征性地吃一点儿其他的饭菜，然后主攻那些自己先前选中的低嘌呤菜品就可以了。当然，千万不要因为怕别人抢走"属于"你的饭菜而低头一直进食，这样是有失礼的。

需要注意的是，即使你点的饭菜比较清淡，但因为烹饪方式的不同，也有可能会带进去很多的热量和嘌呤，所以也切不可贪食，毕竟饭店里的油盐用法与痛风患者的正常需求，是不可能画等号的。

再有关键的一点，就是痛风患者一定要学会拒绝饮酒。如果你极力控制好了自己的饮食，抵制不了酒的诱惑，那前面的努力就都白费了。鉴于直接拒绝喝酒有可能伤了和气或者扫了大家的兴致，你可以在一开始，饭菜未上之前就说明自己不能沾酒，然后自始至终一定要做到滴酒不沾。还有一个办法用于无法拒绝的酒场，如果到了非喝不可的时候，一定要提前为自己准备好足够的白开水或者西瓜，等将酒喝进肚子里以后，赶紧喝点水或者吃点西瓜以稀释尿酸，同时要装作自己不胜酒力已经喝醉的样子，不再接受别人递来的酒。这样，你就可以躲过应酬时因为喝酒而引发痛风的危险了。

其实酒场里有很多学问需要我们学习，虽然会潜藏着许多痛风的隐患，但是只要学会耍一些善意的"小手段"，偶尔玩玩"小聪明"，就能够保护痛风患者在不错过应酬的同时，远离痛风的侵害。

有节制地进行娱乐

说起都市生活中痛风的导火索，除了应酬就该数娱乐了。虽然，从表面看上去娱乐似乎与我们罹患痛风没有直接的关系，而事实上，随着现代生活水平的提高，娱乐早已成为引起痛风发作的隐形条件之一。一般我们说起娱乐，都觉得娱乐不仅可以陶冶情操，丰富生活，还有助于我们拓展自己的社交圈，增强自己在工作以外的能力，看起来是十分不错的。但是，随着工作和生活压力的加大，很多人白天都没有足够的时间去探亲访友丰富社交，而现代都市的夜生活又越来越丰富多彩，在工作之余，人们很自然地选择了在晚上进行娱乐和交流，来放松自己，丰富工作之余的生活。而夜生活的内容，是五花八门十分丰富的，但万变不离其宗，凡是钟情于夜生活的人，在很大程度上都无法得到充分的休息时间和空间。而且，人们在夜晚聚，一起吃夜宵、吃烧烤、尽情畅饮，激情舞蹈，聚餐、K 歌等各种娱乐活动。这些饮食与活动，增加了痛风患者的机体活动量，也增加了身体对嘌呤的摄取量，在很大程度上打乱了痛风患者身体的生物钟和代谢系统。如此一来，不光为痛风患者的肠胃增加了不少负担，还给身体中的代谢系统增加了很多麻烦，在吸收垃圾食品的同时，影响了身体的正常代谢，大量的有害饮食进入痛风患者的身体中，造成嘌呤的非正常增加和尿酸的非正常升高，得不到有效排泄的大量尿酸滞留于痛风患者的身体中，于是就深深地埋下了痛风的隐患。

当然，随着我们生活水平的提高和社交圈的拓展，该有的应酬和娱乐还是不能少的，这时，就需要我们自己把握好度。痛风患者和非痛风患者，都应该学会为自己安排合理的娱乐时间，要全面了解自己在夜晚进食的那些东西的主要成分，要理智控制自己的餐饮量，尽量减少酒精的摄取，以及对油脂类高嘌呤食物的进食，同时，在增加活动量和进食量的情况下，要多饮水来稀释体内的尿液，增加尿量，促进尿酸的排泄，注意安排足够的时间供身体休息，使机体收支平衡，防止尿酸趁机飙升。

有节制地进行娱乐放松是痛风患者保持健康，远离痛风的重要保障，不能图一时享乐开心，就忽略痛风的隐患，别忘了尿酸和痛风可是喜欢见缝插针的，一不留神，在你大口喝酒，疯狂摇摆的同时，痛风就已悄悄贴近你的身旁。所以，如果作为一名痛风患者，如果你十分喜欢或者因为工作和生活的需要，要常常进行娱乐活动的话，就要时时告诫自己，不要只是贪图一时痛快，一定要把握好娱乐的度，控制好夜生活中自己的饮食与运动，谨防痛风来找麻烦。

🌸健康提示：饭桌上可控的盐糖热量🌸

很多时候，很多痛风患者都会苦恼于应酬饭桌上的那些琳琅满目的美味，看着摆在自己面前的诸多佳肴，却不能够放开了吃，因为会担心不知不觉中摄入太多的嘌呤，吸收太多油脂或者盐糖，引起痛风的急性发作，于是只好暗自擦擦口水，因为痛风，只能忍了。每到这个时候，痛风患者都比较纠结，惹上了痛风这家伙，真的是失去了痛快饮食的自由了啊。其实，痛风患者完全可以不用这么痛苦，因为，我们饭桌上的嘌呤和盐糖油的摄取量，完全可以由我们来掌控。

事实上，不论是在家中还是餐馆进餐，减少饭菜中的盐量和糖量，降低油脂的含量，都不是很难的问题。其实只不过是改变了我们的一点点饮食习惯而已。在大多数的餐馆中，客人都可以提出自己的饮食要求以及忌口等，所以，在点菜时，我们就可以及时向服务员提出自己的要求，比如"不要做得太咸了""清淡一点儿、别太油腻了"，总之，痛风患者可以将自己的忌口和饮食口味等要求都清楚地提出来，来保证呈上来的饭菜能够达到我们的饮食需求，不至于吃顿饭都要提心吊胆，小心翼翼去计算热量和嘌呤。

如果是在应酬场合，不适合痛风患者提出太多的要求，那么就从自身出发，通过初步的判断，来选择那些比较起来低嘌呤低盐的食物饭菜，并且要尽量少吃，甚至，礼貌性地沾一些就可以了，就算是饿着回家补餐，也不能过量地进食饭桌上不适合自己的高盐高糖餐饮。如果餐桌上没有符合你需求的饭菜，场景又不适合你提出那么多要求，那么，要学会用清水或者苏打水来代替一部分食物所需的空间，然后为了不失礼节，尽量选择靠近标准的饭菜，礼貌性地进餐即可。

所以说，饭桌上盐糖热量的多少，全在于自己的掌控。掌握好了，就可以放心饮食远离痛风，如若掌握不好，痛风就随时都有可能找机会发展自己的势力，来找我们的麻烦。

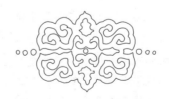

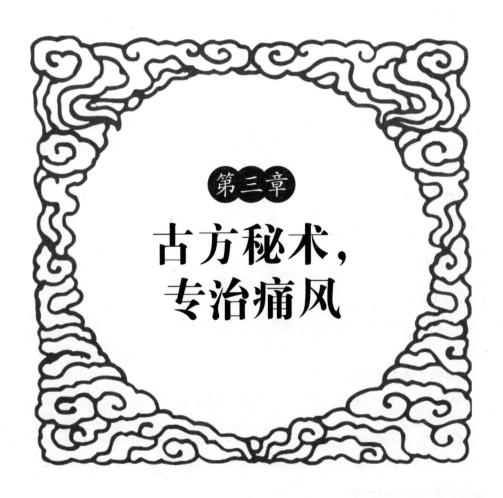

第三章

古方秘术，
专治痛风

第一节　饮酒招痛风，药酒来医治

古方中治疗痛风的药酒

很多痛风患者在治疗自己的痛风病时都会选择一些中医的疗法，因为相较于西药来说，中医较温和，对身体的副作用也比较小。在众多治疗痛风的中医方法中，药酒是一项极为特殊的方法。它的特殊在于，我们都知道，酒能够招致痛风，引起并促进痛风的发作，也会延缓痛风的治疗，是痛风患者的大忌。但是，药酒却恰恰与之相反，药酒可以帮助我们抑制痛风，缓解痛风发作带来的疼痛和苦恼，而且并无太大的副作用。利用药酒治疗痛风的方法，早在千年以前就已被古人发现，并得到了有效的考证和利用。现在我们就一起来认识几味古方中治疗痛风的药酒。

» 附子酒（《普济方》）

【材料】生附子（带皮）一枚（约50克），皂角刺21根。

【制作方法】

把备好的附子捣碎成黄豆大小，装入干净的容器中，倒入500克白酒然后密封，浸泡3～5天后即可解封，此酒每次服1小杯，以嘴唇感到微麻为限度。

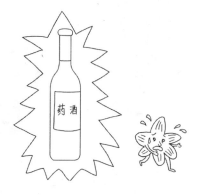

» 黑附子酒（《永类钤方》）

【材料】大生附子（带皮，重50克）一只，皂角刺21个，黑豆1盒。

【制作方法】

将三种药材细锉之后，分成两部分，其中一部分加好酒用慢火烘干，然后与另一部分合并一起，密封于罐中，三天以后即能服用；每次服3～5克即可，不可多服。

» 痛风药酒（《疡医大全》）

【材料】鳖甲、防风、甘菊花（净）、人参、杜仲、甘杞子、粉丹皮、秦艽、石菖蒲、虎骨、川羌活、油松节、牛蒡子各50克，广陈皮、白芷、桔梗、白术、牛膝、远志（去心，甘草水煮）、黄者、白芍、白茯苓、天南星（姜汁泡）、山萸肉、苍耳子、荆芥、川芎、当归、僵蚕、白附子、独活、天花粉、川草薢、石蟹、熟地、明天麻、茅苍术（米泔浸，炒）各25克。

【制作方法】

将以上药材用无灰酒 2000 毫升浸泡，密封存放，春、夏季节密封半个月左右即可服用，秋、冬季节则需密封 21 天方可开封服用；每次空腹饮 1 小杯，每天 3 次即可。

古籍中的痛风药酒均为古人精心研制，其中所含的精髓还需痛风患者细细研究，慢慢体会。

早期痛风——五色梅药酒

五色梅药酒是一种能够清热解毒，活血止痛的神奇药酒，对于治疗早期痛风病患者的关节疼痛症状，缓解急性关节炎带来的痛苦，有很好的疗效。五色梅药酒的主要成分有五色梅枝以及鸭蛋和白酒。

五色梅能够祛风止痒，消肿止痛，五色梅枝味苦性凉，有小毒，能够清热解毒，散结止痛。而鸭蛋性味甘凉，入肺经以及胃经，具有补阴、清热的功效，同时，对咳嗽、口渴、大便干结等症状也有非常不错的治疗作用。

» 五色梅药酒

【材料】准备五色梅枝 20 ~ 30 克，浅青色的鸭蛋 1 颗，上好的白酒适量。

【制作方法】

将白酒中兑入适量的水，然后倒入备好的锅中，接着放入备好的五色梅枝以及鸭蛋，开火，用中火煎煮一个小时左右即可。

用法：此药酒痛风患者可每日分 3 次服用，每次小半碗就可以了。

需要痛风患者注意的是：鸭蛋中的脂肪含量高于蛋白质的含量，而且胆固醇的含量也比较高，所以平日里，痛风病患者以及普通的中老年人，都不适合过多的食用鸭蛋，以免造成身体的负担，增加罹患痛风和引起痛风急性发作的危险。此外，即使经过了我们特殊的加工制作程序，这鸭蛋也是不可以多食的，它所含有的那些脂肪和胆固醇并没有因此而降低多少。还有，虽然五色梅药酒可以缓解早期的痛风病症，能够帮助痛风患者解决关节疼痛带来的烦恼，但是如果过量食用，依然容易引起痛风患者身体机能的不适，影响机体的代谢以及消化，容易造成胆固醇的急性升高以及急性痛风性关节炎的突然发作或者加重。

鸭蛋不像鸡蛋一样，会经常被买回家食用，所以很多人对于鸭蛋的选购比较迷茫。其实，选购到新鲜鸭蛋的办法还是很简单的，只要拿着鸭蛋在手里左右摇晃摇晃，没有听到声音，就是新鲜的鸭蛋，有响声的就要谨慎购买了。此外，在保存时，最好放入冰箱中进行冷藏，将大头朝上，小头朝下，就可以使鸭蛋保鲜保质，延长保质期了。五色梅枝一般的药店里均有售，痛风患者可以前去买上少许回家使用。

要提醒痛风患者的一点是，如果你刚刚服用过了五色梅酒，或者刚吃过鸭蛋，那么就要切记远离李子、桑葚和鳖鱼，以免引起食物中毒，对身体健康造成不利影响。

活血止痛——两种独活药酒

我们要学习的这两种独活酒，分别是当归独活酒还有独活人参酒，它们都具有活血止痛的功能，当痛风患者的急性痛风性关节炎发作时，可以用来缓解疼痛。此外，这两种独活酒还能够用于痛风各个时期的止痛以及预防。这两种药酒的主要药材有：当归、独活、白藓皮、羌活，还有人参等。

当归性温，味甘辛，归入于心经还有肝经以及脾经。对于虚寒腹痛，痿痹，肌肤麻木以及肠燥大便不利的症状有很好的改善以及治疗作用，同时，当归还能够治疗痈疽疮疡，赤痢后重以及跌扑损伤等症状。研究证明，当归挥发油还能够催眠、镇静、止痛，对体外痢疾、伤寒、肌肉风湿、关节炎及各种神经痛等都有十分神奇的良好疗效。

独活，味辛苦，性微温。入肝经还有肾经以及膀胱经。具有祛风胜湿，散寒止痛，镇静还有抗炎的功效，独活能够较快地减轻患者身体中的炎症，帮助患者较快的消除肿胀现象，但是阴虚血燥的患者一定要谨慎使用，及时详细咨询医生。

人参是我们常见的一种药材，它的治病养生功效千百年来一直备受追捧和推崇，除了我们常见的功能，人参还具有降血脂和抗动脉粥样硬化的功能，在改善血脂，降低血液胆固醇和甘油三酯，以及降低血糖等方面都有显著的效用，是高血脂、肥胖症以及糖尿病等患者保持身体健康的好帮手，特别是对于痛风并发各种并发症的患者，更是不可多得的绝好药材。

羌活味辛苦，性温，入膀胱经以及肾经，能够散表寒，祛风湿，具有通利关节的功能，同时还能够帮助患者胜湿止痛，有效缓解身体疼痛的症状。

白藓皮味苦咸，性寒，入脾经和肺经还有小肠经以及胃经和膀胱经，具有很好的清热燥湿解毒功能，还可以有效地祛风止痒，但是，脾胃虚寒的痛风患者要慎重服用白藓皮，最好在制作药酒前就先详细咨询一下专业医生再做行动。

介绍过这些药材之后，让我们一起来看看这两种独活酒的配方吧！

» 当归独活酒

【材料】独活 60 克，当归 10 克，大豆 400 克，上好白酒 1 000 毫升。

【制作方法】

把独活的芦头去掉后，同当归一起捣碎，放在干净的容器里，用上好的白酒浸泡一夜，把备好的大豆倒入锅中炒到青烟出锅的程度，然后加入到泡制的酒里进行密封，等放凉后，过上一天左右，开盖，去掉药渣即可服用了；

用法：每天分 3 次服用，每次温热再喝，每次喝 10 毫升就可以了。

» 独活人参酒

【材料】白藓皮 15 克，独活 45 克，人参 20 克，羌活 30 克，白酒适量。

【制作方法】

❶ 把独活和羌活的芦头分别去掉，把所有药材捣成粗末备用；

❷ 每次服用时，取 10 克左右的药末，然后用 7 分水和 3 分酒，一起煎煮，直到剩下 7 分液体后，去掉药渣，温服，每天两次，每次温服 1 小杯即可。

这两种药酒一种需要泡酒密封后服用，一种则需备好药材后，临时煮制，新鲜服用，二者对于缓解痛风患者的关节疼痛均有良好的疗效，都可以帮助痛风患者有效地活血止痛，痛风患者可以根据自身情况和条件进行选择。

治疗陈年痛风止痛快——九藤酒

九藤酒是一种比较古老的药酒，来源于《医学正传》，其药性强，止痛快，对于多年的老痛风也具有很好的疗效，能够在短时间内达到止痛消炎的功效。但是，九藤酒所需的药材居多，并且有一部分药材还具有小毒，在量的掌控上有很高的要求，所以，建议痛风患者如果选择这种药酒进行治疗的话，在制作前一定要充分了解各个药材的药性以及制作要求和需要注意的事项，最好详细咨询医生后再行动。

» 九藤酒

【材料】钓钩藤、青藤、红藤、桑络藤、凤藤、天仙藤、无根藤、阴地蕨各 200 克，忍冬藤、五味子藤各 100 克。

【制作方法】

将以上药材全部切为碎末，然后用棉纱布包住，同时要准备一罐无灰老酒，将备好的药材泡入酒中，然后将罐口密封。密封的时间比较长一些，并且不同季节密封所需要的时间也不同，一般春秋季节需要密封七天左右，而在冬季则需要密封十天，但在夏季，密封五天就可以了。

【具体用法】痛风患者可以一天分为三次服用此药酒，每次一小杯即可，如果痛风发作时的疼痛部位在上面，那么就在饭后再服用九藤酒，如果痛风发作时的疼痛部位在下面，那么饭前就可以服用九藤酒。

在此药酒中，无根藤等药材都具有祛湿消肿、利水的作用，能够帮助痛风患者有效地清热解毒，在短时间内帮助痛风病发作患者消炎止痛，对于痛风性关节炎带来的各种痛苦能够有效地进行缓解和治疗。

患有痛风多年的患者，病症比较顽固，一般的药酒或者食疗已经无法有效进行治疗和抑制，那么，就可以用九藤酒来试一试，因为九藤酒药材药效比较强，此酒见效快，疗效强，能够有效缓解和抑制多年老痛风的顽固病症。但是，一般的痛风患者，最好还是少用此药酒为好，因为诸多药材都有小毒，把控不好容易引起其他中毒现象，对痛风患者的身体造成新的伤害。所以，痛风患者要根据自身的情况进行选择与服用药酒，并且，在制作药酒前，一定要全面了解自己要用到的药材，谨慎制作，小心服用。

活血止痛保肾脏——凌霄花药酒

我们都知道，一旦染上了痛风，时间一长，痛风患者的肾脏就会受到很大的伤害，

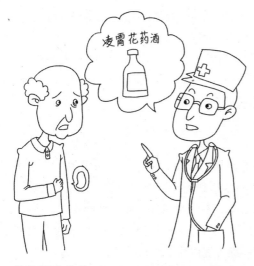

凌霄花药酒

而肾脏受伤后功能减弱，又会进一步加重痛风的症状。如此来回往复互相影响，患者的病情就会陷入一种恶性的循环中，难以摆脱肾脏衰竭和痛风屡次侵犯的悲惨命运。所以，我们在对痛风病症进行治疗的时候，不仅仅是要找一个止痛治疗痛风的办法，还要想办法在治疗痛风的同时，寻找保护肾脏的方法，最好是双管齐下，来确保我们的肾脏不会因为痛风的侵扰而提前下岗，在抑制痛风的同时，保护肾脏，消除痛风加重的后患。而凌霄花药酒，正是一种适合痛风病患者在治疗痛风的同时养护肾脏的药酒，又可以有效地活血止痛，帮助痛风患者缓解病情，还可以有效地保护痛风患者的肾脏不再继续受到侵害和损伤。那么，现在我们就来深入了解一下这个神奇的，具有双重功能的凌霄花药酒。

【材料】凌霄花 15 克，紫葳根 13 克，当归 5 克，熟地 12 克，白芷 12 克，上好白酒适量。

【制作方法】

将以上药材全部浸泡于备好的白酒中，密封存放，3～5 日后即可开封服用。

【用法】每日 2 次，分早晚服用，每次一小杯即可。

此款药酒所需的药材较少，配方也非常的简单，但是却有很好的治疗功效和养护功能，因为我们泡制药酒所用到的这些药材，均是痛患者抑制疾病，保养身心的好帮手。那么，就让我们一起来了解一下这些神奇的药材。

凌霄花性寒，味甘、酸，入肝、心包经，具有凉血化瘀、祛风止痛的功能，在皮肤瘙痒，风疹发红等方面有很好的疗效。但是，对于气虚血弱、内无瘀热的痛风患者，一定要谨慎服用，最好先咨询医生再做行动。

紫葳根味甘、酸，性寒，具有凉血，祛风的神奇功效，在治疗风疹、腰脚不遂以及痛风性关节炎等方面，都有很不错的功效，能够有效地帮助痛风患者抑制疼痛症状，缓解急性痛风发作对身体造成的伤害。

白芷味辛性温，入肺、脾、胃经，具有祛风散寒、通窍止痛的功能，此外，还能够有效地帮助痛风患者消肿排脓，缓解痛风发作时带来的关节肿胀疼痛的现象。

熟地味甘，性微温，入肝、肾经，具有补血养阴、填精益髓的神奇功能，加入药酒中，再配以上面提到的所有药材，能够充分发挥出其神奇的养护功效。对于痛风患者保护肾脏，保养身体有着极大的意义。

凌霄花药酒是一种比较常见的，用来帮助痛风患者抑制痛风，保护肾脏不被加倍伤害的药酒，制作方法简单，却又疗效独特而且还有神奇的养护功效，痛风患者不妨一试。

祛风通络活血止痛——追风酒

追风酒，光从字面，我们就可以看出，它是专门追风通络的一种药酒。这款药酒对于痛风患者的病症能够进行一个深入的治疗，深入患者内里，祛风通络，对于痛风患者身体中的顽固分子进行较强有力的排除以及疏通，进而达到活血化瘀，消炎止痛的功效，尤其对于长年痛风的患者有良好的治疗作用。追风药酒所需要的药材较多，而且其中的一部分药材还有毒性，容易伤身，所以痛风患者在进行泡制时，一定要谨小慎微。

» 追风酒

【材料】木瓜、当归、牛膝、杜仲、茯苓、羌活各 18 克，雷公藤 30 克，祁蛇 30 克，三七、蝉蜕、土鳖、红花分别为 6 克，枸杞、地骨皮、生草乌、生川乌、生马钱子分别备 6 克，蜈蚣 3 条，上好白酒 3000 毫升。

【制作方法】

将以上全部药材泡于备好的白酒中，密封保存，存放半个月后，开封服用即可。

【用法】每天 2 ~ 3 次，每次 15 毫升左右就行了，切不可多饮。

在这种追风酒的药材中，有几味比较特殊的药材，需要痛风患者特别注意一下。

首先我们要说的是祁蛇，祁蛇本身具有抗凝抗栓、祛风除湿、降低血液黏度以及降低血脂等神奇的功效，它的提取物，还可以镇静、镇痛，有效地缓解痛风患者并发时的关节疼痛症状，同时对患者体内血压的抑制也有很不错的效果，是极好的中药材。该药材比较少见，而且极为名贵，所以痛风患者在选择时，要结合自己的经济情况而决定。

接下来就是生川乌，生川乌能够祛风除湿，温经止痛，具有很好的镇痛作用，可用于治疗各种关节疼痛的症状，是痛风病人抑制关节疼痛的好帮手，但是，川乌有毒，如果服用过量，就会引起中毒现象，甚至会危及患者的生命安全。

还有一个较特殊的药材，那就是土鳖了，土鳖味咸性寒，有小毒，入肝经，具有破瘀血、续筋骨的功效，但是孕妇一定要远离这种药材，否则易伤身。

痛风结节的克星——丹皮药酒

通过前面的了解，我们都已知道，当痛风患者的痛风病情发展到一定程度，高尿酸血症长期存在，经久不治，随着尿酸结晶的逐渐沉淀和增多，痛风患者的身体中就会慢慢出现一些大大小小的"石头"，这种十分怪异难看的"石头"，被称作痛风结节，不仅影响痛风患者的美观，更重要的是会影响患者的正常工作和生活活动，妨碍痛风患者的日常生活。对于难缠的痛风结节，很多痛风患者都感到十分纠结与苦恼，又不想轻易就动手术。这里，我们就来学习一种药酒，它是痛风结节的死对头，可以有效地帮助痛风患者缓解和排泄身体中顽固的痛风结节，这种药酒名为丹皮药酒。

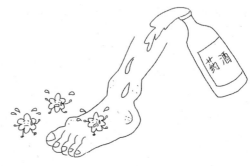

丹皮药酒可以活血祛风，能够在通络止痛的同时应对由于痛风病而引来的痛风结节，并且能够逐渐化解已经成型的痛风结节，进而帮助痛风患者消除病痛。

» 丹皮药酒

【材料】丹皮 1200 克，陈皮 250 克，防风 60 克，牛膝 30 克，生姜 200 克，红糖 250 克，白酒 3000 克。

【制作方法】

把备好的所有药材泡入白酒中（瓷罐玻璃瓶均可，切不可用塑料容器盛放），密封保存，存放一个月后，开封服用即可。

【用法】每日 3 次，每次约 30 毫升即可。

丹皮性寒，味苦，归心经和肝经以及肾经还有肺经，具有清热凉血，活血散瘀的功能。陈皮性温，味辛，入脾经和胃经以及肺经，有理气健脾的功能，能够治疗消化不良，纳呆便溏以及咳嗽气喘等症状。牛膝和防风我们在前面已经了解过，也都是疗效相当不错的治疗痛风的药材。几种药材搭配一起，能够有效而全面的帮助痛风患者对抗身体中年久不治的痛风结节，在较短的时间内化解痛风患者体内的尿酸结晶，阻止新的痛风结节生成，

这款药酒中所用到的药材比较常见，而且比较容易购买到，同时，这款药酒的味道相对于其他药材来说，也比较平和，痛风患者比较能够接受，在消除痛风结节方面又有独到之处，所以说丹皮药酒是非常适合痛风患者的一款药酒。

益气活血通络止疼——参苓橘红酒

参苓橘红酒，我们大体上可以从名字中看出这款药酒的主要成分，那就是人参、茯苓、橘红、白酒。这款药酒最大的功能就是能够益气活血，通过活血来疏通痛风患者的经络，通过经络的疏通来消除痛风患者体内因痛风结晶日久天长积攒沉淀而带来的痛楚。古人常讲"痛则不通，通则不痛"，就是这个道理。只有有效疏通了经络，痛风患者的尿酸才不会长期滞留于身体中，形成尿酸结晶，也只有这样，才能够帮助痛风患者减少痛风发作的机会，减轻痛风发作带来的痛楚。那么，参苓橘红酒到底该如何泡制呢？我们就来一起学习一下。

» 参苓橘红酒

【材料】人参 10 克，（如果没有，就用 30 克党参代替也是可以的），茯苓 50 克，橘红 30 克，白酒 1000 毫升。

【制作方法】

把备好的全部药材清洗干净后，浸泡于备好的白酒之中，密封存放一个星期以上，然后解封服用即可。

【用法】每天一次，每次不超过 30 毫升，痛风患者可选择在睡前饮用。

人参与茯苓对于痛风患者的治病和预防等多方面的疗效，我们在前面就已进行了详细的了解，所以这里就不再多讲。而橘红，也是一种比较常见的药材，其味辛、苦，性温，归入肺经和脾经，具有燥湿、散寒、利气、祛痰的神奇功能，可以有效地祛除痛风患者体内的寒气，积极地疏通痛风患者的筋骨，在短时间内明显缓解痛风患者关节肿痛的现象。参苓橘红酒可以益气活血，化痰通络，对于肌肉麻痹和骨节疼痛等病症都有很好的疗效，痛风患者长期适量饮用参苓橘红酒，可以很好地抑制和抵抗痛风发作所带来的痛苦，有效地温通经络，活血化瘀，减轻痛风患者关节疼痛的症状。

❁健康提示：药酒治病，量要把握好❁

我们常说，酒会招来痛风，所以大家要尽量远离酒精，特别是痛风病患者，更应该与酒精保持一定的距离，最好与之绝缘。而在这章，我们又学习了利用酒来治疗痛风病的方法。有些痛风患者可能会有点迷茫了，如此说来，那酒精到底好是不好？既然喝酒能招惹上痛风，难道药酒就可以治疗痛风了？就不会有招来痛风的可能了吗？酒和药酒就差了一个字，会有完全相反的两个作用？有点儿不太可能吧？医生都说了，酒可是会引起痛风发作的。事实上，利用酒制成药酒来治疗痛风，并不是空想，也不存在矛盾，早在千年以前，古人就已经发现了药酒的神奇功效，并加以利用，用来治疗多种疑难杂症。利用药酒治疗痛风，具有良好的疗效，并且可以帮助我们应对多种陈年痛风以及痛风结节等较为难医治的症状。说到这里，又加上在前面我们学习了那么多的药酒之后，想必有些痛风病人已经开始偷着乐了，因为，只从患上这个病就再也没有喝酒，已经有好久没有接触过酒了，以前不敢喝酒，一直忍着，现在终于又可以与酒为伴了！

几乎大部分痛风患者在患病之前都十分喜爱酒精，但由于痛风病的发作，关节

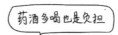
药酒多喝也是负担

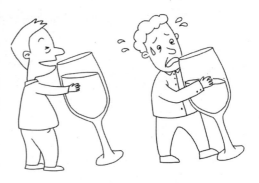

剧痛无比，于是耐不住钻心刺痛，只好从此远离了酒精。不少痛风患者为此还感到十分的郁闷，每次见到别人畅饮，自己总不由得咂咂嘴，好怀念以前酣畅淋漓喝酒的时光。现在，我们所学习的药酒，正是给了痛风病患者一个再次与酒接触的机会。但是，我们都应该知道，药酒能治痛风，也是有量的限制的，就像吃药一样，过量了就会引起不适症状，甚至适得其反，引发危险状况。所以说，正是因为药酒的主要材料少不了酒的参与，所以我们必须提醒痛风患者，在服用药酒时，一定要注意把握好用量，切勿过量，虽然已经成为药酒，但是酒本身的属性并没有被彻底消灭，饮用过量，依然会为痛风患者的身体带来不必要的麻烦，容易因为过量饮用而引起痛风患者体内尿酸的速度升值，易在短时间促使急性痛风性关节炎的突然发作。所以说，药酒虽能治疗痛风，帮助痛风患者缓解和解决痛风带来的一系列麻烦，但是用量一定要把握好，这才是关键之处，万不可因为贪杯而背道而驰。

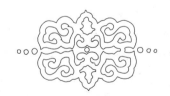

第二节　泡壶茶，治痛风——痛风茶疗

茶疗——用流传千年的秘方治痛风

茶疗，一个新鲜又古老的疗法。这是一种用茶叶作为药方，或结合其他中药材组成，并加以运用，用来内服或者外用，以达到治病或防病以及养生目的的治疗方法。相对于其他治疗方式来说，茶疗算是一种最具有享受性质的治疗方式，不仅安全可靠，而且简单易行，治病与品茶兼具，也不用担心会像药物一样带来严重的不良反应，安全无痛苦，实为不可多得的好方法。茶叶的保健和治病功能在千年以前就已被古人所认识并加以利用，所以，千百年来，茶疗一直是我国医药学里一个重要的组成部分。

古人用茶疗解毒治病，如今，我们也可以利用茶疗来对抗难缠的痛风。借用茶疗的方法来治疗痛风，简单方便，而且没有副作用，可操作性较强，并且见效比较快，正因为如此，茶疗已经被越来越多的现代都市人所接受和追捧。事实上，痛风茶疗最早出现在两千多年以前，奢侈的宫廷生活导致很多人都染上了痛风病，当时有人把茶叶配以女贞子，车前草等多种中药材一起煮熟食用，来缓解痛苦，这便是最早时期的茶疗了。到了唐朝以后，人们慢慢把吃茶改为用茶叶和药材煎汁喝茶，到了这个时候，与茶叶搭配用来治疗痛风的药材已经有十多种了。随着时代的变迁，医术渐渐得到进一步的发展，痛风茶疗也不断地进步和发展。如今，我们也有了多种简单有效治疗痛风的茶疗方法，更有很多专家研制出的具有针对性的痛风茶疗法。

痛风茶疗的最大优势在于：适用的人群比较广，上班族痛风病人或者退休在家的老年痛风患者都可以采纳这种方法来对抗痛风，对长期痛风患者和刚患痛风的病人均有很好的疗效，而且茶疗作用的范围也比较广，痛风患者如果能够长期坚持茶疗，不但可以有效清除关节、肾脏和其他组织中长期以来沉积下来的尿酸结晶，还可以化解已经生成的痛风结节，此外还有一个优势，就是没有任何副作用，茶疗不用担心会像西医治疗一样，引发各种不良反应和副作用。

痛风茶疗的应用范围比较广一些，适合各种类型的痛风患者，比如痛风反复发作，用药治疗收效甚微的痛风患者，以及合并三高的痛风患者等。对于应酬居多的痛风病潜在人群和已经生出痛风结节的痛风病中晚期患者来说，茶疗也有很好的预防和治疗作用。

此外，如果能将痛风茶疗与药物治疗紧密配合在一起的话，就能够让痛风患者收到最好的治疗效果，这一点还需要我们多加学习和应用。

在这里，我们需要认清一点，那就是，传统的中草药汤剂并不是我们所讲的茶疗。

茶疗的一个特点是简便易行，享受与治病兼具，而传统中草药汤剂，讲究较多，制作过程也比较复杂，一般味道也比较苦涩难忍，并不属于茶疗的范畴。

碱化尿液——柠檬与胖大海茶

我们都知道，我们身体中大部分的尿酸都会通过尿道被排除出体外，而尿液的酸碱度则会影响到尿酸的排泄。因为尿酸难溶于酸性液体中，所以我们要想办法将尿液碱化，才有助于尿酸的顺利排泄，有助于痛风患者有效地预防和抑制痛风的发展。其实要做到这点也不是很难，用柠檬与胖大海泡茶饮用，正好就可以起到碱化尿液促进尿酸排泄的作用。这是一款清新简便的茶饮，操作非常简单，而且效果也比较明显，酸酸甜甜，能被大多数的痛风患者所接受。

其原理在于：柠檬中富含钾、钠等微量元素，虽然口味极酸，但确是属于碱性食物的行列。柠檬汁不仅可以杀菌，其中富含的柠檬酸盐，还可以通过抑制钙盐结晶的生成，来阻止肾结石的形成。此外，对于痛风患者体内已经形成的结石，柠檬酸盐也可以有效地将之溶解掉。同时，柠檬中含有大量的维生素 C 以及维生素 P，可以增强痛风患者血管的弹性以及韧性，能够很好地帮助痛风患者预防和治疗高血压还有心肌梗死的病症。

用柠檬做茶饮，还因为其具有很好地抗菌消炎功能。柠檬中含有的大量维生素 C，在人体中就像天然的抗生素，可以帮助痛风患者很好的抗菌消炎，阻挡很多来自外界和自身的不良侵扰。用柠檬做茶饮，还可以很好的促进痛风患者的消化系统，平衡患者身体的酸碱度，抑制痛风患者体内的酸性，从而达到抑制尿酸生成的目的，并且能够有效地促进痛风患者体内尿酸排泄的效果。

胖大海是一个比较有争议的"东西"，既可入药，也可以当作茶饮，很多人喜欢在自己的茶水中加入一颗胖大海，用来清火润肠。但是胖大海如果利用不好，就会有一些不理想的情况出现。我们要用胖大海治疗痛风，那么就得了解一下胖大海的属性。

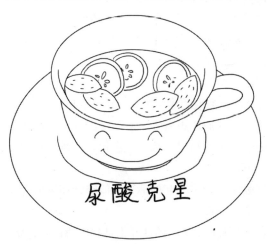

尿酸克星

胖大海味甘，性凉，归肺、大肠经，在清肺热、利咽喉方面有很好的功效，具有清热解毒、润肠通便的功能。由于胖大海性凉，所以脾胃虚寒的人以及痛风患者是不可以采用的，否则会损伤脾胃功能，并引起腹泻，伤及元气。对于便秘严重的患者，如果只依靠胖大海想要达到通便的效果的话，是没有太大作用的，必须辅以其他通利润肠之物才能见效。

用柠檬与胖大海泡茶来治疗痛风，

其实并不神秘，具体做法为：

准备一个新鲜柠檬，清洗干净后切薄片，取 2 ~ 3 片放入杯中，加入一颗胖大海，用开水泡制即可。如果感觉味道太酸，可在稍微放凉一些的时候加入少许的蜂蜜进行调味。如果家中没有新鲜的柠檬，也可以用市场上买回来的柠檬干代替。由于胖大海性凉，所以无须多放，每次一颗就足够了。

柠檬与胖大海泡茶，不适合空腹饮用，痛风患者在饮用时加点蜂蜜口感会比较好一些，另外，过酸的茶饮会引起牙齿和胃部的不适，所以痛风患者在饮用时需多加注意。对于脾胃虚寒，大便稀溏的痛风患者来说，我们不提倡将此茶饮拿来治病。而合并糖尿病和低血压的痛风病患者也不适合饮用此茶，换言之，饮用此茶，也可以帮助高血压的痛风病患者在碱化尿液，促排尿酸的同时降低血压，所以痛风合并高血压的患者可以常饮此茶。

在选购柠檬时，要挑个头中等的柠檬，体型呈椭圆状，两边都突起，稍微尖一点儿的较好，成熟的柠檬表皮颜色鲜黄，能够闻到很浓郁的香味。柠檬的保存期比较长，保证将其置于阴凉通风的地方即可。

祛风除湿通络补益——寄生桑枝茶

如果说现在有一种茶，可以有效地帮助痛风患者祛除风湿，疏通经络，能够助痛风患者补肝肾强筋骨的话，你会不会想要马上学会并在第一时间里泡制饮用呢？确实有这样的茶饮，可以帮助痛风患者解决痛风带来的一些问题，这个茶就是寄生桑枝茶。对于罹患痛风的患者来说，身体所遭受的侵害已经不仅仅是关节疼痛这么简单了，长期的高尿酸血症，使得痛风患者的身体中积攒了大量的结晶，严重影响了患者身体筋络的正常活动，也深深地伤害了痛风患者的肾脏。这个时候，痛风患者都在等待一个"救世主"的出现，来帮助大家解决这些棘手的问题，于是寄生桑枝茶"横空出世"，为我们治疗痛风，找回健康的体魄带来了希望。

» 寄生桑枝茶

【材料】桑寄生 5 克，冬桑枝 3 克。

【制作方法】

把二者清洗干净后，切为碎片，然后用沸水冲泡，盖上杯盖闷 10 分钟就可以饮用了；此茶可反复冲泡多次，一天当中的茶饮无须再更换桑寄生和冬桑枝。

桑寄生味甘苦，性平，归肝、肾经。具有补肝肾、强筋骨的功效，在祛除风湿、养神安胎方面有良好的疗效。对于治疗腰膝酸痛，筋骨无力，高血压等症状，都有不可忽视的作用。此外，桑寄生利尿的作用也非常的显著，痛风患者借用此功效，能够很好地促进自己体内尿酸的顺利排泄。

冬桑枝味苦，性平，归肺、肝、脾经，具有祛风邪、通血络的神奇功能，可以通利关节，消除肿痛，解决寒气侵体带来的各种关节疼痛问题。对于痛风性关节炎有很好的治疗和抑制作用。

这款茶饮的准备材料比较简单，一般药店均有售，而且泡法也无须太讲究，痛风患者只要能够坚持饮用，就能够有效地疏通筋络，祛风止痛，有效地解决痛风发作以及潜伏期为患者带来的痛楚。由于桑寄生和冬桑枝均比较味苦，所以此茶饮口感比较清苦，但相较于中药汤剂来说，寄生桑枝茶还算是一种不错的，治疗痛风的茶饮方法。

清热利湿降低尿酸——去痛风茶

去痛风茶，言简意赅，光看名字我们就能猜出这是一种专门针对痛风的茶饮。能够去除痛风？真的有这样的茶饮吗？会不会很难制作？是不是有很多讲究？会不会像中药汤剂一样很难喝？想必每位痛风患者都急于知道去痛风茶的真实情况吧？去痛风茶的内容和具体做法以及功效到底怎么一回事，我们是不是真的可以利用它来去除痛风呢？下面我们就来一起学习一下这种茶饮的泡制方法。

» 去痛风茶

【材料】马齿苋 15 克，车前子 15 克，茵陈 15 克，土茯苓 20 克，冰糖 6 克。

【制作方法】

把以上材料挑拣干净，清洗一下之后，置于沸水中，煎煮 20 分钟左右，然后去掉渣子，加入适量冰糖，搅拌溶解后就可以饮用了。

这款茶饮口感比较清淡，有淡淡的甜味儿，能够有效地清热利湿，通过促进尿酸的排泄来降低痛风患者身体中的尿酸值，适合痛风患者在各阶段饮用，尿酸值较高的痛风患者更要经常饮用。需要大家认清的一点是，去痛风茶，并不是指能够彻底治疗痛风，而是可以帮助痛风患者有效降低尿酸，去除痛风的隐患。

茵陈味苦辛，性微寒。入胃、脾、肝、胆经，具有清热利湿、退黄的功能。在治疗黄疸以及小便不利和湿疮瘙痒等方面有十分明显的功效。茵陈还能够保护肝脏的功能，具有抗菌消炎，清热降血脂的功效，这点对于痛风合并肥胖症或者高血脂的患者来说，也算是一个喜讯了。

马齿苋又被叫作长寿菜或者长命菜，名字听起来就很吉祥，痛风患者还可以自己在家中种植，因为马齿苋的生命力比较强，很好生存。马齿苋味甘酸，性寒，归心经和脾经还有肝经以及大肠经。极具清热解毒，利水去湿的功效，是痛风患者促进体内尿酸排泄的好帮手，此外，还能够除尘杀菌、散血消肿，还可以很好地帮助痛风病患者消炎止痛，助痛风患者远离痛风性关节炎所带来的病痛折磨。

车前子是有名的利尿消肿之物，再加上可以解毒除湿利关节的土茯苓，再配以马齿苋和茵陈制成茶饮，极大地发挥了清热利湿的功能，在帮助痛风患者有效促进尿酸排泄方面，发挥了显而易见的功效，可以明显降低痛风患者身体中的尿酸值，有效地帮助痛风患者预防痛风的发作，带痛风患者远离痛风性关节炎的折磨。在这里要提醒大家，茶饮虽有效，但也需要痛风患者去坚持，如果只是三天打渔两天晒网，是起不到太大效果的。此外，痛风患者在喝茶的同时，还一定要保证自己每天对水分的摄入量，不要觉得自己喝着降低尿酸的茶水，就可以减少水分的摄取量，这种认识是十分错误的。

祛风除湿通络止痛——薏米防风茶

薏米被我们多次找来帮助痛风患者解决问题，它既可以帮助痛风患者除湿润燥健脾，还可以帮助痛风患者利水消肿清热，此外还能够帮忙排脓舒筋除痹，想必，大家对它早已经不再陌生，薏米正是这款茶饮中的主角之一。除了薏米之外，防风也是这款茶饮中另一个重要的角色。防风的记载最早见于《神农本草经》，早在千年以前，古人对于它的药用价值就早有认识。防风味辛，甘，性微温，入肺、脾、膀胱、肝经，具有除湿止痛、祛风解表的功能，在治疗风湿痹痛以及骨节酸痛和破伤风等方面都有极好的疗效，对于缓解痛风性关节炎所造成的疼痛有很大的帮助。将二者结合制成茶饮，能够极为有效地帮助痛风患者赶跑痛风，疏通经络，缓解痛风急性发作时带来的痛苦。具体的制作方法如下：

» 薏米防风茶

【材料】薏米 70 克，防风 30 克。

【制作方法】

❶ 将薏米清洗干净后，用温水浸泡一个半小时左右备用；将防风去杂洗净备用；

❷ 开火上锅，添加入适量的清水，把之前备好的薏米以及防风置入锅中，用大火烧开，然后转为中火，炖煮大约半个小时，关掉火，去渣取汁，就可以饮用了。

【用法】此茶饮可安排在三餐间分三次饮用，一天喝三次就可以了，也可以在平日里直接喝，还可以用开水冲成淡茶水来饮用。

一般情况下，痛风患者只要连续饮用一周薏米防风茶，就能够收到明显的效果，关节的疼痛很明显得到改善，而且全身的关节也不再有那么钻心的痛感了，尿量也会比之前大一些。饮用薏米防风茶，能够有效地降低痛风患者体内的尿酸，痛风患者可以通过自己的排泄以及精神状态做出判断。

需要注意的是，对于脾胃比较虚寒的痛风病患者，要适当地减少饮用此茶的量，以免过多饮用而引起胃部的不适，为痛风患者造成新的困扰。

长期饮酒的痛风患者——桑叶菊花茶

很多的痛风患者都是食肉一族，并且基本上都喜欢豪饮，很多的男性痛风患者在患病之前，都十分钟情于畅饮酒水时的那种爽快的感觉。但是，当痛风降临后，追悔莫及。

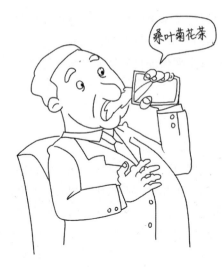

桑叶菊花茶

其实痛风患者也不要太过担心，因为虽然以前的大量饮酒助长了痛风的气焰，为我们的身体带来了极大的麻烦，但是，从今以后，我们把饮酒改为饮茶，以茶代酒，就可以慢慢将痛风驱逐出我们的身体了。并且，现在我们要研究的，正是一款专门针对长期饮酒的痛风患者的茶饮，这款茶可以有效地帮助我们弥补之前豪饮对身体造成的伤害，它的名字就叫桑叶菊花茶。

长期饮酒不仅引发了痛风，也损伤了痛风患者的肝脏，同时还伤及了肾脏和眼睛，所以急需我们用一种办法来缓解这些部位和脏器的压力，在抑制痛风的同时，养护被损伤的部位，解救众脏器于"水深火热"之中，桑叶菊花茶正是最适合痛风患者的办法，既没有副作用，又简单有效。

桑叶味苦甘，性寒，入肺、肝经。具有清肺润燥、疏风散热、止血凉血的功效，此外，还有很好的平肝明目的功能，能够有效治疗咳嗽胸痛以及目赤肿痛等疾病症状。作为痛风患者的茶饮原料，能够很好地帮助痛风患者保肝明目，在对抗痛风的同时，还给长期饮酒伤及双眼的痛风患者一双清亮的眼睛。

菊花是一种传统的药材兼茶饮原料，被用于多种病症的治疗，平日的生活中我们也常见它出现于大家的茶杯中。菊花味甘微苦，性凉，无毒。归肝经和脾经以及肺经和肾经。能够清热明目，疏风解毒。那些经常目赤肿痛，头痛眩晕的患病者，常用来缓解身体的这些不适症状。此外，菊花在治疗疮肿毒以及心胸烦热等症状方面也有良好的效果。菊花的品种比较多。每种菊花的功效比较相近，但是在应用方面，各自的侧重点又有所不同，比如：毫菊最擅长疏风散热、解暑明目，而贡菊则清香可口，擅长清肝明目，解暑除烦，常见于茶饮之中，滁菊长于祛风润燥。怀菊侧重散风清热，平肝明目。我们这里所要使用到的菊花为豪菊或者滁菊，如果痛风患者购买不方便的话，可用其他品种的菊花代替，不会对疗效造成太大的影响。

此外，在桑叶菊花茶中，我们还要配以一些枸杞子来泡制，既能丰富我们茶水的色彩和味道，同时还能够借用枸杞子滋阴明目的功效，和所富含的氨基酸来填补菊花和桑叶的不足，以便更好地对遭受长期饮酒侵害的痛风病患者的内脏进行有效的养护。

» 桑叶菊花茶

【材料】干燥桑叶3片，豪菊或者滁菊10朵，枸杞子20粒左右。

【制作方法】将以上材料去杂清洗干净备用，把桑叶剪成小片，与枸杞和菊花一起置于沸水之中，冲泡5分钟左右以后就可以饮用了。

桑叶菊花茶清凉爽口，润燥利湿，痛风患者可以拿来不定期饮用，天气干燥的时候，加入一点儿蜂蜜效果会更佳。一般情况下不限量，但是脾胃虚寒的痛风患者不可以用来代替白开水，多饮易伤身。

❀健康提示：饮茶的技巧❀

讲过这么多痛风茶疗的知识之后，我们是不是该看看痛风患者在借用饮茶对抗痛风时，有哪些讲究和技巧呢？只有明白了关于饮茶的种种技巧和注意事项，痛风患者才能够让痛风茶的功效得到最大限度的发挥，而不是盲目地去喝茶。

因为茶叶和茶水都很容易被其他气味所沾染，所以所有用来制作茶饮的原料以及已经制成的茶饮，都要远离味道较浓的食品和物品，以免发生串味现象，影响口感。此外，在冲泡茶水时，一定要用沸水，才能够让茶饮的功效得到充分的发挥，有的一部分原料，还需要我们加盖焖几分钟后，再喝才能见到功效。此外，需要注意一点，痛风病患者在饮茶的时候，最好不要吃别的零食或者主食。同时，建议痛风患者在饮用淡茶时，可以适当地增加次数和饮用量，以通过增加排尿量来促进尿酸的排泄，如果是浓茶，就不要太多了，多搭配一些白开水会比较好一点儿。

对于患有痛风病的老年人来说，在饮茶时需要多加注意，一定要饮热茶，并且茶饮不宜太浓。长期遭受痛风侵害的患者肾脏遭受到了比较严重的损害，特别是中老年人，肾脏的功能更是极度受损，无法进行正常的工作，这个时候，痛风患者就要注意控制饮茶的量了，过度饮茶会增加肾脏的负担，造成尿失禁，为老年痛风患者带来新的痛苦。

不论哪种茶水，不管它具有怎样的治疗功效，淡茶温饮，是所有痛风病患者都应该遵循的饮茶原则，做到这一点，痛风患者才能够放心安全和健康地借用茶饮来抵抗痛风的侵扰。

第三节　治疗痛风，艾灸发挥神奇疗效

认识艾灸疗法

随着人们对养生越来越多的重视与研究，艾灸养生也逐渐得到了认识与越来越多的运用，很多人利用艾灸治疗各种身体疾病，并且也收到了良好的效果。我们不禁也要问，艾灸可不可以拿来治疗痛风呢？事实上，对于痛风，艾灸也有着十分神奇的缓解治疗和预防功效。艾灸是一种很古老的疗养方法，在我国有着将近两千多年的历史，艾灸疗法的应用方面比较广泛，在古代，艾灸是治疗各种疾病的主要方法。古人认为，艾灸具有温经通络、温阳补气、消瘀散结、补中益气的功效。艾灸被广泛运用于儿科、内科、妇科以及五官科等，常被用来治病以及预防疾病，还可以用来养生美容等。如今，随着医学的进步，艾灸在治疗疾病方面也有了新认识新突破，对于前列腺炎以及肩周炎、糖尿病等都有十分神奇的疗效。

艾灸疗法，说白了就是在人体的某个地方，或者是患病的部位，通过艾火刺激，来达到防病和治病目的的一种治疗方法。艾灸疗法通过对身体局部的温热刺激，来增强被刺激部位的血液循环，以此来缓解和消除身体的疼痛等不适症状。同时，艾灸还能够使大脑皮质抑制性物质产生扩散，从而使神经系统的兴奋性降低，起到镇静、镇痛的作用。此外，艾灸的温热作用，还可以促进药物的吸收。

正是因为艾灸治病比手术更安全，比起吃药又少了中毒和副作用的风险，具有治病养生保健的多重功能，所以艾灸在人群间的流传越来越广泛。艾灸可以温经散寒，解决血寒运行不畅的问题，还能够调和气血，疏通经络，缓解患者身体疼痛的症状。

艾灸的形式有很多种，我们可以根据自身情况和需求进行选择。常见的艾灸疗法有瘢痕灸，又被称为化脓灸，常被用来治疗肺结核、哮喘、瘰疬等慢性疾病，容易留下伤痕。

还有一种就是温管艾灸。温管灸，这是利用苇管或者竹管做灸器，然后向耳朵里施灸的一种方式。有一种艾灸比较受推崇，叫无瘢痕灸，这种灸法不会损伤患者的皮肤，所以艾灸治疗之后皮肤不会化脓，不会留下瘢痕，大家一般比较喜欢这种疗法。通常情况下，虚寒体质的患者都可以使用这种灸法。还有一种灸法叫间接灸，是拿药物把艾柱和要治疗的部位隔开，然后再进行艾灸治疗的方法，较常见于各种疾病的治疗，比如有隔蒜灸、隔姜灸、隔盐灸等。还有一种灸法为艾卷灸，是一种将艾绒卷起来进行灸疗的方法。

艾灸的方法有太多太多，艾灸中隐藏的智慧博大精深，需要我们慢慢去学习和研究。

而利用艾灸治疗痛风最好的时间是三伏天的中午，三伏天的气温比较高，在温度最高的时候进行艾灸，可以收获意想不到的效果，正像老百姓说的那样"冬病夏治"就是这个道理。利用艾灸治疗痛风，重在坚持，如果指望一次两次就治好的话，是不现实的，而且，如果中途放弃的话，也无法收到良好的治疗效果。

艾灸治痛风具体步骤

我们都已知道，艾灸可以祛风止痛、舒络筋骨，还能够补充正气，那么，利用艾灸来治疗痛风，帮助痛风患者有力地对抗痛风的袭击，就是一种切实可行的办法。通过艾灸对抗痛风，无毒副作用，而且简单有效，完全可以作为痛风患者抵御痛风袭击的一种方法来使用。

借用艾灸治疗痛风，主要是围绕痛风患者的痛点展开，同时还要关照到肿胀的关节部位，这是艾灸的重点。与此同时，痛风患者还应该对神阙、中脘、关元、足三里、肾俞以及腰阳关进行艾灸治疗。这是因为，痛风的侵扰使得痛风患者的体能遭到了严重的破坏，痛风患者在利用艾灸治疗疼痛的同时，也要借这个机会及时补充自己被破坏的体能，为身体及时补充失去的正气。

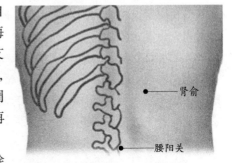

借用艾灸的办法缓解痛风的具体做法是，把艾绒压制为适当长短的艾炷，然后使艾炷自然燃烧，艾灸的时候要小心灼伤皮肤，每次每个穴位以及疼痛肿胀点都要艾灸 5 ~ 6 个的艾柱，每天艾灸一次就可以了，10 天一个疗程，一个疗程完了之后，痛风患者一定要停歇一周左右，给身体一个缓解和适应的时间，然后再继续开始新的疗程。

艾灸能够助阳，艾灸以火驱寒，能够驱除风邪，所以，对于痛风的治疗以及缓解和预防都十分有效。但是，尽管艾灸可以有效缓解痛风的症状，痛风患者也不能急于求成，而是应该坚持不懈地进行灸疗，只要找到适合自己的艾灸方法，并且一直坚持下去，就会收获良好的治疗功效。与痛风的战斗是一场持久战，痛风患者只要将艾灸治疗坚持到底，那

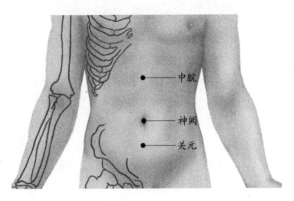

么就是最终打倒痛风，获得胜利的一方。

❀健康提示：不是所有人都适合艾灸❀

艾灸虽然疗效比较明显而且又简单易行，还经济实用，无毒副作用，但是，并不是人人都适合进行艾灸治疗，不是每位痛风患者都能通过艾灸有效地对抗痛风。

对于皮肤比较薄，肌肉敏感的痛风患者来说，艾灸就是治疗禁忌，用艾灸治疗痛风容易损伤脆弱的皮肤。另外，妊娠期妇女的腰骶部以及下腹部，还有每个人的乳头、阴部以及睾丸等部位都不能进行艾灸治疗。还有，痛风患者的关节部位也不可以直接进行艾灸。平时工作非常疲惫的痛风患者，还有那些过饱和过饥的人群，都不适合选择艾灸治疗的办法来对抗疾病。痛风患者在情绪不稳，心情不好的时候，或者是刚刚运动过后，以及沐浴、泡澡之后，都是不可以进行艾灸疗法的。另外，患有传染病，病发时高烧不退，甚至昏迷的痛风患者，也要远离艾灸疗法。对于处在痛风晚期，已经出现骨质疏松以及皮肤破损的痛风病患者，也不可以进行艾灸疗法。很多老年痛风患者失去自理的能力，这个时候再进行艾灸，只会对身体造成更多的伤害。此外，做过痛风手术的病人也不可以进行艾灸疗法。

痛风患者在进行艾灸疗法时，需要注意一些问题。首先，一定要用心认真，集中注意力，并且要坚持不懈，不能半途而废。其次就是要注意防火，防止因艾灸引起的皮肤灼烧以及艾条着火引发的火灾。还有很重要的一点就是，必须找准穴位，以免穴位出错，引起身体的其他不舒适症状。再有就是，痛风患者在进行艾灸时，会暴露一部分体表，这就需要患者们注意保暖和防暑，以免引起其他疾病的侵扰和痛风性关节炎的突然发作。初次尝试艾灸的痛风病患者，要学会循序渐进，先从小量开始，艾灸的时间也不宜太长，然后随着身体的适应程度慢慢加量。在艾灸结束后，痛风病患者应该及时补充大量的温开水，一定要是温开水，来促进排泄器官对尿酸以及其他毒素的排泄。

第四节　蜡疗、刮痧、瑜伽及其他疗法

借用蜡疗击溃痛风

蜡疗，最早的记载见于《本草纲目》，是一种借用加热的蜡，热敷在疼痛部位，或把疼痛部位浸入蜡液里的治疗方式。

蜡疗的原理是：蜡的热容量较大，而且导热率低，同时还可以阻止热的传导，并且蜡疗散热慢，一般情况下，在一个小时之内都能够保持相对恒定的温度。此外，因为蜡的可塑性比较强，所以它可以紧密地贴在患者的体表上，还能够汇合一些其他药物一起进行热敷治疗。所以被越来越多的患者用来治疗疾病。

随着医术的进步和发展，如今的蜡疗将中药与远古的蜡疗有机地互相配合在一起，加强了细胞膜的通透性，产生了较为柔和的机械压迫作用，在改善皮肤营养的同时，还能够让皮肤变得柔软而且保持弹性，对于患者创面溃疡以及骨折的愈合十分有利。此外，蜡疗还可以有效地帮助患者镇痛解痉。蜡疗已经被公认为治疗骨科病人疾病的一种无痛苦无副作用的好方法，由于它的可操作性强、副作用小、疗效好和见效快的特点，已经被越来越多的医生和患者所采纳。此外，因为蜡疗具有活血、抗炎、祛风除湿的多种功效，可以迅速打通患者身体中的经络，能够有效地将身体里的风寒湿邪赶出体外，达到快速治愈顽疾的目的，并且安全，对皮肤没有任何的副作用，所以蜡疗是痛风患者治疗痛风的绝好方法之一。

蜡疗可以促进患者身体中血液的循环，帮助痛风患者消除炎症，及时缓解和减轻痛风患者的关节疼痛。对于痛风发作时的关节肿胀，蜡疗也有很好的消肿作用。蜡疗被广泛运用于骨折愈合以及腰椎间盘突出的治疗。而且，蜡疗的温热作用，能够使毛细血管得到扩张，促进新陈代谢的速度，改善患者身体局部充血和水肿的症状，能够在一定程度上减轻患者身体上的疼痛。

痛风患者在用蜡疗治疗痛风时，可用浸蜡法、刷蜡法、蜡饼法等多种方法。每天或者隔一天进行1次，每次保持在30分钟左右就可以了，10~20次算作1个疗程。具体做法如下：准备250克左右的医用石蜡，置于搪瓷茶盘中，拿小火将石蜡完全熔化后再放一边冷却。将桌上铺上塑料布，然后把熔化后的石蜡全部倒在布上，然后

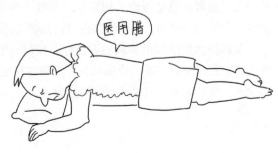

医用腊

用沾有石蜡的塑料布裹住痛风病人需要治疗的部位，裹上之后搭上一条毛毯或者被子来保温，大约30分钟以后，将蜡从痛风患者的身体上慢慢剥下来就可以了。此处我们用到的这些石蜡，可以反复使用，进行蜡疗。

需要提醒大家的是，痛风患者在进行蜡疗时，要谨防关节以及肉皮出血，并且要注意观察自己的皮肤，是否患有感染性皮肤病，同时也要提防恶性肿瘤的干扰。如果皮肤出现溃破等症状，不建议使用蜡疗。

刮痧也可以治疗痛风

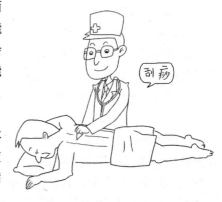

痛风是嘌呤代谢出现问题造成的恶果，而嘌呤的代谢要经过肝脏，如果肝脏的解毒功能变差，无法对嘌呤进行正常的代谢的话，就会引发痛风的发作。那么，如何增强肝脏的功能呢？这里，我们学习一种利用刮痧来舒筋活络，增强肝脏功能，解决痛风这个大麻烦的办法。

刮痧其实就是使用刮痧板，在患者的身体上反复进行刮动，摩擦患者的一个或几个特定的部位，通过反复多次的刮动，来达到治疗病痛的一种方法。

刮痧疗法治疗痛风的原理在于，通过反复刮磨特定经络穴位，利用摩擦产生的良性刺激，让痛风患者的经络穴位充血，来改善患者身体局部的微循环状态，起到祛除邪气、疏通经络的作用，经常进行正确适当的刮痧可以帮助痛风患者祛风散寒，舒筋理气，帮助我们清除体内的湿热，对患者被痛风侵害的身体进行活血化瘀消肿止痛的治疗，对于深受痛风残害的患者来说，是一种见效极快，安全而又没有副作用的绝佳治疗方法。此外，刮痧还可以调整经气，为我们解除疲劳，同时提高患者身体的免疫力。

痛风患者利用刮痧来治疗痛风的话，正常情况下需要 1 ~ 2 个疗程就能见效。每个疗程刮痧最少 4 次，并且每周至少要刮痧 1 次，这样才能很好地控制痛风的走向。患病已久的痛风病患者，则需要循序渐进，坚持 3 ~ 5 个疗程以后才能见到明显的疗效。

痛风患者在刮痧时，一定要注意防寒保暖，并且注意个人卫生以及器具的清洗以及消毒，患者在酒足饭饱后切忌立即刮痧，在疲惫不堪的时候也不要急于刮痧，要给身体一个缓冲的时间，稍作休息再进行刮痧会比较有效，身体也才能舒适。

刮痧虽然能够帮助痛风患者很好的控制和治疗痛风，但也需要痛风患者在饮食等方面注意积极配合，所以说痛风患者不论在什么时候，都要自觉地远离高嘌呤的食物，多饮水，保证睡眠，以保证刮痧的疗效。

缓解和预防痛风，常练练瑜伽

瑜伽在现代健身运动和人体养生中越来越受追捧，其优雅的动作和明显的健身养生功效得到了大众的认可和喜欢。我们身边也出现了越来越多的瑜伽训练中心、瑜伽老师、瑜伽训练书籍等。有人为了减肥而练瑜伽，有人为了增强体质而练瑜伽，也有人为了修炼气质选择瑜伽训练。但是，你可知道，练习瑜伽不但可以帮助我们塑造良好的身体曲线，提高个人精神风貌和气质，在修身养性的同时，瑜伽还能够减少关节炎和痛风给对我们身体带来的侵害。

我们身体中的骨骼是以关节相连的，只有经常活动关节，使关节处于年轻健康的状态，骨骼才能够健康的生存和正常工作。当痛风患者不幸沾染上痛风以后，由于尿酸结晶喜欢无处不在的随便就"横插一脚"，关节中那些柔软的缓冲垫就会在受到尿酸结晶的伤害后慢慢失去踪影，于是痛风患者骨骼之间的恶性摩擦就会越来越多，时间一长，痛风患者身上就会出现四肢僵硬的现象。而痛风患者一般都是因为多吃少运动，摄入太多嘌呤又缺乏足够的锻炼和消耗而引起尿酸升高导致的，持久不下的尿酸使得尿酸结晶渐渐沉淀于痛风患者的身体中，严重伤害了患者的关节和骨骼。很多痛风病患者的骨头都是未老先衰，与同龄人比起来总是缺少一些灵活劲儿。

如果痛风患者能够在平日里多进行一些瑜伽锻炼的话，就能够充分地活动自己身体中的各处关节，让关节保持柔软和弹性，从而降低患者骨骼之间的恶性摩擦，减少不必要的骨骼损伤，减少痛风性关节炎病发的概率，降低痛风发作的危险，从而减少痛风对患者身体的伤害。例如瑜伽的体位法，在加强患者关节的柔韧度以及保护患者关节的健康方面就十分安全可靠和有意义。瑜伽有很多种，艾扬格瑜伽和热瑜伽在排毒健身方面都有极好的功效，而且动作幅度要求也不是很高，比较适合中老年人和大部分痛风患者练习。

痛风患者在进行瑜伽练习时，如果没有专业人士的指导，是容易出错的，如果动作不对，就有可能对身体造成伤害，特别是痛风患者的关节骨骼比较脆弱，更应该多加注意。所以如果是初次尝试的话，一定要请教专业的瑜伽练习者。练习瑜伽的准备工作很重要，首先，在进行练习前一定要做一些热身运动，活动一下筋骨再进行练习。另外，在衣着装备方面，瑜伽练习要求衣着宽松柔软，最好是棉麻质地透气性好的，才能保证痛风患者的肌体不会受到拘束。另外，在进行瑜伽练习时，鞋袜最好都脱掉，手表、眼镜及其他饰品也都要摘除。

痛风患者练习瑜伽要注意在空腹状态下进行，并且要选择安静干净的环境，同时播放点轻音乐效果会更好一些。由于痛风患者的骨骼长期遭受痛风的侵害，比较脆弱，所以在进行瑜伽练习时，一定不要在过硬的地板或太软的床上进行，还要注意脚下一定不能打滑，以免对骨骼造成更多的伤害。痛风患者在练习瑜伽的过程中如果出现了体力不支或者发抖的状况，就要马上收功还原，不要勉强自己，以免对身体造成不必要的伤害。

瑜伽练习的过程会让痛风患者的身体排泄出大量的汗液，所以在练习过程中，痛风患者要及时为自己的身体补充少量水分，等练习结束后，要及时为身体补水，以免尿酸浓度趁机升高，引起痛风的急性发作。

几种缓解和抑制痛风的浴疗

浴疗就是利用各种沐浴中潜藏的医疗作用，来治疗自身疾病的办法。这里，我们介绍三种可以帮助痛风患者缓解痛风，抑制痛风发展的浴疗方法，分别是蒸汽浴疗、温泉浴疗和沙浴疗法。

蒸汽浴疗最为常见和简单易行。中医学认为，蒸气浴具有滋阴润燥，利水消肿的功效，痛风患者常常进行蒸汽浴疗可以起到镇静安神，消肿的作用，并且对于消除疲劳和修复损伤组织有着积极的作用。蒸汽浴疗的原理是，利用水蒸气或者是含有药物的水蒸气对痛风患者进行熏蒸，在熏蒸的过程中舒缓患者的筋络，调节患者体液，调整痛风患者的内分泌系统。通过蒸汽浴疗可以促进痛风病患者体内各器官功能的正常运转。可以帮助痛风患者有效地消除神经紧张和疲劳的状况，防止患者出现动脉硬化的症状，在心血管疾病的预防方面也有着显著的作用。痛风患者时常进行蒸汽浴疗，可以促进身体的新陈代谢，加强身体对尿酸的排泄，抑制身体中尿酸值的升高，从而缓解和预防痛风的发展。

因为进行蒸气浴会使得痛风患者蒸发许多的汗液，所以痛风患者在浴疗前一定要补充足量的水分，以免引起尿液和尿酸的浓度升高，反而诱使痛风的急性发作。一般的痛风患者可以利用蒸汽浴疗来治疗和缓解痛风，但是老年痛风病人则不适合进行蒸汽浴疗，因为长时间的高温环境会给老年人的心脏和血压以及神经带来极大的负担，容易诱使其他疾病的发作。

痛风患者进行蒸汽浴疗需要注意：在进入浴室之后，首先要将全身洗干净并擦干，然后再进入蒸汽浴室，进行身体的均匀受热，时间不宜过长，10分钟左右即可。等到身体均匀受热并开始发热以后，就离开蒸汽浴室，为身体冲澡降温，然后再次返回蒸汽浴室，如此反复3次左右即可。期间一定要注意水分的及时补充，如果患者体质太弱，受不了冷热交替的刺激，那么就要及时停止蒸汽浴疗，以免出现不良状况。

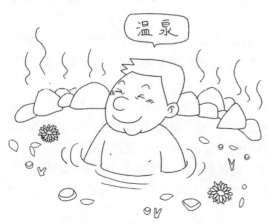

第二种浴疗为温泉浴疗。中医认为，温泉具有活畅气血、温通经络、化瘀舒筋的功效，能够让人精神愉快，并且可以帮助人们增强体质。在古代，人就十分喜欢将中药配入水中进行泡浴，或者干脆用中药煎水进行泡浴，可加入温泉中的药材不计其数，功效自然也不相同。经常泡澡泡温泉，可以强身健体，调经补虚，并且能起到通利关节、清热解毒、安神益眠、补中益气的功效。温泉中有很多活性感化的微量元素，对痛风病具有医疗感化作用，不但可以直接感化在病变的部位，及时有效地对痛风病症进行治疗和缓解，还具有预防疾病的保健感化作用。

痛风患者在进行温泉浴疗时，可以加点能够散风清热的菊花，疏通经络降低三高的葛根，以及活血通络、散风止痛的桂枝、红花、当归等药材，以将温泉浴疗的功效发挥到极致。

温泉浴疗固然效果很好，却也不是适合每一个痛风患者。对于痛风结节严重引起皮肤溃破的痛风患者，以及长期痛风造成骨质疏松的患者，还有肾脏遭到严重损害以及心脑血管遭受伤害的痛风患者，皆不宜进行温泉浴疗。此外，痛风患者在进行温泉浴疗之后，要及时冲洗自己的身体，并且一定要补充足够量的水分，同时一定要注意防寒保暖，谨防感冒而引发痛风的急性发作。还有，痛风患者在饱腹状态下不适合立即进行温泉浴疗，温泉浴疗的时间也不宜太长。

还有一种浴疗叫沙浴疗法。这种浴疗方法，对于环境也有比较特殊的要求，一般比较难以实现。沙浴主要以河沙、海沙以及漠沙或者田野沙作为媒介，在有医生指导的前提下，把患者身体中遭受病痛折磨的地方埋在沙中，然后通过沙温向患者的身体传输热量，来达到治疗疾病的目的。沙浴能治病，是因为沙粒中有原磁铁矿微粒，痛风患者在进行沙疗的同时，在一定程度上也接受着磁疗。沙浴结合了热疗以及日光疗法和空气疗法还有磁疗，具有除湿通络、活血化瘀的功能。痛风患者在关节炎发作或者关节麻木肿痛时，就可以选择沙浴进行治疗，能够在短时间内缓解身体的不舒服，有效地解决痛风患者的疼痛问题。

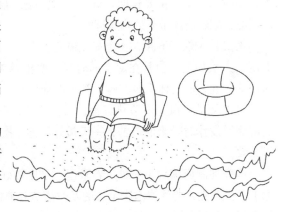

而对于阴虚火旺以及皮肤溃破的痛风病患者，则不建议进行沙浴，普通痛风患者在进行沙疗后也要多加注意卫生，及时彻底地清洗身体。

巧用泡脚治痛风及并发症

对于痛风患者来说，生活中的每个很小的细节都有可能引起痛风的急性发作，但是也有可能对于我们抑制痛风会有极好的帮助，所以需要痛风患者做一个有心人，注重自己的生活细节，利用细节来帮助自己对抗痛风，不给痛风任何可乘之机。

泡脚，就是一个可以用来帮助我们对抗痛风的小细节。很多人都习惯在晚上睡觉

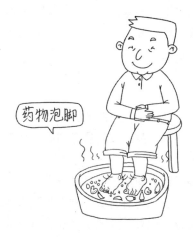

药物泡脚

之前泡泡脚，解解乏，然后再上床。用热水泡脚不但可以解乏，还可以通过脚底的穴位促进全身的血液循环，从而促进人体的新陈代谢。泡脚还有一个好处，那就是可以促使身体中的部分有害物质随着汗液排除出体外。

我们都知道，身体中血尿酸的值过高了，痛风就会不请而来，那些潜伏于我们身体软组织中的尿酸晶体，在达到一定量后，就会引起身体免疫系统过度反应而引发痛风性关节炎。很多痛风患者都经历过痛风发作时，脚趾头剧痛难忍的情况，所以，如果痛风患者拿热水来泡脚，给那些潜伏着的结晶以温热的打击的话，就能够很好地溶解那些可恶的尿酸结晶，并促使其排出体外，来缓解关节的疼痛症状。

如果说普通的热水泡脚对于痛风患者就有很好的疗效的话，那么，适当地加点药材再进行泡脚，对于痛风患者更是大有裨益。那么我们就来学习几种适合痛风患者的泡脚药方。

第一种：准备 50 克肉桂，100 克吴茱萸，150 克生姜，80 克花椒以及 50 克葱头，将这些材料切小之后，用棉线纱布包裹好，然后放入开水中煮 10 分钟左右。把煮成的水盛出，等温度降低到 40℃左右的时候，就可以拿来泡脚了。泡脚的时间最好控制在半个小时以内，一定要长期坚持。此泡脚配方能够有效地帮助痛风患者舒筋活络，抑制尿酸，减轻痛风带来的病痛折磨。

第二种：蜈蚣 6 条，山慈姑 150 克，玄参、金银花各 100 克，皂角刺 120 克。前期制作方法如上，但是在煎煮的时候，要稍微久一点儿，然后将煮好的水倒入盆中，先用蒸腾起来的气体熏蒸双脚，等水温降低到 40℃左右的时候再浸泡双脚。这款泡脚配方可以帮助痛风患者清热解毒，消肿止痛，还能够促进患者体内尿酸的有效排泄，缓解痛风发作时带来的痛苦，一天最好浸泡 2 次，每次半小时左右，坚持一个星期就可见效。

泡脚抑制痛风对于痛风患者来说，是比较好操作的一个办法，但是，也有一些注意事项。首先，要注意泡脚工具的及时清洁和消毒，还要注意脚部的清洁卫生。另外，如果是在痛风急性发作期，关节疼痛难忍，可以暂时缓一下，等疼痛感稍微减轻的时候再进行泡脚。此外，如果痛风患者的脚部皮肤出现了溃破现象，则不适合进行高温泡脚。痛风患者进行泡脚的时间不宜过长，最多半个小时，也不宜太短，最少要在 15 分钟，这样才能见效。

痛风的音乐疗法

在古代，医生就已经认识到了音乐对于身体健康的重要作用，对于音乐的论断也比较多见，如"动荡血脉，疏通精神""使人喜，使人悲"等等。

古人对音乐的研究为我们今天利用音乐来治疗多种疾病提供了很好的理论参考和实践依据。健康的音乐可以通过旋律的阴阳升降，协调人体阴阳的升降，使我们体内的阴阳达到平衡，预防和治疗多种疾病，保持身体的健康和活力。

在当代，随着医学的不断发展，最新研究发现，当我们处于悠扬悦耳的音乐中时，神经系统以及心脑血管系统都会得有效地改善，并且，积极的音乐对于内分泌和消化系统也有积极的促进和改善作用。特别是痛风病患者，多听悠扬悦耳的音乐，有助于促进自身代谢系统的正常运转，促进尿酸的有效排泄，有利于痛风患者降低体内的尿酸，对于抑制和预防痛风的发展有着积极的意义。积极向上的音乐能够刺激痛风患者的大脑，为痛风患者带来充足的精力和积极健康的心情，有助于痛风病患者积极对抗病痛带来的折磨。

不同的音乐有不同的疗效，不同的痛风患者也需要不同的音乐才能有效地发挥治疗疾病的作用，音乐治疗痛风因人而异，不能本本主义。如果你是比较性子急躁的痛风患者，那么就来点慢节奏的乐曲吧，比如古典音乐以及大多数的轻音乐，慢节奏音乐可以平缓你急躁的情绪，有助于尿酸的正常排泄。如果是多愁善感的痛风患者，那么就要多听一些具有美感的音乐，还有可以振奋人心的音乐，比如圆舞曲、励志曲等，可以有效地帮助痛风患者消除心中的忧郁，提高患者的自信心和积极情绪，只有情绪积极快乐了，代谢系统才能够正常运转，尿酸才不会有沉积的机会。许多中老年痛风患者记忆力开始减退，那么就多听一些经典老歌，听自己比较熟悉的音乐，既能够帮助我们恢复记忆，还可以使患者得到彻底的放松，有利于尿酸的排泄，有助于患者抑制痛风的发展。

当然，音乐疗法不是硬规定，痛风患者在借助音乐治疗痛风时，一定要紧密结合自身的情况与性格以及音乐爱好，如果本身就喜欢轻柔舒缓的音乐，那么就不要勉强自己去听太过粗犷高调的音乐，以免引起神经系统的紧张与过度兴奋，弄得适得其反。另外，任何时候，我们都不提倡痛风患者播放忧伤低沉的音乐，过于悲伤的音乐会影响神经系统的正常工作，进而影响患者全身的各个脏器，影响患者代谢系统的正常运行，最后导致痛风患者体内的尿酸不能够正常排泄，埋下痛风发作的隐患。

音乐疗法，痛风患者每天可以根自身

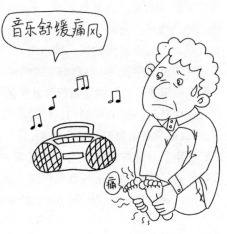

音乐舒缓痛风

情况和条件进行 2 ~ 3 次，每次可控制在一个小时之内。虽然音乐可以帮助痛风患者抑制痛风，但是这只能算是一种辅助作用，必须要在饮食、运动等方面多加配合才能够收到极好的效果。

健康提示：心理健康与痛风的互相影响

你有没有过这种情况，心情不好的时候，什么事都不想做，也不想说话。即使做事，也总觉得诸事不顺，事情越不顺利，心情就越不好，心情越不好，待人接物办事就越加不顺利，紧接着，身体也开始出现了各种不舒服的症状，于是，我们就陷入了一个恶性的循环中。事实上，这种恶性循环都是我们自己制造的。对于疾病，也是这样，很多医生在为患者开出处方时，都会加上一句"保持心情愉快"。可见，积极乐观向上的心理对于疾病的治疗是有很大影响的。

由于通风比较难缠，一旦患上，一时比较难以摆脱，而且痛风还总是喜欢时不时地来侵扰我们。于是很多痛风患者都会产生不同程度的紧张和忧郁，甚至有人会对自己的疾病陷入无限的恐慌和绝望之中。很多痛风患者的情绪都比较消极。而事实上，痛风患者的这种心理是极为不健康的，就像前面我们所讲的，如果心理变得消极了，就会让自己陷入一个恶性循环中，越恐慌，机体的功能就越无法正常运转，那么就越容易将痛风招来。这是因为，痛风患者神经紧张，就会导致自身的代谢系统出现紊乱，嘌呤就得不到合理有效的代谢，于是尿酸就会见缝插针趁机飙升，等尿酸值一高，痛风自然就会来找麻烦了。所以，每位痛风患者都需要学会自我调节，使自己时刻保持健康向上的健康心理，坦然面对痛风，积极地与痛风进行抗争，才不会给尿酸留下任何升高的机会，才能在与痛风的战役中取得最后的胜利。

通过交流和调查，我们发现，很多痛风性关节炎的患者，每次只要一出现悲伤、忧郁还有恐惧的情况，持续时间一久时，经常疼痛的部位就会突然疼痛发作，而只要情绪平缓或者注意力转移之后，疼痛的感觉就会慢慢减轻。而且，很多情绪低落、消极忧郁的痛风患者即使正在服药或者进行其他治疗，疗效总是不够明显，而那些积极乐观向上、心态阳光的痛风病患者，在同样的治疗状态下，一般在很短的时间内，很快就能看出治疗效果，疼痛部位的痛感在短时间内就能够得到明显的减轻。由此可见，心理健康与痛风的治愈有着极为紧密的关系，如果痛风患者能够保持健康的心理状态，那么就能够对痛风的抑制和治疗起到积极的促进作用，如果痛风患者总是情绪消极低落，那么就会直接影响到治疗效果，甚至加重痛风的病情，延长痛风缓解的时期。所以说，积极健康的心理与情绪，对于痛风患者的身体健康十分的重要，如果痛风患者想要早日脱离痛风的折磨，摆脱痛风带来的各种痛苦折磨，那么就一定要学会让自己快乐阳光起来，要时刻保持积极乐观向上的情绪，这样才能有力地抗击痛风的侵袭。

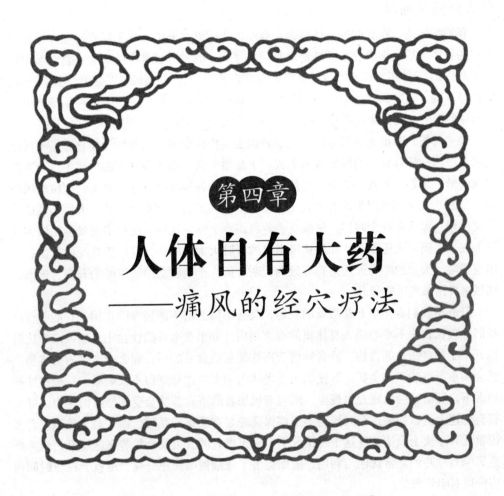

第四章

人体自有大药

——痛风的经穴疗法

第一节 治疗痛风的前提——安抚好肝胆经

肝火旺盛易痛风

我们都知道，在我们的身体里面，嘌呤的集中营在肝脏，几乎所有的嘌呤在进入我们的身体之后，都会前往肝脏汇集报道。那么，既然肝脏是嘌呤的大本营，保护好大本营，对于身体正常代谢嘌呤就显得极为重要了。只有打好痛风患者健康保卫第一枪，保护好肝脏，让肝脏有效地代谢和利用好身体中来来往往的嘌呤，才能够保证痛风患者的尿酸不会出现异常升高的现象，才能够有效地帮助痛风患者将痛风拒之门外。

很多时候，有很大一部分的痛风患者因为工作应酬多，以及饮食作息总是不规律等诸多原因，导致自己的肝脏极易上火。于是很多痛风患者在日常的生活中，会突然出现头晕、恶心、失眠、头痛，突然很爱发脾气等各种状况，这个时候，这位痛风患者百分之八九十都是因为肝脏上火了。还有些痛风患者会有小便发黄、大便不顺畅等情况出现，那么在这个时候，尿酸也会趁机跟着上涨，这种状况很多时候也是因为肝脏上火了，而且火还不小。如果痛风患者的肝脏火太大的话，身体里嘌呤的代谢就会出现异常，大量的嘌呤无法得到有效的代谢分解，于是就会助长尿酸的升高，进而为痛风患者招来痛风的袭击。

肝脏是我们身体里非常重要的脏器，具有不可忽略不能轻视的作用，它能够帮助我们处理饮食中不小心摄入身体里的有害物质。如果在平日的饮食中，痛风患者比较偏好于辛辣刺激性的食物，或者钟情于煎炸油腻的食品的话，那么所产生的有害物质就会加重肝脏的工作负担，致使痛风患者体内的血液循环变得不太顺畅。一般在这种情况下，肝脏就会出现充血现象，同时痛风患者的下腹静脉受到严重的压力，肝火就会急速上升，如果这个时候再不能够保证充足有质量的睡眠，那么对于痛风患者来说就无异于火上浇油，在这个种情况下，痛风患者的肝火就会趁势飞速飙升，然后严重影响到嘌呤的正常代谢与利用，进而促进了尿酸值的快速升高，也就会在短时间内将痛风召唤到跟前。

痛风患者肝火太旺的原因有很多，喜欢生气也是原因之一，所以控制和适时调节自己的情绪对于痛风患者来说也非常的重要，同时，痛风患者一定要注意饮食清淡，这点也有利于身体对嘌呤的控制。只有保证痛风患者的肝火不过于旺盛，才能够保证痛风患者体内的嘌呤得到正常的代谢，也只有这样，才能够将痛风攻击我们的途径截断在最开始。

肝胆不舒服，痛风找麻烦

我们一直在强调要注意保护肝脏，要及时为肝脏清火解毒，但是，我们也不能独宠肝脏一个，而忽略了其他脏器对于痛风造成的影响。所以，痛风患者在降低肝火的同时，还需要随时关照到胆的情绪，因为"肝胆相照"，这两个家伙总是形影不离的，一个不舒服了，另一个一定会与之共患难，所以，不论是肝还是胆，只要有一个不舒服，就会影响到另一个的正常工作。所以说，一般情况下，肝和胆只要有一方感到不愉快了，那么嘌呤就别想正常去肝脏大本营集中了，痛风患者也就别指望能够有效地控制好体内尿酸的生成量以及代谢量了。这是因为，如果痛风患者的身体机能出现异常，肝经在遭受工作压力太大的情况下，就会把自己的负担向胆经转移一部分，来解放自己，寻找出路，这个时候，如果胆经正好消极怠工，不够通畅，那么就无法及时地帮助肝脏缓解工作压力，这样就会放纵毒素沉淀于血液中，为我们带来疾病，也使得嘌呤没能够被完全代谢和利用掉，以至于血尿酸在这个时候得到了最好的养料，有了快速成长的机会和条件。

肝胆是足厥阴肝经的简单叫法，从中医学的角度来看，肝脏的主要功能是疏泄、生发，而胆的主要工作是通降。胆汁的排泄工作能否一直保持一个正常的状况，完全要看肝的疏泄功能。如果肝脏的工作出现了纰漏或者肝脏不小心生病，无法再继续正常工作的话，那么就会影响到胆汁的分泌和排泄，这样，二者不能够正常履行自己的职责，那么就会给血尿酸创造肆意增长的机会，如果这种状况得不到及时的改善，时间一长，就会致使痛风前来找麻烦。

所以说，平日里，痛风患者一定要努力让自己的肝胆舒服，从饮食以及生活习惯等各方面入手，注意肝和胆的健康保养，只有努力让肝胆舒服了，开心了，它们才会积极地帮助我们把痛风这个大麻烦赶得远远的，帮助我们保持健康和谐的体魄。

如何按摩才有效

既然嘌呤主要是在肝胆集合，肝胆日子如果过得不顺意，嘌呤就得不到有效的代谢，就会放纵尿酸随便增长。那么，我们就要想办法"讨好"自己的肝胆。它们开心顺意舒服了，我们体内的嘌呤代谢自然也就正常了，痛风也就不敢来打扰我们了，我们也就有好日子过了。

那么，如何才能让肝胆高兴起来呢？除了注意饮食之外，痛风患者还应该学会安抚它们，利用按摩肝胆经的方式，来保证肝胆的正常工作和嘌呤的正常代谢。

按摩前我们先来找到肝胆经的位置。首先是肝经，肝经是足厥阴肝经的简称，主要分布于我们大腿和小腿里侧的正中位置上，另外，还有一部分在外生殖器周围，还有小腹两边和胸胁两边也有。肝胆经在我们身体中的游走路线具体为：从足大趾出发，顺着足背向上到中封穴（内踝前一寸的地方），接着继续向上，顺着胫骨（小腿内侧）内缘，沿着小腿和大腿的里侧中线，一直进入阴毛里，绕过阴器，一直到达小腹，然后是胃部的两面。肝经出问题，患者就会腰痛无法仰卧，还会出现胸胁胀满、眩晕、咽干、口苦、易怒等情况。

胆经就是足少阳胆经的简称。胆经循行于我们的头和身侧面，就像是掌管我们身体门户开合的转轴，是身体气机升降出入的枢纽，能够帮助我们调节各脏腑的功能，它起于眼外角，向上到达额角部后，下行到耳朵后面，然后外折向上行，经额部然后直到眉上，然后再返向耳后，接着沿着颈部的侧面，行于手少阳三焦经的前面。胆经包括耳部分支、眼外角分支、缺盆部直行分支、足背分支这几个分支，分别进行着自己的工作。肝胆经的这条"革命"路线可谓十分漫长，涉及的部位也比较多，所以，痛风患者在按摩的时候一定要注意方法和穴位的准确把握。

在对肝胆经进行按摩之前，痛风患者要做一些简单的准备。首先要选择一个安静干净的环境，让自己保持放松的状态，然后就可以开始了。第一步，就是要端坐在一张平整舒适的椅子上，注意椅子不能太软或者太硬，然后平放双腿，双手轻握成拳，开始沿着我们前面讲到的位

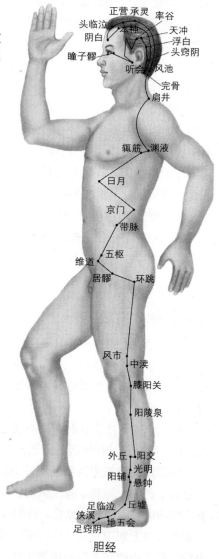

胆经

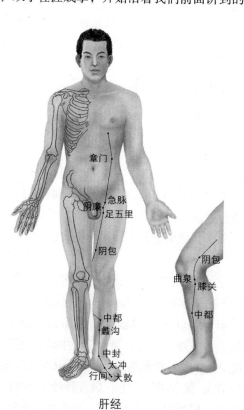

肝经

置，进行轻轻的敲打。由于大腿部位的脂肪比较厚一些，所以在敲打时力度可以稍微大一点儿，这样才能够有效地刺激到肝胆经的穴位，而其他部位则比较脆弱一点儿，需要轻柔按摩或者轻轻敲打。当痛风患者被拍打按摩的部位开始发热，感觉到自己身体中的血液开始变得通畅起来，而且脚部也开始感到发麻发酥的时候，那么这一轮的敲打按摩就可以宣告结束了。这样的按摩，单侧每次可坚持敲打 10 分钟左右，只要坚持经常敲打，就能够有效地帮助痛风患者阻碍痛风的来袭。

很多痛风患者的肝胆经不通畅的情况比较严重，所以在刚开始进行敲打按摩的时候，皮肤会出现青紫色症状，或者会有被敲打部位长出小疙瘩的情况，这是因为肝胆经经过刺激后，开始运作排毒的现象，痛风患者不要太过于紧张，只要稍微放松自己，休息一会儿，等以上症状减轻后，再继续进行敲打就可以了。一般情况下，痛风患者在对肝胆经敲打按摩两天左右，就会发现自己的排便变得顺畅了，先前身体总感觉没精神，关节还总是隐隐作痛或剧烈疼痛的症状，也得到了明显的缓解和有效的改善。

痛风患者的肝胆经如果不够通畅的话，就会导致身体中积攒大量的尿酸，进而引起痛风的发作，或者加重痛风病情。而经常敲打肝胆经可以促进痛风患者的排泄，从而促进尿酸的排出，所以痛风患者一定要多加按摩。按摩肝胆经的最佳时间为早晨，这是因为早上肝胆经的经气比较虚弱，选择在这个时间进行按摩，可以通过刺激来激发肝胆的活力，帮助痛风患者更加彻底地排出身体中的有害物质和尿酸。

需要注意的是，因为每个痛风患者的体质以及痛风的程度不相同，所以对于肝胆经的敲打也要因人而异，痛风患者要根据自身的状况来安排按摩的力度以及按摩的时间。

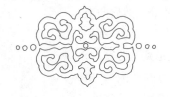

第二节　唤醒心包经，有效排出尿酸晶

心包经在哪里，有什么用

　　几乎绝大多数的痛风患者都有一个共同的特点，那就是，长期遭受痛风残害的身体，时常处在一个不健康甚至时时病痛的状态，主要的表现就是心包积液多于一般的普通人，还有，肝火都比较旺盛。

　　在患上痛风之前，很多患者的饮食都不规律，经常吃药或节食，各种各样的肠胃问题频频出现，最终导致痛风患者的心包积液比一般人多出很多。对于大部分人来说，心包积液是个什么东西，我们并不太清楚，所以我们也认识不到心包积液对身体会造成什么样的影响。事实上，心包积液如果太多的话，就会让我们心脏泵血的功能降低，影响血液的正常运输工作，如果血液没能够及时顺利地运送到处于微血管末梢的关节中的话，那么就会引起关节部位各种垃圾的堆积，而在这些趁机堆积下来的垃圾中，最主要的成分，就是令人最痛恨的尿酸结晶。这样一来，会造成什么样的后果，想必不用说大家也都清楚了。

　　原来，心包经是如此的重要，它竟然可以直接关系到痛风患者的健康与对痛风病症的控制程度，那么，我们就赶紧来认识一下心包经这个神秘的"大侠"。

　　心包经是手厥阴心包经的简称，从我们的胸中开始，出属心包络，朝下穿过膈肌，依次络于上、中、下三焦。它的支脉从胸中分出来，沿胁肋（腋下至十二肋骨下缘部位）到达天池穴，也就是腋下3寸处，然后向上到腋窝下，沿着上肢内侧的中线入肘，然后经过腕部，再进入掌中，也就是到达劳宫穴，然后沿着中指的桡侧（靠拇指的一侧），出中端桡侧端，也就是到达了中冲穴。此外，心包经还有一个分支从掌中分出来，沿着无名指出其尺侧（靠小指一侧）端，也就是关冲穴后，交于手少阳三焦经。

　　心包经能够保证痛风患者的心脏进行

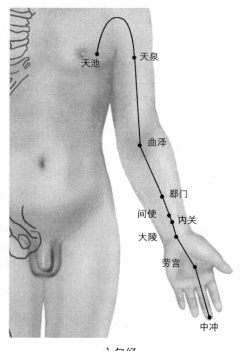

心包经

正常的工作，从而保证患者体内血液的正常运输，只有血液正常运输，身体机能才能正常运转，这样才有助于痛风患者体内的尿酸和尿酸结晶得到顺利的排泄。

心包经的正确敲打法

前面我们讲到了心包经对于健康的重要性，也了解了心包经对于痛风患者来说处于一个什么样的重要位置。由此可以得出一个结论，那就是，保养好了心包经，就可以帮助痛风患者拥抱健康，享受健康的生活。与心包经处理好关系，它就会帮助我们有力地去抵御痛风的袭击。那么，心包经该如何保养呢？怎样就可以简单有效的养好痛风患者的心包经呢？不用问，最简单的办法当然是按摩了！按摩心包经能够帮助痛风患者及时缓解痛风性关节炎发作时的疼痛，并且不会像吃药或者其他办法一样那么烦琐，更没必要去担心会有什么副作用。所以每位痛风患者都要学会按摩和敲打心包经，以帮助自己找回健康的体魄，同时还能够有效地应对痛风性关节炎发作时的痛苦。

当痛风突然发动袭击来找患者的麻烦时，尿酸结晶其实早已潜伏多时，那么，如果痛风患者想要缓解关节部位的疼痛，就要想办法将那些偷偷潜伏起来，并且酝酿了好久的尿酸结晶给强有力地排除出体外。而赶走那些顽固的尿酸结晶最好的办法就是，通过敲打心包经，让心脏恢复正常的工作状态，然后把血液及时运送到关节部位，这样才可以将顽固分子尿酸晶搬起来，并有力地催撵出痛风患者的体外，痛风患者关节疼痛的症状才能够得到有效的缓解。

既然心包经如此功能强大，敲打心包经又如此的疗效甚好，那么，到底该如何去敲打才能发挥治疗功效呢？痛风患者在进行敲打时，又需要做些什么准备，有些什么注意事项呢？正确地敲打心包经，需要痛风患者这样做，首先，洗干净双手和胳膊，平坐在一把舒适的椅子上，将双手搓热之后轻握成拳，然后就可以进行敲打了。先要进行敲打的是昆仑穴（位于脚踝外侧，在外踝顶点和脚跟相连线的中间点）和膻中穴（在我们身体前面的正中线上，处于两个乳头连线的中点上），然后是内关穴（位于前臂的正中，在手腕横纹上方两寸之处，在靠拇指的一侧屈腕肌腱与掌长肌腱之间就可以准确找到该穴位了），等这些经穴——敲打通畅之后，痛风患者就可以接着去敲打心包经的其他穴位了。

对于心包经的诸多穴位，痛风患者可以选择敲打按摩的方式，也可以选择揉捏按摩的方式，不论是哪种办法，对痛风患者都是具有良好疗效的。痛风患者具体要结合自身的承受能力有选择性地进行正确的按摩。此外，痛风患者在按摩心包经前，一定要让自己保持平和安静的心情，要在一个相对干净和安静的环境中进行心包经的按摩，一定不要在情绪激动的情况下进行心包经的按摩，否则容易伤及痛风患者的身体。

第三节　打通脾经，消炎止痛

认识脾，减轻痛风之苦

我们常说一个人脾虚、脾气大等，这些状况都比较常见，而且都不利于我们的身体健康。可以说，脾在我们的身体中处在一个至关重要的位置上，脾的好坏直接关系到一个人的健康。那么，我们就赶紧来认识一下脾，看看它对痛风患者的健康会有什么样的作用。

脾的具体位置在腹腔的左上方，是一个形为扁椭圆形的"小东西"，是淋巴器官中相当重要的一员，具有造血、滤血、清除衰老血细胞以及参与免疫反应等诸多不可小视的功能。因为脾的含血量非常的丰富，可以为其他器官进行紧急性的血液补充，所以脾还被称为"人体血库"。

每天，痛风患者都会接触各种各样不同的食物和饮品，脾呢，就会对患者们吃喝进身体中的东西进行一个挑拣、消化以及吸收和运输的过程。我们都知道，食物的消化以及营养的吸收与转换和运输，是脾胃肝胆以及大肠和小肠共同参与才能够顺利进行下去的，在这个运作的过程中，脾可谓是主力军。只要脾高兴了，脾愿意积极配合，别的脏腑才能正常运转，其他部位的消化和吸收功能才能够淋漓尽致地发挥出来，我们的身体也才可以为化生气、血、津液等提供足够的养料。这样，我们全身的脏腑组织才能够获得足够的养分，才能够维持正常的生理活动以及体内各系统的正常运转。如果脾不高兴了，那么全身的消化和吸收系统就都会随之陷入瘫痪的状态，于是一般痛风患者就会出现腹胀，没有食欲，以及气血不足等疾病状况。可见，保护好脾，对于痛风患者来说，是多么的关键。除此之外，脾还负责我们身体中水液的代谢，脾在水液代谢的环节中，处于"德高望重"的位置，只要脾振臂一呼，三焦、肾、肺、膀胱等脏腑就会积极地与之配合，共同行动起来，去调节我们身体中的水液代谢平衡。而且，在水液代谢的这个过程中，脾不光在运输水谷精微，而且还会召唤心肺来将我们所需要的津液运送到我们身体的其他组织中去，以滋养和濡润各个组织器官。同时，它还会将各组织和器官利用过后的水液，在第一时间运送到肾脏去，然后通过肾脏的作用转变为尿液，接着再送到膀胱中去，最终那些尿液就会被排出体外。这样，我们体内水液的代谢才能够维持一个平衡的状态。这点对于痛风患者来说尤为重要。只有保持身体中水液代谢的平衡，才能使得痛风患者的尿酸排泄量保持在一个相对正常的状态之下。如果痛风患者的脾出现了问题，使得它运化水湿的功能无法正常行使的话，那么就会导致水液在痛风患者体内的缓慢运行甚至停滞，于是尿酸就无法及时被排出体外，于是就会有尿酸结晶的生成，时间一长，痛风患者体内积攒的尿酸值达到一定高度之后，痛风自然就又会来找大家的麻烦了。

看看我们身边的痛风患者，一般情况下他们之所以招惹上痛风，基本上都与肝脾功能出现了问题有关。如果肝脾出现了问题，就会直接影响到代谢系统的正常工作，而代谢系统一旦出现问题，自然就会直接反应在排泄方面，而痛风患者对于这一点的反应是极为敏感的。只要身体中的代谢一出现问题，痛风患者就会有关节疼痛的征兆，只要肝脾的问题得不到及时和有效的解决，痛风患者关节肿胀发炎疼痛的症状就无法快速消除，那么痛风就会一直干扰患者的正常生活，影响痛风患者的日常生活活动以及工作。

由此可见，肝脾失调，痛风来找。既然是这样，那么痛风患者就一定要保护和照顾好自己的肝脾，要学会与肝脾和睦相处，远离痛风为大家带来的各种痛苦。

如何打通脾经

既然脾是如此的重要，那我们就一定要找到它的位置，然后有针对性地去养护脾，与脾结为"联盟"，为健康保驾护航。保护脾，让脾为我们尽心服务的一个最简单有效的办法就是，学会去经常敲打脾经，以调理好脾经，让脾更好地为我们服务。

足太阴脾经的简称就是脾经，脾经的脉腧穴有21穴，左右加起来一共有42穴。脾经的穴位比较多，位置也不太好找，有条件的痛风患者可以找一些中医进行详细的请教和学习。

那么，我们就先来对足太阴脾经进行一个初步的了解。足大趾内侧端就是脾经的出发点了，这里被叫作隐白穴，很容易就能够找到，另外，足太阴脾经中还有一个很好找到的穴位，那就是太白穴，太白穴在足内侧缘，处于足大趾第一跖趾关节后，下面的赤白肉际的凹陷部位就是了。经常按摩太白穴可以帮助痛风患者强健脾的功能，同时还能够强健肺部。接

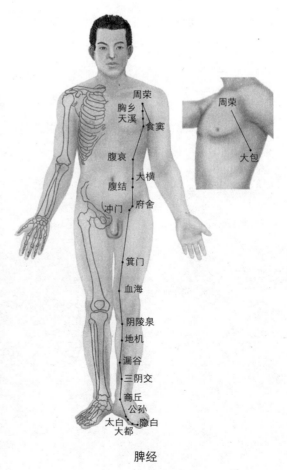

脾经

着，我们要找到的下一个穴位是公孙穴（可以对着图纸寻找），公孙穴比较不好找，它总游离于骨头边，并不会固定于一个点上，所以一般用掐的办法才能找到公孙穴，公孙穴的大体位置在足内侧缘，第一跖骨基底部的前下方，在附近用手掐就可以找到了。公孙穴直接关系着我们心脏的正常运转，可以帮助痛风患者舒缓心脏的负担，促进运输系统和消化系统的正常运转。在认识了足太阴脾经开端的穴位以及太白穴和公孙穴之后，剩下的脾经穴位就都比较好找了，按摩的时候挨个儿按就行。另外，痛风患者在进行按摩的过程中，如果发现自己的哪个穴位比较敏感，那么就适当地多按几次，效果就会比较明显。这里，还要告诉大家一点，痛风患者要经常按摩自己的小腿内侧（这里不针对某一特定穴位），常常按摩能够使得脾经得到有效的疏通和缓解，如此一来就能够有效地促进尿酸的正常代谢了，从而也就帮助痛风患者有效地远离了痛风的折磨。

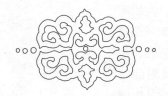

第四节 疏通膀胱经，顺利排走尿酸

膀胱，让尿酸"无地自容"

膀胱对于每个人来说，都不陌生，特别是中老年痛风患者，更是经常遭遇膀胱问题带来的健康困扰，很多生理问题都与膀胱有着密切的关系。膀胱不好的人，都会有各种各样的排泄问题，比如小便不通、尿频尿急、遗尿等，经常让人感到难言而尴尬，常常使患者苦不堪言。现如今，很多人都在承受着膀胱工作不力，为身体带来的各种尿道问题的折磨。膀胱如果不想要好好工作了，是不会去区分年龄和性别的，只要它不高兴了，不管你是男是女，是老是少，它都会为你带去各种困扰，带去极大的不便和痛苦。可以说，膀胱对于我们的正常生理活动有着非常重要的作用。健康的膀胱能够保证尿液的正常排泄，健康的膀胱还可以阻止疾病的侵犯，可以将我们体内的有害物质有效地驱逐出体外。我们都知道，尿酸在我们身体中产生后，绝大部分都会被以尿液的形式排除出体外，而这个尿液的排泄就需要经过膀胱。如果膀胱功能正常，可以正常进行工作，那么尿液就会顺利地排出我们的身体，尿酸就没有太多的沉积下来的机会，也就不会有尿酸结晶的生成了。但是，如果我们的膀胱出现了问题，对于尿液的运输排泄功能下降了，那么尿酸就得到了趁势发展的机会，我们的体内天天在不断地生产着尿酸，但这些尿酸却无法及时的排走，如此一来，大量的尿酸就会在我们的身体中逐渐沉积下来，并且会慢慢地析出尿酸结晶，入侵痛风患者的关节骨骼，时间一长，自然就会引起痛风的发作，为患者带来新一轮的，莫大的痛苦。

膀胱经上的穴位是所有经络中最多的一个，一共有67个。并且，通过观察我们就可以清楚地看出来，膀胱经的主要穴位都分布在人体的后面，如后背以及腿后侧。所以说，虽然膀胱经的穴位比较多一些，但是痛风患者也无须发愁和紧张，因为大多数的穴位都是比较容易找到的，只要对照图纸或者咨询专业医生，一步步慢慢来认识就好了。

在古代，人们将膀胱经看成是身体的藩篱，认为膀胱是帮助身体抵御外界风寒的天然屏障，可以有力地阻止风寒之邪的侵入，保证身体的健康。同时，因为膀胱是我们身体中一个最大的排毒通道，所以，痛风患者只有护理好自己的膀胱，才能够保证全身的血液循环正常运转，保证新陈代谢的正常工作，有效地将尿酸以及其他有害物质排泄出体外，积极地预防痛风的发展以及突然发作。

疏通膀胱经有诀窍

因为膀胱经的穴位太多了，所以很多的痛风患者都感到十分的头疼，不但很难一下子就记得清清楚楚，而且一下子也无法全都找到。于是，面对膀胱经，很多痛风患者都有点儿望而生畏了。而事实上，疏通膀胱经的办法有很多种。但不管用什么样的办法，首先我们必须要做的工作，就是弄清楚膀胱经到底在哪里。

膀胱经从我们的头顶部向后一直延伸到枕骨处，进入颅腔，络脑，出来之后行至天柱穴（此穴位于后头骨的正下方凹处，如果你摸一下自己的颈脖子，会发现有一块突起的肌肉，在这块肌肉的外侧凹处就是天柱穴了），然后交会于大椎穴（在找这个穴位时，痛风患者最好正坐然后低头，在自己的颈部下端，具体在第七颈椎棘突的下凹陷的部位，就能够找到了。如果患者的突起骨不够明显的话，可以先活动一下颈部，没有动的骨节就是第一胸椎，基本上是和肩齐平的），又分左右顺着肩胛内侧和脊柱两旁，一直到腰部的肾俞穴（在找这个穴位时，痛风

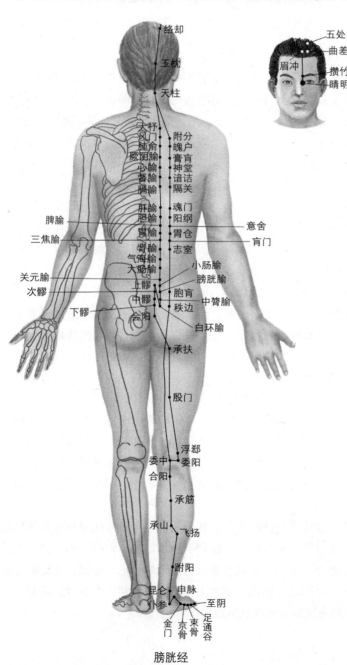

膀胱经

患者最好俯卧，然后在自己的第二腰椎棘突下，左右大约两指宽的地方寻找即可)，然后进入脊柱两旁的肌肉，接着就该往下了。总之，膀胱经的行走路线比较复杂，而且穴位又居多，需要痛风患者对照着图表去一个一个地认真研究和学习。在这个过程中，不要太心急，也不能粗心大意，一定要让自己在心平气和的情况下去逐个寻找，循序渐进，慢慢熟悉。

其实疏通膀胱经的目的，就是要让更多的气血流入痛风患者的膀胱经中，以保证痛风患者的膀胱经能够持续性地保持正常的工作。而疏通膀胱经的办法也有很多种，先讲按摩疏通法。痛风患者在按摩膀胱经时，要先将双手洗干净，然后让自己保持放松的状态，选择一个比较干净安静的环境，就可以进行按摩敲打了。在按摩时一定要对着经络图，或者请一位有经验的专业人士，在找到膀胱经的线路之后，挨个儿用手揉搓，遇上肉比较厚的部位，可以适当地加重一点儿力度，或者用肘部进行按摩揉搓也可以，如此便可以有效地疏通痛风患者的膀胱经了。帮助痛风患者疏通膀胱经，还可以采用敲臀的办法。如果痛风患者的膀胱经不通畅，进行敲臀时就会有明显的痛感。只要把握好力度，并且能够坚持不懈的话，就可以慢慢地将阻滞的膀胱经疏通了，只要膀胱经经络通畅了，那么，痛风患者身体中的有害物质就能够被及时的排出去，来自外界的伤害也就可以被及时阻止了，那么，痛风患者也就不用提心吊胆担心痛风会轻易来找麻烦了。

除了按摩的办法之外，疏通膀胱经还可以通过捏脊、刮痧、拔罐的方法来进行，甚至可以借用仰卧起坐来进行刺激，只要能够充分刺激到膀胱经，有效地增强膀胱的功能，就可以帮助痛风患者保护和调理好自己身体的代谢机能，保证尿道的正常工作和尿酸的正常排泄，帮助痛风患者远离痛风。

第五节 按摩肾经最关键，选对穴位有疗效

肾经关系着痛风的走向

肾经在我们的身体里面主掌水分的调节，而且还具有将体内的多余水分以及代谢产物通过膀胱排出身体的能力。痛风与肾脏的关系我们在最开始就已了解过了。我们也都知道，一般情况下，痛风患者的肾脏都不会很好，特别是痛风时日已久的患者，更是如此。也正是因为患者的肾脏不好，痛风的症状才没能够得到有效的抑制与治疗。可以说，痛风与肾脏是息息相关，相互影响着的。长期的高尿酸血症会致使肾脏受到严重的损害，而无法正常进行工作，而肾脏如果受伤无法正常运转的话，就会影响到排泄系统的正常运转，进而影响到尿酸的正常排泄，致使尿酸无法及时排出体外，积攒于体内的尿酸如果达到了一定的浓度值，就会引来或者加重痛风的症状。而更严重的痛风症状就会更赤裸裸的去伤害早已弱不禁风的肾脏，如此恶性循环，破坏性越来越大，直到痛风患者再也无法承受。

但是，在这场病痛折磨肾脏与肾脏影响病痛的"战役"中，肾脏是占有绝对主导地位的一方，可以说，痛风很容易被肾脏牵着鼻子走。如果肾脏健康，痛风就会望风而逃，隐蔽到很远的地方去，甚至消失得无影无踪，但是，如果肾脏出现了问题，那么，痛风就会趁机跑来兴风作浪。痛风与肾脏，此消彼长，互相影响着，折磨着患者的身体。所以，肾经的重要性对于每位痛风患者来说都是至关重要的。肾经和膀胱经相表里，主宰着泌尿生殖系统、神经精神方面的疾病和健康，同时还影响着消化系统以及呼吸系统和循环系统的健康运作。肾经算得上是我们身体中一个多功能的存在了，因为它参与的工作太多，所以说，如果肾经出现了问题，就会导致身体中的很多工作出现混乱，就会影响到身体的新陈代谢以及消化等各方面，就会助长痛风的气势，为痛风的发展留下机会。如果肾经能够保持健康通畅的话，痛风就没有前来捣乱的机会，痛风患者也就可以安心享受美好的生活了。所以说，肾经的健康与否，紧密地关系着痛风患者疾病的走向发展以及治疗效果。

太溪复溜加筑宾——找对肾经要穴

既然肾经的健康与否紧密的关系着痛风的走向，按摩肾经，养护好肾经就显得极为重要了。那么，我们就先来详细地了解一下与肾经有关的知识，好好认识一下肾经。肾经是足少阴肾经的简称，开始于足小趾的下方，斜走足心的涌泉穴，经过的路径比较繁杂一些，同时还与膀胱经相联系着。肾经经过的地方比较多，穴位也比较多，会

让一些痛风患者感到头疼发愁，但事实上，虽然肾经是比较烦琐一些，但是，我们只要记住几个关键的穴位，就可以有效地发挥养护功效，有效地帮助痛风患者对抗痛风的侵扰了。这些关键的穴位分别是：太溪穴、复溜穴以及筑宾穴。

接下来，我们就一起来认识一下这几个关键的穴位。太溪穴位于我们脚的内侧，具体在内踝后方，在我们的内踝尖与跟腱之间凹陷的地方。在寻找这个穴位的时候，痛风患者可以选择正坐的方式，平放足底或者仰卧也行，这样就可以方便快捷地找到这个穴位了。太溪对于头痛目眩、咽喉肿痛、胸痛咯血、下肢厥冷、腰脊痛以及内踝肿痛等症状都具有比较明显的缓解和治疗功效，如果生活中我们的身体出现了这些不适的状况，就可以借用按摩挤压太溪穴的方法来缓解患者的不适症状。

复溜穴在我们小腿的内侧，从太溪出来直接上行 2 寸左右，在跟腱的前面就可以找到这个穴位。复溜穴在治疗腹胀、水肿、足痿、腰脊强痛等方面都有极好的疗效。

筑宾也位于小腿的内侧，在太溪与阴谷（在腘窝的内侧，弯曲膝盖时，可从半腱肌肌腱与半膜肌肌腱中间找到）的连线上，具体位于太溪向上大约 5 寸

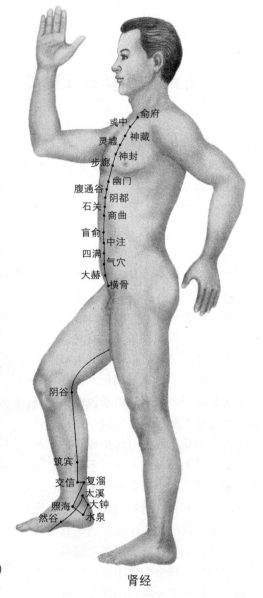

肾经

的地方，也就是腓肠肌肌腹的内下方。筑宾主治癫狂以及疝痛等症状，此外，对于小腿内侧疼痛的症状也有极好的缓释作用。

在了解这些穴位之后，痛风患者一定迫不及待地想要进行按摩来看看效果了。这就需要我们搓热双手进行按摩了，按摩力度的轻重自由掌控，以被按摩部位发热为标准。只要痛风患者能够长期坚持下去，就能够有效地抑制痛风的发展，并减轻痛风发作时的关节肿痛现象。

第六节 保持排泄通畅——三焦、两肠和带脉

位置与功能的了解

痛风患者想要有效地抑制和治疗痛风，在控制饮食的前提下，保持排泄的通畅是相当关键的。那么，就该三焦、两肠和带脉上场了。三焦经是胆经的同名经，如果胆经中的有害物质量太大而没能够及时排出体外的话，就会自发地去寻找替罪羊，而这个替罪羊就是三焦经。胆经寻找三焦经解决自己的工作问题，却苦了痛风患者的身体。于是有些时候，你会奇怪地发现自己并没有感冒也没有受伤，却出现了头痛或者头昏脑涨的症状。这是因为，三焦经主气，三焦经不通畅了，身体自然就会以各种形式向我们发出警告。三焦经是我们身体血气运行的关键，上肢的痹症，还有因水道不利而引起的水肿现象等，都可以通过三焦经来治愈。

接着就该说说两肠了。看到这个，有些痛风患者可能会感到有点儿迷茫，两肠，什么是两肠？正如你所想的那样，我们这里所说的两肠，就是指大肠经和小肠经。这两个经脉主要负责我们身体中排毒的工作。如果大小肠经出现了不通畅的状况，那么就会导致痛风患者体内的毒素及其他有害物质无法顺利排出体外，这些物质中当然也包含了大量的尿酸，这样，尿酸没能够被排泄出来，就会积攒于痛风患者的体内，伺机引起通风的发作，或者加重痛风患者的症状。所以，痛风患者要经常按摩自己的大小肠经，使它们保持气血通畅，才能够有助于尿酸的排泄，才能保证痛风不会搞突然袭击。

还有一个穴位就是带脉了，带脉位于我们的侧腹部，具体位置可

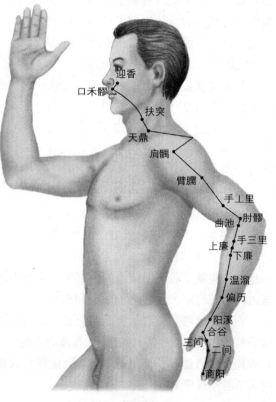

大肠经

参照经络图去寻找。带脉在我们的腰部绕了一圈，是一条横向的经脉。我们知道，在我们的身体里，几乎绝大部分的经脉都是纵向的，而这条横着的经脉就像一条绳子，将其他纵向的经脉都结合在了一起，这也是带脉名称的由来。带脉主要在我们的身体中有协调和柔顺的作用，主治月经不调，腹痛，腰胁痛等病症。

　　作为一名痛风患者，一名想要通过按摩来缓解痛风，远离痛风的痛风患者，一定要熟记这几个关键的穴位，经常对其进行敲打按摩，以保持排泄的通畅，预防痛风的干扰。

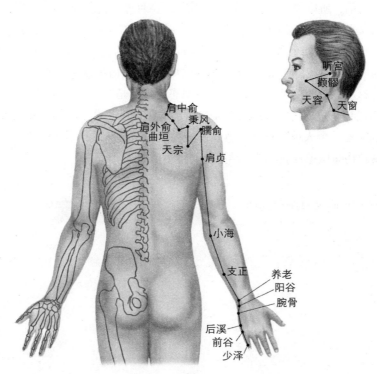

小肠经

保持通畅的方法

　　我们说，痛风患者想要保持体内尿酸排泄的通畅，就要经常敲打自己的三焦经、大小肠经以及带脉。而不同经穴的按摩时间和按摩方式也是有所不同的，痛风患者要根据各自的特点进行敲打按摩，这样才能最大限度地发挥各个经脉的功效，最大限度地帮助痛风患者保证体内尿酸排泄的通畅。

　　在按摩三焦经的时候，最好选在夜晚，因为三焦经的流注时辰在晚上 9:00 ~ 11:00

之间，所以，痛风患者在这一时间段对三焦经进行按摩的话，对于尿酸的排泄，会收到强于平时多倍的效果。

而早晨 5:00 ～ 7:00 的时间段，最适合痛风患者为大肠经做一些按摩，因为这一段时间大肠经当令，有效地进行按摩，能够很好地帮助痛风患者体内毒素快速排泄，有助于身体保持通畅的状态，有助于尿酸的清除工作。

此外，在下午 1:00 ～ 3:00 的时间内，是按摩小肠经的最佳时间，每天这个时候，我们周身的气血都会倾注于小肠经，如果此时进行小肠经的按摩，会有事半功倍的效果。

而带脉的按摩，最好是在晚上睡觉之前进行，痛风患者可在睡觉之前，平躺在床上对带脉进行敲打按摩，而且，在早上起床之前，也要对带脉进行一次敲打按摩。由于带脉是横着的，所以痛风患者在敲打按摩时，要两边一起进行才能够见效。

这里要提醒大家，痛风患者在进行以上各部位的按摩时，一定要注意保暖和水分的补充，同时应该根据个人的情况去掌握好敲打按摩的力度，而且一定要循序渐进，切不可在初次按摩时就急于求成，不光不会立刻见效，反而还容易伤了痛风患者的身体。

在进行这些部位的按摩时，有些地方痛风患者自己是够不着的，或者即使能够得着，也无法对其进行有效的按摩，那么就需要请别人帮忙了。这个时候，痛风患者千万不要逞强，别自己一个人单独行动，勉强去接触该按摩的部位，不然的话，幅度太大的动作很容易拉伤痛风患者的筋骨，结果反而得不偿失了。

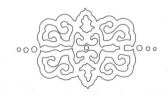

第七节 按摩加体操——穴位经络很关键

肾俞、中脘和关元、阴陵泉穴

在前面的章节中，我们一起学习了很多穴位的按摩，对痛风患者有效缓解病痛抑制痛风和预防痛风的发作都有很好的帮助。现在,我们再来单独认识几个很重要的穴位,以帮助痛风患者更好地去对抗痛风,抑制痛风的发展。

首先,我们要认识的这个穴位是肾俞穴,肾俞穴位于第二与第三腰椎棘突之间,旁开1寸5分。最简单的寻找方法就是,痛风患者选一个平缓的地方,坐直后挺起腰身,然后用双手按着脐心,左右平行移向背后,双手会合的地方是命门穴,由命门穴旁开,便能顺利地找到肾俞穴了。肾俞穴能够有效治疗多种泌尿系统疾病,对慢性肾炎、膀胱炎等病症都有很好的疗效,此外,还能够有效地解决腰神经痛以及下肢麻痹的问题。肾俞穴具体的按摩方法为：将双手洗净后搓热（此穴位的按摩适合请人帮忙）,然后紧贴于肾俞穴上,停留片刻后,以由外上到内下的顺序进行缓慢揉搓,直到感觉被按摩的部位发烫后,再停止按摩。然后再次重复前面的动作,如此反复按摩3～5次基本上就可以了。时常按摩肾俞穴,能够帮助痛风患者减少体内尿酸的合成,同时还有利于尿酸的顺利排泄,能够在帮助痛风患者抑制痛风发作的同时预防痛风石的生成,对于痛风性肾病以及痛风性尿路结石都有很好的预防和缓解作用。

第二个很重要的穴位就是中脘穴,中脘穴位于上腹中间的腹白线上,痛风患者在找这个穴位时,可在平躺下之后,从胸骨体与剑突联合处到脐中间的1/2处,进行寻找,就可以找到中脘穴了。中脘穴能够有效地治疗肠梗阻、消化不良、腹泻、便秘、肝炎等病症,此外,对于神经衰弱还有高血压以及中气不足等症状,也有很好的缓和及治疗功效。中脘穴的具体按摩方法为:搓热双手后,用大拇指按压中脘穴,稍微用点力度,吸气时上提,呼气时下按,来回反复50次,共一百下就可以了。痛风患者经常按摩中脘穴,可以有效地分解体内的胆固醇以及甘油三酯,能够有效地帮助痛风患者预防痛风的多种并发症和并发症的侵扰。

还有一个很关键的穴位就是关元穴,关元穴位于脐下3寸的地方,腹中线上,具有培元固本、补益下焦的功效。能够有效地治疗肾炎、膀胱炎、尿道感染、夜尿、肠绞痛以及痢疾等多种病症,同时对于精神不振、少气乏力,下腹部虚寒的患者也有很好的治疗功效。关元穴的具体按摩方法为：将双手搓热后,用左手手心沿着大肠蠕动的方向,围绕肚脐进行绕圈按摩,也就是从右下腹到右上腹、左上腹到左下腹,然后返回右下腹。如此往返按摩100次即可,然后再次搓热双手,按摩丹田,方法如上。

最后，我们要讲到的这个穴位为阴陵泉穴。阴陵泉穴位于我们身体中的小腿内侧，在膝下胫骨内侧的凹陷里，与足三里相对。痛风患者在寻找这个穴位时，最好采取正坐或者仰卧的姿势来取穴。

痛风通常都会伤及关节部位，特别是环趾关节，很多痛风患者的关节都比较脆弱，所以患者在进行按摩时，一定要以局部为主。此外，不论是对哪个穴位进行按摩，痛风患者都一定要在按摩前，将双手及被按摩的部位清洗干净，才可以开始按摩工作。

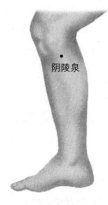 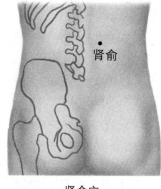 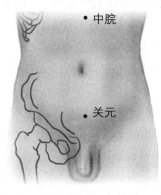

阴陵泉　　　　　　　　　　肾俞穴　　　　　　　　　　中脘穴、关元穴

经络体操，简单易学管用

痛风患者在条件允许的情况下，除了按摩之外，还可以自己做一些经络体操，来舒活筋骨，促进经络的正常运转以及代谢系统和排泄系统的正常工作，以避免痛风前来寻找麻烦。下面我们就来学习几招简单实用有效的筋络体操。

第一式：一字桩

两脚分开与肩同宽，脚尖朝外呈一字形，屈膝下蹲，膝盖不能超出脚尖，左手抬肘，和肩持平，手心向外，放松五指，右手肘向外，五指向里，手心朝下，虎口正对腰部，与腰部保持 3 寸左右的距离，双眼平视前面，头要端正，腰身要正，然后保持正常轻松的呼吸即可。

这个动作的难度比较大一点儿，痛风患者在初学时，可以试着先坚持 5 分钟左右，每天至少早晚各做一次，然后循序渐进，慢慢地增加练习的时间。只要能坚持不懈地做下去，就有利于精气神的提升，能够帮助痛风患者顺滑关节，有效减少痛风性关节炎的发作。

第二式：双臂横担

调整呼吸，脚趾抓地，将双手平开，直视前方，准备好之后，开始进行下一步动作。首先是按掌行气，掌心朝下十指相对，于身前慢慢下按到小腹前面，这个过程中，动作一定要缓慢，同时，要让自己的意气下沉到丹田；接着便是双臂横担了，将双手一齐向左右分开，然后缓慢向上呈侧平举势，保持掌心向上的状态，双手略高于肩，关节部位要放松，切不可僵直；整个过程中，痛风患者一定要注意含胸、松腰、收臀、实腹这几个关键要领。

第三式：织女纺布

平缓呼吸，平坐于干净的地方，双腿伸直并拢，使脚尖朝上，掌心向外朝着脚的方向做推的动作，躯干随之向前俯，同时呼气，然后缓慢返回，返回时手掌朝内配以吸气。痛风患者在做这一式时，可根据自身的承受能力和适应能力安排往返的次数，要循序渐进。此招式可以有效治疗腰部酸疼的症状，并能够缓解痛风患者下肢的肿痛症状。

第四式：活步站桩

调整呼吸，稍微下蹲，将身体重心集中于右腿，配合吸气使气下沉于足部，双手握拳；左脚轻抬，用脚尖点地，使脚跟悬空，然后向左前方迈一小步，脚尖点地的同时两拳换为掌按向前面，掌心朝前，左手要比右手稍微高一些，双肘圆弯，目视左手。此动作一定要保持肩肘部位的放松，当左脚着地之后，要及时将重心转移到左脚，起步换为右脚，继续前面的动作。所有的动作一定要缓慢，气息要保持平稳，可反复多次进行练习。

第五式：平衡调整

调整呼吸，双脚并立，两臂侧平举，同时左腿抬平，使脚尖朝下，保持 1 分钟左右，然后双手落下，左脚向前落地，然后换为右脚重复之前的动作；整个过程中，起腿要配合吸气，落腿要配合呼气，反复多次即可。

经络体操适合痛风患者经常练习，有助于痛风患者关节部位的舒缓和帮助关节保持活力，但是对于痛风性急性关节炎发作的患者，不适合，患者可等关节疼痛症状消失后才能进行经络体操的练习。

健康提示：位置和轻重缓急影响按摩效果

我们学习了许多利用按摩来对抗痛风的办法，看起来无外乎找到穴位，敲打或者揉搓就行了。而事实上，按摩并没有我们想象中那么简单。穴位的按摩，要根据痛风患者的不同情况来选择不同的按摩方式，而按摩所产生的效果也是因人而异的。通过按摩治疗痛风的效果是否明显，与我们的手法轻重缓急，以及对穴位的准确定位和按摩技巧都有着很大的关系。

所以说，痛风患者在进行按摩的时候，需要注意一些问题：首先，要根据自身的情况和病痛程度，来正确的选择适合自己的按摩方法，然后要根据我们的提示，选择正确的手法，选对穴位，再进行按摩。对于面积比较小的部位，用手指指腹进行按摩就行了，而面积比较大一点儿的穴位，则可以用手掌进行按摩。其次，在按摩的时候，痛风患者要根据自身的情况，先轻后重，循序渐进地进行，让自己的身体有一个适应的过程，别一开始就用力按摩，以免身体无法适应，同时也容易损伤皮肤。另外，我们多次提到，按摩前一定要将双手和被按摩的部位清洗干净，而且要搓热双手再进行按摩。此外，要提醒大家一点，患有传染性疾病的痛风患者不适合按摩疗法。痛风患者在进行按摩时，一定要让自己保持轻松放松的状态，气息要平稳，心情要保持开朗，要选择安静，空气清新的环境进行。按摩最讲究的就是力道均匀，力度柔和有力，然后要坚持不懈，所以如果选择通过按摩治疗对抗痛风的话，就要多加摸索和练习，最好请专业人士帮忙。认清穴位，把握好力度，并且要持之以恒，这是所有痛风患者进行穴位按摩的准则。

按摩不像吃药，可以立时见效，按摩治病，重在坚持。只有长期坚持正确合理的按摩，才能够帮助痛风患者很好地对抗痛风。此外，有些痛风患者身体比较虚弱，承受不了穴位按摩，有些痛风患者患病已久，存在骨质疏松、皮肤溃破的话，就不要选择按摩疗法了。要牢记一点，痛风患者在痛风发作的时期千万不要进行按摩治疗，否则容易加重病情，延长疼痛的时间。等急性痛风性关节炎的症状得到缓解之后，再进行按摩才比较好。

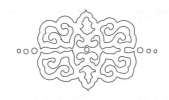

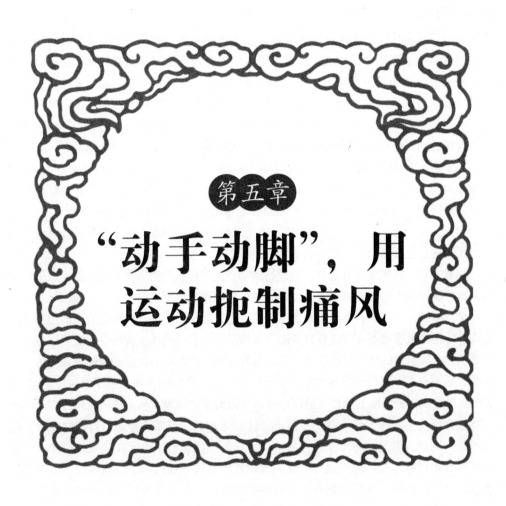

第五章

"动手动脚"，用
运动扼制痛风

第一节　正确了解运动，才能发挥治疗功效

动或者不动，有讲究

痛风每次发作时，都会毫不客气地侵犯患者的关节，时间一久，我们就会感觉到自己的关节似乎都出现了问题，于是，很多痛风患者开始对运动都敬而远之，总觉得自己的关节已经变得很脆弱了，要待在屋里好好保护才行。也有一些痛风患者，原本就非常喜欢运动，所以不论什么时候，就算是痛风性关节疼痛不时来侵扰自己，也都会一直坚持自己的运动习惯和爱好。事实上，痛风患者到底该不该、能不能做运动，什么时候该动，什么时候不该动，都是非常有讲究的。

其实呢，在通常情况下，痛风患者适当地做一些运动，还是对身体很有好处的。正确的运动方式不仅能够增强痛风患者的抵抗能力，而且还能够减少患者内脏脂肪的生成，降低体内胰岛素的抵抗性，可以很好地帮助痛风患者对抗痛风的侵扰。

但是，痛风患者什么时候能运动，什么时候不可以运动，哪种情况适合运动，哪种症状不适合进行运动，都是非常有讲究的。

一般来说，痛风患者有选择性地进行运动，把握好运动的一些原则，就可以借用运动来预防痛风的袭击。痛风患者在运动的时候要遵循循序渐进的原则，逐渐增加自己的运动量，不能急于求成，也禁止剧烈运动。在进行运动时，要选择适合自己的项目进行锻炼。每位痛风患者都可以结合自身的具体情况，向自己的医生咨询一下需要注意的一些事项。痛风患者的体育运动强度一定要有阶梯性，刚开始时，运动时间和强度可以短一些，低一点儿，然后慢慢地增加。需要注意的是，任何痛风患者都不能过度地运动，否则容易造成体内乳酸的增加，进而影响到尿酸的正常排泄，从而诱发痛风。

通常情况下，痛风患者都是可以进行体育运动的，只要选择适合自己的项目、强度和时间就好，但是，对于痛风性关节炎发作的痛风患者来说，在病发的时候，是万不可进行体育锻炼的，因为这个时候关节正处于红肿疼痛的状态，痛风患者应该注意休息，勉强的体育锻炼只会加重关节的肿痛症状，延长关节炎的治愈时间，为患者带来更多的痛苦和更严重的伤害。此外，对于长期饱受痛风侵扰的患者，特别是老年痛风患者，如果出现了骨质疏松的症状，那么也要在运动方面进行调整和合理选择了。因为痛风的影响，我们的骨骼受到了侵害而渐渐变得脆弱，于是就不再适合进行大量的和幅度较大的运动了，而且，即使是普通的一般简单的小动作运动，患有骨质疏松症状的痛风患者也要适当减少，并且在运动的过程中一定要注意谨防磕碰，以减少外界对我们身体带来的伤害。因为，有时候，一个不小心的磕碰就可能引起痛风的急性

发作，对痛风患者的身体造成巨大的伤害。对于痛风已久，肾脏受到严重损伤的患者来讲，适当的运动可以帮助痛风患者增强肾脏的功能，使之恢复一些活力，但是，如果运动量太大的话，就反而会增加肾脏的负担，适得其反。

总的来说，痛风患者只要不是在病痛发作的情况下，就基本上都可以进行体育运动锻炼，而如果因为我们的不当运动招惹来了痛风，那么，也无须紧张，立即停止运动，积极治疗痛风症状就行了，等到痛风走后，再继续运动就好了。但是，痛风患者在运动的时候，一定要记得摸索规律，要弄清楚自己身体对于运动量的承受能力，不可以再盲目地进行体育锻炼。

如何让自己坚持到痛风离开

很多痛风患者都有过这样的经历，一开始觉得某项体育锻炼很好，自己也比较喜欢，甚至还准备了专门的服装和运动器材，但是对于锻炼却总是三分钟热度，才进行了没几天，很快就坚持不下去了，不是因为有事情耽搁而断开了，就是一个人练着练着就没心情出去运动了。要不，就是看不到自己运动了几天有啥效果，于是直接放弃了。一千个人会有一千个理由来解释自己为什么没有将锻炼进行到底，于是也很少有几位痛风患者真正体会到了体育运动对于预防痛风的好处以及对痛风的积极疗效。

我们常说"有志之人立长志，无志之人常立志"。对于体育运动来说，很不幸，我们中的大多数人都属于"无志之人"，很多时候我们总会为自己安排各种运动计划，总会在前一天计划自己第二天要几点起床，如何锻炼，总会在新年第一天就开始计划这一年要如何锻炼，但到后来却总是半途而废，甚至还忘记了自己一开始的运动目标。而借用运动调节痛风，却是一个需要长期坚持的过程，如果总是试一下就放弃，运动两天就荒废，那么，你就永远都不会看到运动为我们对抗痛风带来的效果。

既然如此，那么，痛风患者要如何才能使自己的运动热情和运动精神，一直坚持到痛风彻底远离我们呢？这里，我们学习几招诀窍，来帮助痛风患者提高自己对运动的信誉度，帮助痛风患者将运动坚持到底。

首先，要为自己制定一个明确的运动目标，只有有了明确的目标，才有行动的方向和动力，比如要通过运动减重5千克等，只要为自己制定了切实可行的目标和计划，痛风患者就基本上有了坚持下去的动力。

其次，要想办法让运动成为生活中一件快乐的事情。痛风患者每天在运动前，一定要让自己有一个乐观美丽的心情，然后带着好心情去运动，要善于发现运动过程中产生的快乐，要学会在运动中自得其乐，那么，你就会逐渐喜欢上运动，逐渐将运动带入自己的生活中，让它成为你生活的一部分。

接着，最好为自己的运动生活寻觅一个或者几个合适的"伴儿"。寻找一个或多个志同道合或者和自己一样需要或者喜欢锻炼的人一起运动，即使你松懈了想要放弃了，也会有人在一边督促你，促使你坚持下去。而且，有伴儿的运动还会为运动的过程增加不少的情趣，也能够有效地增加我们的运动积极性。同时，在伴儿较多的情况下，如果别人都在运动，你也就不好意思率先放弃了，这点能够很好地帮助痛风患者管好自己，一直将体育锻炼坚持下去。

有了计划和目标，有了伴儿，还要一种办法，就是学会记运动日记。是的，记录痛风患者自己的运动生活，这个日记无须语言优美丰富，只要如实记下我们的锻炼情况就好了，每天坚持记日记，会帮助痛风患者认识到运动对自己的重要性，更重要的是能够督促痛风患者将运动坚持到底。

再有就是，坚持某种运动时间稍微久一点儿的时候，就赶紧再换一种新的运动方式，别等到自己完全腻了，再去更改，就有点迟了。只有保持一定的新鲜感，随时更换自己的运动项目，痛风患者才有足够的兴趣去坚持自己的运动。

对于喜欢徒步行走、散步和远足的痛风患者来说，走路的时候可以携带一个计步器，这样就可以直观的记录我们每天的行程了，也能够通过计步器上的数据，来判断我们的运动量是否达到了标准。

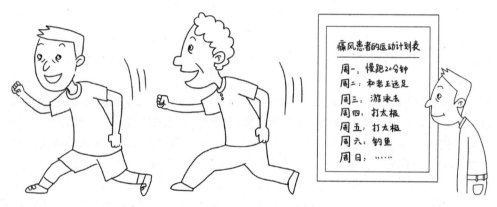

痛风患者的运动计划表

周一：慢跑20分钟
周二：和老王远足
周三：游泳去
周四：打太极
周五：打太极
周六：钓鱼
周日：……

痛风患者有氧运动的选择

作为痛风患者，选择适合自己的运动，来健康有效地强身健体，是十分重要的。而最适合痛风患者的运动，就是适当的有氧运动。我们常听别人说起有氧运动，也总是把有氧运动挂在嘴边上，那什么样的运动才算是有氧运动呢？所谓的有氧运动，就是指人体在氧气充分供应的情况下，所进行的体育活动。有氧运动的运动时间一般都比较长一些，在15分钟以上，而且运动的强度属于中等或中上等，不会使我们很累，但是会有一定的锻炼效果。

一般大运动量的体育锻炼如果时间久了，就会慢慢损伤我们的身体，但是，适当的有氧运动却能够帮助我们调节身体的内分泌，提高自身的抵抗力，能够有效地帮助大家预防各种身体疾病，对于痛风也有很好的预防和抑制作用。

有氧运动的种类有很多，痛风患者要根据自身的情况以及爱好和环境条件进行合理的选择。比如痛风初期的患者，关节没有受到太大的损伤，病发率一般也比较低，那么就可以选择运动强度稍微高一点儿的运动，比如可以进行跆拳道和游泳之类的运动项目，每次运动的时候，以身体刚好出汗为好，不要勉强自己，也不能与别人攀比。对于痛风间歇期的患者来说，适当地进行游泳运动和慢跑也可以促进消化系统和吸收系统的运转，有助于尿酸的排泄。但如果是长期遭受痛风迫害的痛风患者，骨质疏松的症状也开始比较明显了的话，就要选择一些比较轻柔的，运动强度较小的有氧运动来进行，而且运动的时间也不宜太长。如果因为痛风结节的影响而导致皮肤出现了溃破现象，则千万不要进行游泳以及出汗太多的有氧运动，这个时候，游泳之类的有氧运动已经不再适合痛风患者，可以选择慢走、散步等形式，来保证痛风患者的关节每天都在进行适当的活动。

有氧运动的正确选择对于痛风患者的健康十分重要，如果选错了，就有可能适得其反，选对则可以帮助痛风患者积极有效地预防和对抗痛风的袭击。如果是没有经验的痛风病患者，想要进行有氧运动的话，不妨向自己的医生说明情况，认真咨询一下，然后再根据自己的实际情况，为自己量身打造一个适合自己的有氧运动计划表。

有氧运动在选择时，痛风患者最好选那种比较容易操作，对时间和环境要求不是十分严格的，可以让痛风患者随时能够进行的运动，比如散步、慢走等。痛风患者完全可以利用自己零散的时间来活动筋骨，比如自己动手洗车、帮家人做做家务、遛遛狗……都可以算得上是痛风病患者的有氧运动，只要能够长期坚持下去，就会见到极好的预防疾病的效果。痛风患者的有氧运动既简单易操作，又可以很好地帮助患者活动筋骨，有效地降低尿酸，抵抗痛风的发展。

每位痛风患者，在选择适合自己的有氧运动时，最好能够准备 2 ~ 3 种运动，在进行运动的时候可以交替进行，比如今天慢跑，明天就可以选择去骑车，后天则换为散步，这样既能保证患者的运动量，又可以帮助痛风患者控制运动的强度，还可以在痛风患者面前保持运动的新鲜感，有效帮助患者将有氧运动坚持下去。

虽然有氧运动对于痛风患者来说是强身健体的好方法，但是痛风患者在选择和进

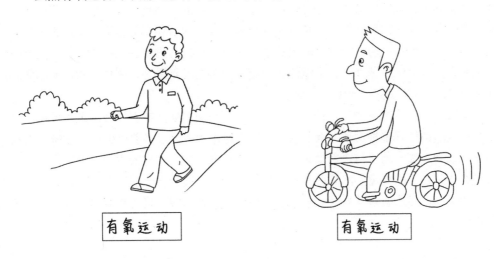

有氧运动　　　　　　　有氧运动

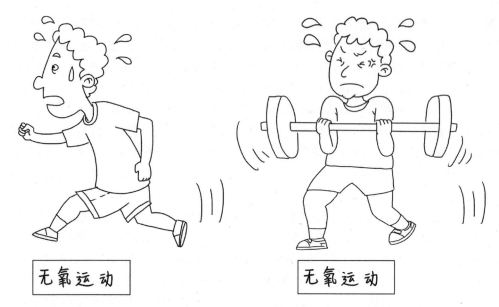

行的时候也要保持冷静和理智，不能急于求成，别想着一下子就要看到有氧运动对于痛风的疗效。只有平缓进行体育运动，控制好自己的运动量，长期坚持下去，痛风患者才能够看到体育锻炼的成效。

❀健康提示：适合自己的才是最好的❀

体育运动的种类有很多，即使是缩小到只有有氧运的范围，也还是有十分丰富的运动项目可供痛风患者进行选择。在面对各种各样的运动项目时，很多的痛风病患者都会有点迷茫，不知道哪种运动项目是最适合自己的，也弄不清哪个项目见效最快，哪种运动项目对于自己才是最安全的。大家都希望能够选择那种可以在短时间内帮助自己对抗痛风、减轻体重的运动，也都希望自己选择的运动是最好的，对自己最有帮助的那一种。有些痛风病友之间也在相互交流，互相学习和交流经验。有些痛风患者比较要强，看到别的患者运动比较优秀或者有效，于是自己就去积极的效仿，就算达不到别人的程度，也依然在努力锻炼，极力要求自己做到最好，这样一来，反而会对痛风患者的身体造成不可预估的伤害。

事实上，痛风患者的有氧运动，并没有一个明确的规定或者什么固定的标准，也没有说谁非得做好哪种运动才算合格，其实痛风患者完全没必要勉强自己去做不喜欢的运动或者不擅长的项目，也没必要要求自己去做和别人一样的运动，更不需要逼着自己去达到别人的程度和水平。其实只要找对了真正适合自己的运动项目，并能够一直坚持下去，痛风患者就能够收获和别人一样的健身效果，也能够有效地借用运动来积极地对抗痛风。

所以说，适合别人的运动不一定就适合你，别人推崇的运动项目或者时下最流行的运动项目，我们不一定非得跟着去做。运动的选择与达到的效果，是因人而异的，在别人那里被说成的最好的运动项目，到了你身上就不一定是最好的了，也不一定就真的适合你去选择。所以说，每位痛风患者只有结合自己的具体实际情况去选择和进行运动，选择适合自己的运动项目，才能收获理想的锻炼效果。要知道，只有适合自己的体育运动，才是最好的体育运动。

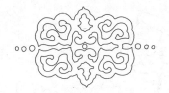

第二节　赶跑痛风，这些运动有疗效

远足千里，远离痛风

我们这里所讲到的远足，是专门针对痛风患者设计的远足，是指一种简单的徒步远行。痛风患者的远足，是一种有计划有目的的，在自己家附近的小区、公园或者山野间可以进行的，中长距离的有氧走路运动。这种运动是所有体育运动中最为简单的一种，没有什么硬性要求，也没有所谓的技巧一说，也无须专门准备什么特殊的装备，更不需要痛风患者花多少时间去学习和研究。

远足，听起来确实挺简单，但却是一种非常适合痛风患者的有氧运动。远足相对于其他的运动来说，对痛风患者更具有安全保障，只要在远足的时候身边能有有经验的人一起陪同，那么，痛风患者就能够远离磕碰受伤等可能发生的危险，即使是一个人去远足，发生这些危险的概率也比较小，相较于其他运动来说，远足算是痛风患者最安全的一种运动方式。

远足相对于其他运动来说，活动量比较小，而且运动强度不是很大，痛风患者可以根据自身的状况和能力来调节远足时的步伐以及节奏。

远足需要的时间比较长，所以可以有效地锻炼痛风患者的心肺功能以及脚部的肌肉，能够在很大程度上很好地帮助痛风患者远离痛风带来的不利影响。远足还可以锻炼痛风患者的勇气和信心，还能够帮助痛风患者学会坚持不懈地做运动，有助于痛风患者在心理上积极健康地战胜痛风的侵扰。

因为远足的地点一般都在郊区或者较大的公园，所以远足可以帮助痛风患者远离闹市和污染。痛风患者可以借远足的机会去呼吸一些新鲜的空气，让自己亲近自然，去欣赏美丽的风景，缓解疾病为自己带来的苦闷心情，也带着痛风患者远离了平日的忙碌生活和工作所带来的重重压力，远离了让自己压抑的生活环境。远足可以使痛风患者的精神得到极大的放松，而这点，能够很好地帮助痛风患

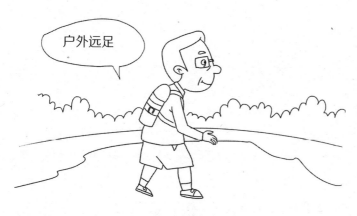

户外远足

者调节机体的各个系统的正常运转，有助于代谢系统的正常工作，更有助于痛风患者预防和缓解痛风的发作。

痛风患者的远足运动，根据距离一般可以分为三种：第一种就是短距离的远足运动，范围控制在 15 千米之内；第二种为中距离的远足运动，距离控制在 15 ~ 30 千米之内；还有一种就是远距离远足运动了，距离一般都在 30 千米以上，远距离远足比较消耗体力和时间，不太适合痛风患者进行。

痛风患者在进行短距离远足时，穿平日运动的鞋子即可，如果选择中距离的远足运动，那么就要配备一双专门的远足鞋了，这样才可以很好地保护我们饱受痛风折磨的脚。痛风患者在进行远足运动的时候，最好不要携带太多东西，以"轻装上阵"为最好。

另外，痛风患者在进行远足运动时最好不要穿新鞋子，因为新鞋子一般都比较硬，长途步行会使患者的脚受伤。而且，痛风患者在远足时，要比平时多穿一双袜子，这样就能够更好的保护痛风患者脆弱的脚部了，还有，一定要记住，远足之后，痛风患者要及时更换和清洗自己的袜子和鞋子。

痛风患者不比常人，因为总是受到痛风的侵扰，所以关节部位受累比较多，很多关节也开始渐渐变得脆弱，受不得磕碰，经受不住外界的刺激。所以痛风患者在进行远足时，要让自己保持一个相对恒定的速度，不要走得太快，以免关节无法承受，因过度的摩擦而引起痛风性急性关节炎的发作，但也无须速度太慢，将战线拉得太长耗费痛风患者的时间和精力，反而降低了远足的效果。初次进行远足运动的痛风患者，可以选择相对近一点儿的目的地，不要走太远，要给自己的身体一个适应的时间，然后再在以后的锻炼中慢慢增加距离，痛风患者的远足运动要遵循循序渐进的原则。

痛风患者在进行远足运动时，可以随身携带一个水杯，最好是那种运动水壶，携带方便而且安全可靠。可以为自己准备一些白开水，在远足的过程中及时为自己补充水分，以免因长时间远足失水，造成尿液减少以及血尿酸浓度升高，只有及时补充够水分才不会让运动有诱使痛风发作的机会。

痛风患者进行远足运动，要根据自身的情况进行，要密切地结合天气的状况，不可以勉强自己去走太远的距离，也不可以选择在吹冷风和下雨的天气以及黑夜进行，以免给痛风患者带来其他方面的伤害。

慢跑 20 分钟，痛风无影踪

如果没有足够的时间去远足，那么就选择慢跑运动来抵抗痛风吧。慢跑有助于痛风患者保持良好的心脏功能，还能够帮助痛风患者消耗身体内的热量和脂肪，有效促进嘌呤的代谢。长期坚持慢跑可以提高痛风患者的心肺功能，还能够促使患者体内的新陈代谢加快步伐，延缓痛风患者身体机能的老化速度，可以帮助排泄系统更好地及时将体内的有害物质以及尿酸等排泄出体外。对于痛风又合并高血压、肥胖症等疾病的患者来说，慢跑可以说是一举多得的运动方式。另外，长期饱受痛风病折磨的患者精神比较紧张，心情比较低落，选择慢跑可以帮助大家缓解心理压力，扫除心中的担忧和不愉快。慢跑可以延缓衰老，更好地帮助痛风病患者提高抵抗力，抑制和预防痛风的到来。

慢跑是一项适合大部分人进行的运动，但是对于痛风患者来说，就有一些需要讲究的地方了。首先是时间的掌握，我们提倡痛风患者拿出 20 分钟来进行慢跑运动，当然，你可以根据自身情况在这个基础上，上下浮动 5 分钟左右。时间太长的慢跑运动也许适合别人，但是却不适合痛风患者，慢跑时间太长会增加痛风患者的运动负担，使得患者的肌肉和关节产生疲惫感，也容易因为长时间的运动引起脱水而造成尿酸的急剧升高进而诱发痛风。时间太短的慢跑运动又无法完全唤醒痛风患者的身体机能，无法使全身得到适当的活动，无法激发患者机体的各个系统，对于促进代谢和排泄的帮助不是很大，效果不够明显。所以，我们一般提倡痛风患者的慢跑运动，保持在 20 分钟左右最好。当然，如果慢跑过程中痛风患者出现了疲惫不堪的情况，就要及时停下来，不能勉强自己，如果慢跑 20 分钟以后你觉得自己还很有精力，那么再跑 5 分钟左右也是不错的选择。最适合痛风患者进行慢跑的时间在早上 8:00 ~ 9:00 之间，或者下午 5:00 ~ 6:00 之间，这两个时间段空气比较清新，温度也刚刚好，不会太冷也不是很热，正适合痛风患者出门跑步。痛风患者慢跑也无须天天进行，每周 2 ~ 3 次就行，因为我们还有其他有氧运动可以搭配着轮流进行。

气温太低或者雾霾严重的时候，不适合痛风患者外出跑步。而且，如果患者正处于痛风发作期或者感冒发烧的情况下，就要暂时停止慢跑运动了，不要担心自己会落下脚步，等身体恢复健康之后再继续进行就可以了。如果痛风患者带病坚持慢跑，很容易加重自身的病情，延长痛风性关节炎疼痛的时间。

痛风患者在进行慢跑时，有几个小诀窍：首先，在跑步的时候要学会调整自己的气息，建议大家试着用三步一呼、三步一吸的呼吸法，这样，20 分钟的慢跑你就不会觉得呼吸急促心跳异常了。其次，我们在进行慢跑时不能只用鼻子呼吸，因为这个时候我们的身体对氧气的需求量比较大，如果痛风患者只用鼻子进行呼吸，就无法满足身体对氧气的需求量，在这种情况下，我们的呼吸肌就会被迫加强活动，致使呼吸频率加快，来提高肺的通气量，进而满足我们身体对氧气的需求，如此下来，痛风患者的呼吸肌很快就会出现疲劳的状态，对氧气的供应起到了反作用，加重了痛风患者的身体负担，极易引起其他病症。所以说，痛风患者在进行慢跑时，要注意掌握自己呼吸动作的节奏，用鼻子呼吸的同时要适当地张口呼吸来配合鼻子的呼吸工作。但是，如果天气比较寒冷，口张开的幅度就一定要小一点儿，以保证吸入的冷空气能够在口腔得到适当的缓冲，变得较为温暖，这样才能够减小张口呼吸对痛风患者呼吸道和肺部的有害性刺激。

痛风患者在进行慢跑时，不需要让自己像运动员一样保持专业的姿势和动作，只要完全放松身体，保持放松又有弹性的肢体就可以了。整个过程中，痛风患者要放松心情，身体稍微向前倾，让自己感觉舒服的姿势就是最好的姿势，然后自然摆动双臂，保持均匀的呼吸即可。痛风患者在进行慢跑时，动作要自然，无须刻意追求美

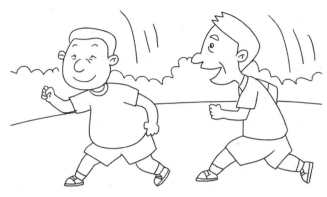

感，要尽量保持腿部的运动是正向前方的，不然侧向的动作极有可能会对痛风患者的膝关节造成损伤。同时，患者在进行慢跑时，小腿不能跨幅太大，不然容易使脚部跟腱受到伤害，许多痛风患者的关节已经被严重侵害了，万不可再雪上加霜。每跑一步的时候，脚在落地时要用后脚掌柔和地着地，以缓冲慢跑时前进为身体带来的压力，也避免了全部脚掌着地带来的颈椎受伤的危险。

痛风患者初次进行慢跑，可以适当地安排自己的运动量，不一定非得跑够20分钟，要让自己的身体缓慢适应运动强度，同时，也可以结合其他运动方式隔天进行，来使身体逐渐适应这种运动方式。差不多坚持一个星期的时间后，就可以逐渐增加运动量和运动时间了。不论何时，痛风患者在慢跑时，身体一定要放松，动作要保持自然状态，呼吸要平稳而有节奏，千万别憋气。慢跑重在慢，所以速度不用太快，更不能快跑或冲刺，否则容易刺激痛风患者的关节，诱发痛风性关节炎的急性发作。正确的慢跑以主观上不感觉胸闷难受、不面红耳赤，不喘粗气，可以边跑边聊天的自然轻松的状态为最佳。

痛风患者慢跑要选择路面平坦的场所，不可以穿皮鞋或塑料底的鞋进行慢跑。每次慢跑之前要先步行一小段路程，做一下热身运动，深呼吸并且活动活动关节然后再开始慢跑。痛风患者慢跑后如果觉得食欲不振，出现了头晕心慌的现象，或者十分疲惫感觉浑身无力，非常有可能是运动量超出了自己的承受范围，那么就要赶紧进行及时的调整。

踏车出行，低碳健康不痛风

骑车出行也是一项十分适合痛风患者的有氧运动，每天空出一些时间进行骑车运动，是痛风患者提高自身免疫力，有效对抗痛风的好方法。当然，我们也可以把这项运动完全当作生活中的一部分，比如去上班、去买菜、去走亲访友的时候，都可以放弃开车、打车的方式，而选择骑车的方式去完成。

痛风患者通过骑车来进行健身锻炼，简单易行并且低碳环保，也不需要花费额外的金钱，如果将骑车运动完全带入生活中，更是不用专门腾出时间做运动了，简单、方便，又有十分神奇的疗效，何乐而不为。

　　骑车运动可以帮助痛风患者预防大脑的衰老，可以提高患者神经系统的敏捷性，能够在骑车的过程中潜移默化地增强患者心肺的功能，可以有效地帮助痛风患者降低血脂血糖，最主要的是可以帮助痛风患者锻炼下肢，提高全身的耐力，同时还能够促进血液循环和消化系统的运转，促进尿酸的排泄。

　　我们都知道，在我们的脚底存在着很多关乎我们生命和健康的穴位，痛风患者在进行骑车运动的时候，如果有意地用脚心来踏自行车的脚踏板，就能够在骑车的过程中对脚底进行按摩，前面我们也讲过脚底有很多可以帮助我们对抗痛风的关键穴位，利用这个时候进行脚底按摩也是一个不错的方法。痛风患者在踏自行车的脚踏板时，还可以在稳定车身的前提下，适当地用脚在踏板上进行前后滑动的动作，偶尔做一下就可以，不需要一直进行。如此，就能够让脚底的各个穴位都得到有效的按摩了。特别是在我们用力蹬车的情况下，对脚底穴位的按摩效果会更好一些。痛风患者经常进行骑车运动还能够锻炼自己腰部的肌肉。如果在骑车的时候，偶尔有意识地将臀部翘离开车座一会儿，借着腰部的肌肉扭动来产生动力去推进双脚蹬脚踏板的同时控制身体的平衡，就可以很好地锻炼自己的腰部，还能更好地促进肠胃蠕动，促进消化系统的工作。这种方法比较适合年轻一点儿的痛风患者，对于年老痛风患者来说，还是稳妥一点儿较为安全，稳中求健康，是痛风患者进行骑车运动的追求。

　　痛风患者在骑车时，最好选择一个比较平缓的地段，在骑车的过程中，要匀速地蹬车，同时要有意识地配以深呼吸（这里要求我们骑车运动选择空气清新的场所进行），然后利用加速呼吸来提高自己的心肺能力，帮助我们抒发胸中的闷气，同时也可以缓解病痛为我们带来的压力，边骑车边配合有意识地呼吸法，还能够帮助痛风合并肥胖症的患者有效地消耗体内的脂肪，有助于痛风患者保持自己的健康体重，预防和抑制双病的互相影响。

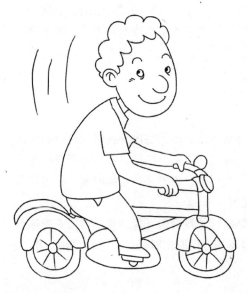

　　痛风患者在进行骑车运动时，要有意识地根据不同的地段和路况，来增加或者减少腿部和脚上的力量。我们的双腿和双脚在不断变力的过程中得到了有效的锻炼，增强了关节间的润滑性，能够有效地帮助我们提高关节的承受能力以及抵抗力，也有助于痛风患者筋骨的活络。如此骑车，能够帮助痛风患者保持骨关节的灵活性，同时还能够增强痛风患者的韧带以及肌肉的力量，可以很好地预防痛风患者饱受痛风摧残的身体骨关节发生退行性的变化。

　　说了这么多痛风患者骑车运动的好处，你是不是也跃跃欲试了呢？虽然基本上每个成年人都会骑车，也有很多人知道骑车可以当成运动，可以健身，但是，并不是所有人都了解借用骑车抵抗疾病的奥妙在哪里。今天，我们就来一起认识一下那些被我们误解的骑车运动的问题，以帮助痛风患者更好地借用骑车运动对抗痛风。

很多人认为骑车要讲速度和路程，只有快速用力的远程骑车才有健身的效果，其实这种认识是错误的。过强的蹬车幅度和力度，以及长时间的蹬车动作会使得痛风患者的膝盖出现严重的积水现象，会为痛风患者的身体带来极大的负担，反而容易诱发痛风的发作，特别是急性痛风性关节炎的突然到访。

正确的骑车运动要掌握好运动量、频率以及强度这三点，痛风患者更应该根据自身情况进行合理安排。初次尝试借用骑车对抗痛风的患者，要摸索出合适自己的骑车频率和强度后再正式进行骑车运动，痛风患者的骑车运动方式是否合理和健康，以骑车后身体微微出汗为标准，如果骑车运动使得你大汗淋漓，气喘吁吁，或者感到腰腿酸软，那么就该赶紧进行水分的补充，同时修改自己的运动量了，否则容易引起痛风的突然发作。

很多人觉得骑车对于姿势没有太大讲究，所以在骑车时，比较随意，事实上，错误的骑车动作会给身体带来很多的伤害，最正确的骑车姿势为：身体稍微向前倾一点儿，然后将双臂伸直，小腹要收紧，骑车过程中要用腹式呼吸的方法进行呼吸，双腿要与车的横梁平行，膝、髋关节要保持协调的状态，然后根据自己的情况选择合适的速度前进就可以了。

我们一般都以为蹬车就是脚往下踩，蹬着脚蹬子转一圈，让车子前进就可以了，事实并非这样，其实，蹬车时，脚下的动作也很有讲究。正确的蹬车是由踩、拉、提、推四个连贯的动作组成的，只有这四个动作到位了，骑车才不会太累，又能够全面地活动筋骨，才是最适合痛风患者的骑车方式。

以柔克刚，以太极克痛风

很多中老年人都喜欢打太极，打太极可以修身养性，可以提高身体免疫力，可以强身健体，可谓益处良多。对于痛风患者，经常打打太极也是一种不错的有氧选择，可以帮助患者改善身体的免疫系统，促进代谢系统的正常运转，能够帮助痛风患者增强抵抗痛风疾病的信心与勇气。

太极拳的姿势很放松，而且动作十分柔和，整个过程不用我们紧张用力，只要能够集中思想和注意力，用意念去指引自己的动作，就可以进行，是所有有氧运动中最为柔和安全的运动。合理地进行太极，可以使痛风患者放松心情，舒畅精神，能够有效地帮助痛患者改善体内的血液循环，提高大家的平衡协调能力，有助于痛风患者消除面对痛风，面对疾病突发时的紧张或者惊慌失措的情绪，可以减轻痛风患者对外界刺激反应过敏的病症，能够有效地促进痛风患者的康复。痛风患者可以根据自身的情况去选择适合自己的套路进行。

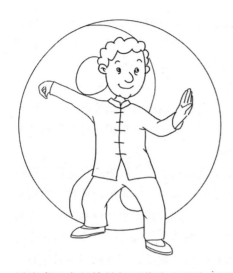

事实上，借用太极来克制痛风，就是借用太极去疏通痛风患者的经络，以达到减轻痛风症状，克制痛风来犯的目的。古语有曰"痛则不通，通则不痛"，所以借用太极疏通经络内里，是痛风患者选择太极的主要原因。虽然我们的痛风病因绝大多数都是因为嘌呤太多，尿酸过高而引起的，但是不管怎样，痛风只要来了，那就一定是我们的身体里出问题了。痛风之所以敢来找我们的麻烦，是因为我们身体中的某些脏器出现了淤堵的情况，无法进行正常的工作，才会助长了尿酸的升高，才能够招来痛风的侵扰。而痛风在来过又走了之后，很多的痛风患者又会很快就好了伤疤忘了疼，仍然继续以前的生活方式，继续大鱼大肉大口喝酒，以至于遗留在患者关节和身体其他地方里的尿酸盐结晶继续横行霸道，逐渐淤堵在痛风患者身体中的其他部位，于是痛风患者身体中的很多部位都会渐渐失去了活力，甚至，痛风结节也会在这个时候积极地来找痛风患者的麻烦。所以痛风患者要学会借用打太极来疏通自己的内里，以对抗痛风。

大部分的痛风患者痛风发作时，症状都表现为小关节的疼痛，并且70%以上的患者在痛风初期都表现为脚趾关节的剧烈疼痛。所以，痛风患者在进行太极运动时，要注意让自己的意念在打拳的过程中下行，以虚胸松胯的姿态为前提，往腿部指引气息，最终到达脚掌。因为遭受痛风的影响，很多痛风患者进行太极时，由于腰膝遭受侵害比较虚弱，所以在开始练习时，痛风患者不需要像一般人一样动作全部到位，要根据自身的情况，一个动作一个动作、一步一步进行，一点点地锻炼身体的适应能力，时间久了，筋骨活动开了，等身体慢慢变灵活了，自然动作和姿势就慢慢到位了。

痛风患者在进行太极运动时，最好穿宽松的服装，选择空气清新的场所，调整好自己的状态，要在平心静气，呼吸顺畅的状态下再开始打太极，并且动作一定要轻柔缓慢，不能急于求成，长时间坚持下去就会收获理想的结果。

做做关节操，不痛无烦恼

前面我们讲到了经络体操，做经络体操可以帮助痛风患者疏通经络，有效地抗击痛风，这里，我们再来学习一种关节操，来进一步控制痛风的发展，有效地帮助痛风患者增强关节健康，帮助痛风患者早日脱离痛风的折磨。

这套关节操来自于民间，是一种可以有效对抗痛风的方法，被很多痛风患者用来抵抗自身痛风的发展。关节操的治疗原理是，因为长期的高尿酸血症，造成尿酸结晶在关节等处慢慢沉积，沉积过多的尿酸结晶就会造成痛风的发作。那么，既然如此，我们就对我们饱受摧残的关节来进行一个适当的舒活运动，以此来有效地控制尿酸结晶的继续沉积，同时有效地抑制尿酸的升高，从而达到缓解痛风发作，抑制痛风发展的目的。

下面我们来看一下关节操的具体做法：

第一式：调整呼吸，精神放松，两脚分开与肩同宽，左手持拳，右手成掌，左拳推出去的同时，右掌在胸前，左手收回的同时，出右手。然后双手互换拳掌，继续之前的运动，反复多次。注意，双手在前后交替的运动中左右拳掌一定要不断进行交换，才能收到良好的功效。

第二式：保持站姿，双臂向前平举，与肩一样高就可以了，双手成掌，自然舒展，然后快速握拳同一时间弯曲手肘，使双拳各自收回到肩部，接着再快速伸直双臂回归到原位，如此反复多次。

第三式：保持站姿，伸展双臂，然后将左手过肩伸向后背，尺度无须太大，刚刚够着背部即可，同时右手经右边腋下，也伸向后背，以双手手指能互相触摸到为准。痛风患者在刚开始做这个动作的时候，不要要求自己的双手一下子就能在背后够着，只要坚持每天重复这个动作，缓慢的试着让双手靠拢，坚持一个星期左右基本上就可以做到了。

第四式：双手摊开，手心朝下，将意念集中于十指，用力让十指绷紧，坚持5分钟左右以后，接着做抓东西的动作来放松十指，如此反复20下左右之后，再将两只手掌朝后用力绷紧，同时用力弯曲手指第一、二关节，坚持10分钟左右。此动作每天最少做2次，每次不少于10分钟。由于指关节在这个过程中比较受累，痛风患者要根据自身情况进行时间和力度的把控，不要逞强为难自己，以免引起指关节的受伤。

第五式：选择平稳的椅子，放松自己，然后坐下，双脚平放，然后随着呼吸自然屈伸踝关节，并做两侧旋转的运动。

第六式：在平整干净的地面做下蹲运动，动作幅度无须太大，15～20下之后，调整呼吸做向前抬腿的动作。两种动作交替进行，最少各自20次，经常锻炼可以很好地活动痛风患者的膝、髋关节。

关节操的做法有很多，痛风患者也可以根据自身病痛的情况进行自我关节活动的摸索，总之不管哪种办法，关节的活动量都不宜过大，以免关节受到损伤。针对痛风患者疼痛部位的关节操，可以加强患者关节部位的代谢循环，能够有效地帮助痛风患者缓解痛风发作带来的痛苦，同时还能够减少尿酸盐在身体中的残留，降低痛风发作的危险。

掌握方式，游泳也能治痛风

游泳是一项备受推崇的健身项目，也是痛风患者理想的有氧运动，合理地进行游泳运动，可以有效地帮助痛风患者舒活筋骨，促进嘌呤的代谢，能够有效地促进痛风患者身体里尿酸的排泄与脂肪的燃烧，在抑制痛风的同时，帮助痛风患者保持健康的体重，减轻脂肪的侵害，对于痛风合并肥胖症的患者更是一种绝好的运动方式。

游泳是诸多有氧运动里，能够全面活动全身各部位，对痛风患者锻炼最为全面的一项运动，痛风患者经常游泳，能够有效地提高机体对外界的反应能力和抗病能力。痛风患者在游泳时，在水中的拍打、震动对身体能起到良好的按摩作用，而且结合我们前面讲过的浴疗，在泳池里游泳的同时，也可以对痛风患者进行很好的浴疗。游泳过程中，水体产生的压力能够很好地锻炼痛风患者的胸部承受能力，增强患者的心肺功能。我们在游泳的时候，全身的肌肉、骨骼还有关节都会被调动起来，这种"全民总动员"的运动方式可以全面地唤醒痛风患者身体的各个部位，有效提高患者的心肺功能，提高患者的肌肉力量，增强骨骼的润滑性和抗病性，提高痛风患者的抵抗力，对于预防痛风发作以及其他诸如腰肌劳损、坐骨神经痛等疾病都有很好的功效。

游泳中，我们通过手脚的不断配合使身体前进，在这个过程中，痛风患者的关节功能和呼吸功能都得到了极大的改善，同时，由于在不断与水的浮力与阻力相抗衡，痛风患者体内的嘌呤代谢速度会加快脚步，消化系统会变得积极主动起来，脂肪也会加速燃烧，这个时候，尿酸恐怕就没有生存之地了，只要在游泳的过程中能够及时补充水分，尿酸的排泄就会变得不再那么麻烦，身体代谢组织会将痛风患者体内的尿酸拉入黑名单，加紧步伐将其赶出体外去。痛风患者经常游泳，还可以提高对外界刺激的应变和抵抗能力，有助于痛风患者免疫力的提高。在冷水中游泳，日久天长，能够增强痛风患者的耐寒能力，有效避开因风寒而引起痛风发作的危险。

痛风患者在游泳时要先从小活动量开始，慢慢活动各个关节，在水中慢慢地让自己的关节逐渐活络而具有弹性，降低骨和骨之间的摩擦。痛风患者在进行游泳运动时，要控制要自己的活动量和时间，以不超过一个小时为好，如果游泳时间太长，身体太疲惫或者排汗太多，又长时间浸泡于冷水中，会导致身体里的尿液浓度升高，同时尿酸值也会上升，而且过度游泳肾脏排泄尿酸的功能也会被抑制，极有可能会导致痛风的急性发作。

不管你是哪类游泳者，初次尝试还是游泳爱好者，只要是痛风患者，就尽量避免在冬天进行游泳运动，否则容易造成肾气的损伤，从而影响到尿酸的正常排泄。

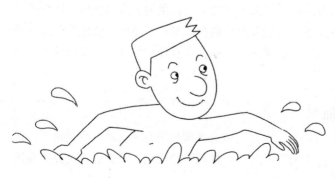

痛风患者在进行游泳运动时，要做好以下准备：首先要准备合身的泳衣泳帽，太大太小都会给痛风患者的身体带来负担。对于中老年痛风患者，选择棉毛质量或者纯毛的泳衣比较好。泳帽要准备带有松紧的尼龙制品或者橡胶制品。

其次，眼镜和耳塞也是十分必要的，游泳眼镜能够帮助痛风患者有效地预防眼病，还能解决痛风患者在水中睁不开眼睛的问题。而耳塞则可以很好地预防痛风患者因耳朵进水而引起的神经紧张和听力受影响等状况。

还有就是要准备好干净的浴巾和拖鞋，在游累了休息以及游完上岸后，要及时披上浴巾，可以帮助痛风患者预防感冒风寒的侵袭，特别是体质比较虚弱的痛风患者，更应该备好自己的浴巾。

另外，痛风患者在游泳时必须要有别人的陪同，以预防痛风突然发作时出现的紧急情况。在痛风发作期间要远离冷水，不要游泳，也不要在进行了其他运动之后马上又进行游泳，否则容易引起痛风的急性发作。每次游泳前要做好充分的热身准备，以防止直接下水引起抽筋等状况。

痛风患者在游泳时出现了紧急状况该如何应对呢？如果是腿脚抽筋，首先不能惊慌失措，否则会加重抽筋甚至引发痛风，这时要保持冷静，深吸一口气，然后潜入水中，让背部浮在水面，然后双手抓住脚尖，用力往回拉，双腿尽量伸直，反复几次可以缓解抽筋症状。如果这时因为刺激引发了痛风，要马上靠近岸边，同时大声呼唤别人来帮助。如果出现了头晕头痛、恶心呕吐的情况，痛风患者要赶紧结束游泳活动，快速上岸，喝一杯热水，调节自己的呼吸，多休息一会儿再行动，如果备有仁丹，可以马上含上一颗，能够缓解不适的症状。

痛风患者在下水前一定要将热身运动做到位，要全面活动自己的关节还有其他各部位的肌肉，可以选择高抬腿、蹲下起立等简单的运动来热身。另外在入水前最好先来一个温水浴，以减少冷水对痛风患者的刺激。

因为在游泳的时候，我们要消耗的体力将是平时的好多倍，所以痛风患者如果肾脏已经非常虚弱或者肝脾不好，还有痛风结节太多导致皮肤溃破以及骨质疏松了的话，最好就放弃游泳这项运动。此外，痛风患者在饭后及感冒生病时，一定不能强行游泳，天太冷水太凉的时候也不可以游泳。初学游泳的痛风患者不适合在水中停留太长时间，要循序渐进，给身体一个慢慢适应的时间。

--------------- ❀**健康提示：痛风患者运动前后的注意事项**❀ ---------------

既然运动对于痛风患者来说，能够在增强体质的同时，有效地抵抗痛风的侵袭，那么，只要时间和条件允许，我们提倡痛风患者积极参加一些有氧运动。但是，痛风患者的有氧运动并不是我们所说的那么随便和简单，如果没有做好运动前的准备，或者不知道运动后的注意事项，就很容易使得有氧运动的效果大打折扣，甚至，容易出现一些伤害身体的情况，与我们的初衷背道而驰。

首先，我们要明白一些痛风患者在运动时该遵循的原则：每位痛风患者都不适合做长时间的剧烈运动，剧烈运动会导致痛风患者的排汗量增大，造成血流量、肾血流量的降低，从而影响尿酸的正常排泄，导致血尿酸迅速升高，诱发痛风。由于饱受痛风侵害，痛风患者的骨质一般都比较脆弱，所以在进行运动时，一定不能让自己的身体遭受磕碰或者别的伤害。所以，痛风患者一定要选择轻柔的服装和安全的场地进行运动，否则任何磕碰擦伤都有可能引起痛风的急性发作，为痛风患者带来困扰。

由于自身的身体状况比较特殊，所以痛风患者在运动前，一定要做好充分的准备。首先，要充分了解自己进行运动的场地以及当天的天气状况，并且一定要穿上合适的服装去做运动。其次，在运动之前饮一小杯热水，能够有效地帮助痛风患者促进身体中的新陈代谢运动，在提前预热身体的同时，可以提前与肠胃、脾、肺等脏器以及肾脏系统打好招呼，以在运动的过程中加快嘌呤的代谢和尿酸的排泄。选择长期慢跑运动的痛风患者，一定要准备一双适合慢跑的运动鞋，以保护自己脆弱的双脚，同时也能够使得慢跑的效果得到保障。

痛风患者在运动结束后，不能吃太多的甜食和糖果，太多的甜食和糖果会导致痛风患者难以快速恢复体力，同时会影响痛风患者的食欲以及体内嘌呤的正常代谢。我们不止一次提出，并且多次强调，痛风患者在平日的生活中一定要远离烟酒，在参加完体育运动之后，更是应该如此，如果刚运动完就抽烟喝酒，会加速患者痛风的发作。痛风患者在运动结束后要给自己一个放松的时间，因为之前的运动使得我们的血液循环加快，代谢系统也在快速运转，如果一下子停止了运动，那么血液就容易囤积在下肢，为患者的心脏带来多余的负担，引起不可预估的病症状况。情况严重的时候，容易影响到患者大脑的供血，导致痛风患者出现眩晕和头昏的现象。因此，痛风患者在运动目的达到后，要让自己的身体有最少10分钟的放松，也就是要慢慢降低自己的运动强度，使身体逐渐地回归到平静的状态。

痛风患者在进行有氧运动时，一定要坚持循序渐的原则。运动强度的进展要结合自身的真实情况和承受能力，要在个人能够接受和适应的范围内逐渐递增，万不可急于求成，随意增加运动量和运动强度，会为痛风患者带来极为严重的不良后果。借用运动抑制和治疗痛风是一个较为漫长的过程，痛风患者不可能在短时间内就看到明显的效果，这一切都贵在运动量的把握和长时间的坚持。

第三节 痛风并发症患者的运动方法

痛风并发肩周炎患者适合怎样的锻炼

招惹上痛风，就会时不时来个关节炎发作，这就已经够令人麻烦和纠结的了，一旦并发肩周炎，痛风患者不仅要应对痛风性关节炎的疼痛，还得想办法应付肩周炎带来的不便，那么就太令人苦恼了。既然运动能够有效地缓解和抑制痛风的症状，是不是也能够有效地应对肩周炎的症状呢？答案是肯定的，那么，我们就来看一下，如何通过运动来应对肩周炎与痛风同时存在于我们身上的状况。

不幸招惹上肩周炎的痛风患者，可以选择在空气清新的早晨以及傍晚，进行一些内旋、外旋手臂的动作，站立于平地来回缓慢地环转手臂，伸展弯曲手臂，都可以很好地缓解肩周炎带来的病痛，这些简单的动作只要经常重复进行练习，时间一长自然就能见效。此外，对于肩周炎和痛风一起侵袭我们身体的症状，我们还可以进行一些具体的锻炼，如：

第一种：在家中选择一面干净无杂物的墙壁，侧着身体靠近墙壁站立，站直身体后，将上臂慢慢朝上运动，做肩部外展和上举的动作，动作要缓慢，最少坚持 10 分钟，每天最少进行 3 次这样的运动，一开始上臂伸展幅度可以小一点儿，然后逐日增加外展的幅度。此动作简单却可以有效地缓解痛风并发肩周炎为患者带来的酸痛症状。

第二种：在家里的房顶上或者院子里，安装一个小滑车，然后装上一根坚实的牵绳，痛风合并肩周炎的患者可以站于滑车下面，双手分别握住牵绳的两端，然后用健肢上下缓慢拉动患肢，来帮助自己的肩关节进行适当的活动。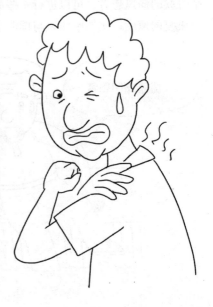

第三种：站立地面，调整呼吸，然后用健肢带着患肢越过头顶，然后去触摸耳朵，一开始可能够不着，这个时候，千万不要勉强自己，否则容易拉伤肌肉，也容易损伤痛风患者的关节，只要坚持每天都多试几次，几天后就可以慢慢够得着了。这项小运动，每天都要进行几次，幅度不宜太大，只要能够坚持一个星期，患者的症状就能够得到有效的缓解，在坚持大约一个月后，患者的关节以及肩部基本上就可以活动自如了。

痛风并发肩周炎在很大程度上限制了痛风患者的正常生活和工作，严重影响了痛风患者的日常生活习惯，但是作为一名痛风患者，我们不能轻易被病痛打倒，对于肩周炎的困扰，要结合运动，坚持不懈地锻炼，越是行动不便越要多加锻炼，时间长了就可以战胜肩周炎和痛风性关节炎对我们的折磨了。

痛风并发偏瘫该如何进行康复锻炼

偏瘫又被称为半身不遂，具体表现为患者身体一边的上下肢以及面肌还有舌肌下部的运动出现了障碍，属于急性脑血管病的一种比较常见的病症。如果患者患上了轻度的偏瘫，基本上还是可以活动的，但是走路的时候，经常是上肢屈曲下肢伸直的样子，十分不便。如果患者的偏瘫症状已经到了严重的地步，一般都是常年卧床不起，渐渐失去了自理的生活能力。如果说痛风并发肩周炎为我们带来了行动的不便，影响我们的生活与运动的话，那痛风与偏瘫一起出现，就更为我们的生活带来了极大的不方便。偏瘫与痛风，不论其中的哪一个，仅仅一个，就足以让我们应对不暇，难以承受，这下，二者竟然一起出现了，对于患者来说，真的是苦不堪言。但是，我们不能够就这样轻易服输，不可以就此而轻易地放弃锻炼，失去治愈自己的信心。要知道，如果你选择了长期卧床不起，那么只会使得自己的心情渐渐地变得越来越郁闷，会直接影响到病情的好转。痛风患者如果精神太低落的话，还会直接影响到身体中代谢系统的正常运转，进而会直接影响到体内尿酸的正常排泄，加重痛风患者的病情，对于病体的康复起到延长和阻碍的消极影响。

如果你不幸一起摊上了痛风与偏瘫这两个大麻烦，如果还处于初始阶段，病症不是很严重，那么，就一定不要放弃运动的机会，不可以消极地停止一切体育活动。这个时候的痛风患者，可以进行一些简单又比较适合自己的运动，来帮助自己的身体加快康复的速度。比如：痛风与偏瘫并发的患者可以进行健康肢体的功能锻炼，如果我们无法下地活动，那么就在床上做肢体的屈伸、上抬、旋转等运动，以此来促进体内血液的良性循环，以帮助尿酸进行正常的代谢和排泄。只有坚持经常进行活动（微量活动相对于一动不动也是有效果的），才可以确保痛风患者不会出现失用性肌肉萎缩的症状，也避免了失用性骨质疏松的危险，同时还能够很好地促进痛风患者

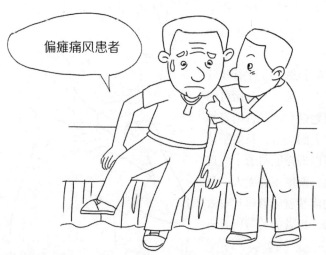

偏瘫痛风患者

患肢的血液循环，有助于患者的患肢早日脱离病痛的折磨。如果我们可以下床，那么就一定要试着让自己适当地下床进行一些活动。一开始下地，痛风患者可以让身边的人扶着自己进行一些小量的活动，然后随着对小活动的熟悉，慢慢地再去尝试自己独立进行少量活动。刚开始只在室内进行少量活动就可以了，等身体逐渐适应之后，可以慢慢将活动的范围扩大到室外。每次的活动量不要太大，因为体质较差，身体虚弱而又行动不便，所以痛风并有偏瘫的患者，能够保证每天下地走走，舒活一下筋骨就可以了，这个过程一定要慢慢来，循序渐进，一次性过大的活动量和活动幅度容易拉伤患者的关节和肌肉，反而加剧病情。

痛风并发偏瘫的患者在进行活动和康复运动时，要提前详细的咨询自己的医生，并且一开始一定要在家人的陪同下进行运动，以免发生意外。痛风并发偏瘫患者的运动，最关键的一点就是要先在心理上战胜病痛，要勇敢面对并发病的折磨，勇于尝试，坚持不懈地积极运动，这样才能够在这场战役中取得最后的胜利。

痛风并发下肢血管病变的运动注意事项

痛风最喜欢侵犯的地方就是我们的下肢，而长期的痛风折磨，高尿酸血症的持续存在，会使痛风的下肢变得越来越脆弱，如果在这个时候，痛风患者的身上又不幸出现了下肢血管的病变，那真的是让人苦不堪言。下肢血管病变严重的痛风患者，极易出现下肢间歇性疼痛，甚至会有溃疡、坏疽的症状，为痛风患者的正常生活和工作以及运动带来不可避免的困难和痛苦。

在这种情况下，痛风患者在进行运动的时候，就需要多加注意了。首先，一定要根据自身的病症状况来选择一些真正适合自身情况，而且比较容易坚持下去的运动，比如散步以及我们前面讲过的远足。不过，这里的远足就要适当的减小距离了，以免患者的身体无法承受长时间的运动量，引起疾病的急性发作或者加重下肢血管病变的症状。适当的散步和远足，能够很好地促进痛风患者下肢还有足部的血液循环，可以有效地改善痛风患者身体中一些部位的不适症状。不同于常人的是，痛风并发下肢血管病变的患者在散步或者远足时，一定要把握好行走的速度和时间，不可以强迫自己做不能做的动作，不要太快着急。如果在散步或者远足的时候出现了下肢疼痛的情况，那么就要马上停止行动，以免加重病情。

痛风并发下肢血管病变的患者，在进行散步或者远足时，最好同时配合下肢平伸、抬高、下垂的简单小动作，这样，能够更加有效地促进痛风患者的康复。这类痛风患者在防冻以及保暖方面，需要比别人更加重视一些，因为他们的抗寒能力非常的差，并且体质也太过虚弱，所以在外出散步或者远足时，一定要备好防寒衣服，正确选择适合自己的衣服着装。另外，这类痛风患者在散步或者远足时，一定要配备一双舒适的鞋子，而且一定要远离坚硬石子及碎玻璃，避免脚部受到来自外界的伤害。痛风患者在运动过后，要记得用温水泡脚，以免出汗后引起的感染。如果患者的下肢静脉突

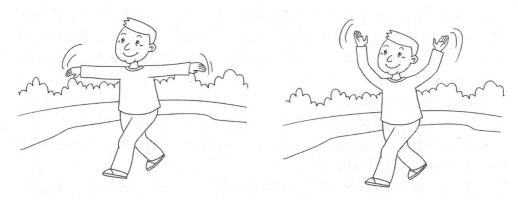

然出现了栓塞的情况，或者皮肤出现了感染和坏疽的情况，那么就要暂时停止运动，情况严重的话要及时咨询医生解决，否则容易致使病情恶化。

此外，我们要说，一个患者如果不幸出现了痛风并发下肢血管病变的情况，不管会有什么样的痛苦折磨，也一定不能灰心，只要能够在有效治疗的同时，结合自身的情况合理安排属于自己的运动量和运动方式，并且长期坚持下去，那么就可以帮助自己的身体逐渐恢复往日的活力。

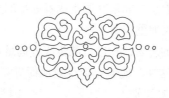

第四节　切勿矫枉过正，增加负担适得其反

痛风患者的运动时间与强度

　　痛风患者的体育运动最讲究和谐适度，适当地运动可以帮助痛风患者缓解痛风带来的病痛折磨，能够有效地促进痛风患者体内尿酸的排泄，使患者身体里的尿酸值维持在一个正常的水平，来积极地抑制痛风的发展。但是，如果痛风患者的运动方式不对或者运动量不合适的话，就会起到相反的作用，反而容易造成患者体内尿酸值的升高，导致痛风的复发，引起急性痛风性关节炎的发作，或者加重痛风患者的其他病痛症状。

　　适得其反的后果都不是我们想要的，那么，我们就来看一下，痛风患者如何进行运动才是最佳的锻炼方式，才能够最大限度地发挥运动抑制和治疗痛风的功效，才能够让我们安全地进行运动而不会招来疾病的折磨。

　　其实，正确而有效的运动，要求我们做到的就是对运动时间和运动强度的正确把握。如果过度运动，将运动的时间拉得太长，运动强度太大的话，就会导致痛风患者体内尿酸的不正常生成和非正常排泄。这是因为，运动能够促进患者体内的新陈代谢的速度，由此而增加了尿酸量的生成，而同时，过量的运动又会使得我们的汗液大量排出，造成体内水分的流失，水分减少就会直接影响到尿量的减少，而我们都知道尿酸是通过尿液排泄的，尿量减少就会直接造成尿酸在体内的大量滞留。不仅如此，大量汗液的蒸发使得痛风患者的尿液不仅变少了，浓度也变高了，这就十分不利于尿酸的溶解了，于是也为尿酸结晶的成长提供了极好的条件，为痛风结节的生成打下了基础。而且，

大量的运动会使我们的身体中产生大量的乳酸，而乳酸正好能够阻碍尿酸的正常排泄，这点也严重影响到了尿酸的正常排泄，为痛风的发作埋下了祸根。这就要求痛风患者一定要把握好运动的幅度，一般轻缓进行就比较安全可靠，以轻微少量地出汗为限度，然后，等运动结束后，待心绪缓和之后，痛风患者要及时为自己的身体补充水分。游泳、骑车等我们

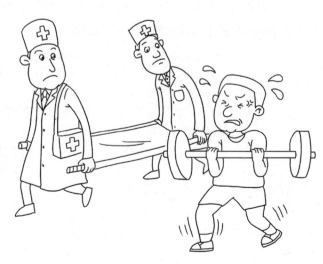

前面所提到的有氧运动都比较适合痛风患者，但也都需要痛风患者适度进行，每天以及每周的运动次数和运动时间，要保持在一个患者身体能够接受和适应的状态之下。

痛风患者在进行任何运动时，都要循序渐进，不要在一开始就给身体带来太大的运动负担，正确的做法是，要在运动的过程中慢慢增加自己的运动量，不宜急于求成，不要打算运动一次两次或者一周就要见到疗效，太心急的运动方式只会适得其反，为痛风患者带来更多的伤害和痛苦。痛风患者不适合刚起床就进行体育运动，因为这个时候患者的肌肉、关节还有内脏的功能都比较低，还没有完全苏醒，无法快速适应我们将要进行的运动,起床立马就运动容易对痛风患者的身体造成不同程度的伤害。而且，一夜睡眠之后，痛风患者身体中的水分流失不少，尿酸也积攒了不少，立即进行运动会加重肾脏的负担，导致尿酸的堆积，从而诱发痛风。正确的做法是，先稍微舒展一下筋骨，喝一小杯温开水，调整好自己的呼吸和精神状态，然后再开始进行运动锻炼。另外，午睡后以及晚饭前，是痛风患者进行运动的比较不错的时间。

每位痛风患者之间都有身体上的差异，所以患者们要根据自身的具体情况制定合理的运动计划，不要照搬别人的方式，也不要勉强自己做到像其他人一样的程度。我们的目的是强身健体，抵抗痛风，并不是要得第一，所以要选择适合自己的运动时间和运动强度，来借运动使我们的身体更舒适、更健康，离痛风更远。

痛风患者应远离的危险运动

一般来说，无氧运动对于痛风患者来说，都属于十分危险的运动，而那些十分流行的极限运动，就更是痛风患者的洪水猛兽了，对于痛风患者来说，沾不得，染不得。

有时候我们容易将一些无氧运动误当作有氧运动来选择和进行锻炼，却发现自己锻炼了好久，不但没有促进病情的好转，反而有加重的趋向，甚至还没锻炼两天，身体就出现了不舒适的症状。这就需要我们重新来认识一下这些运动了，只有认清了那些对于痛风患者来说存在着危险的运动，并主动远离它们，才能确保痛风患者的运动，对于缓解痛风病情不会收效甚微甚至背道而驰。

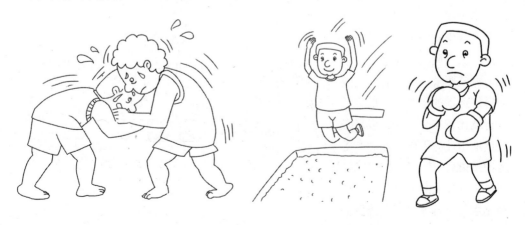

在我们常见的运动中，不适合痛风患者进行的危险运动主要有举重、跳远、短跑、投掷、俯卧撑等。这些运动容易促使痛风患者的体内产生大量的乳酸，以至于让肌肉疲劳而无法继续进行运动，同时，乳酸的出现和增加还直接影响到了痛风患者体内尿酸的正常排泄，阻碍了尿酸的有效排泄，为痛风的发作添加了催化剂。进行这些类型的运动，会让痛风患者在短时间内就感到身体疲乏无力、肌肉酸痛，甚至会出现心律失常以及呼吸和心跳加快的症状，容易为痛风患者的肝肾加重负担，影响尿酸的正常代谢。

还有一些诸如赛车、高山滑雪等类的运动，在速度上的要求比较高，这样的运动也十分不适合痛风患者，这类运动在精神刺激以及安全系数方面对痛风患者的健康都存在着极大的危险性。

另外，像拳击、摔跤一类的"暴力"运动，痛风患者也要避而远之。这类运动对身体的创伤不是任何一个痛风患者能够承受的，由于高尿酸的长期"腐蚀"，痛风患者的骨骼本来就已经很脆弱了，实在经不起那样的折腾，如果一个不小心受伤了，那后果不是谁能够承受得了的。

我们讲过远足对痛风患者有帮助，有人就会问了，别人远足可以去登山，那么是不是痛风患者也可以去登山远望呢？这个在理论上是可以的，但是，由于痛风患者一般关节骨骼都比较脆弱，而且本身的尿酸值又比较高，登山需要我们的肢体在一定程度上不断屈伸，在这个过程中，痛风患者的关节会不断地被拉伸活动，不断地受到刺激。并且在整个过程中，痛风患者会蒸发大量的汗液，这些对于体质虚弱，长期受痛风折磨，出现骨质疏松迹象的患者是十分不利的。而且，登山活动比较容易受伤，一个不小心的磕碰，都有可能成为痛风发作的诱因，所以，痛风患者也应该远离登山这样的运动。

可以这样说，一切能够让我们肢体受伤，引起我们大量出汗，让我们气喘吁吁心跳加快的运动，痛风患者都应该理智判断之后，对其进行合理的取舍。

健康提示：痛风患者如何检测运动强度

我们多次提到痛风患者要把握自己的运动强度，才能够有效地发挥运动的作用，才能够帮助患者有力地对抗痛风。那么，如何才能知道自己的运动量是否科学合理呢？这里，我们一起来学习几种检测运动强度的方法。

最简单的一种就是利用说话来测试自己的运动强度。痛风患者在进行运动的时候，可以随便挑选一个时间，然后试着自行说几句话，如果能够保持语速相对均匀，语气比较平稳，呼吸比较顺畅，节奏正常的话，就说明自己的运动强度是正好的，是非常有氧的运动；如果上气不接下气，无法说出完整的句子，那么就证明身体已经处于缺氧的状态了，需要痛风患者赶紧放缓自己运动的幅度，慢慢调节呼吸和节奏。但是，如果你已经运动了一段时间了，却没有丝毫的心跳加速现象，说话时的语气和节奏与平时一样，那就说明你的运动不合格，没有达到该有的强度，这样的运动就不算运动，对于你的身体是不会有太大帮助的。

第二种方法就是在运动结束后，对自身表现出来的状态进行一个自我评价。因为痛风患者自己最清楚自身的情况，对于运动后的感受也最为清楚，所以，进行自我评价也是一个不错的测试运动强度的方法。具体的标准如下：根据运动后的感觉为自己打分：

0 ~ 2 分 没有任何感觉；

3 ~ 4 分 一般般；

5 分 有一点点吃力；

6 ~ 7 分 吃力，有点累；

8 分 很吃力；

9 ~ 10 分 非常吃力。

一般痛风患者的运动强度以保持在 5 ~ 8 分之间最为合适和健康。身体虚弱的痛风患者则保持在 5 ~ 7 分就足够了。

第三种方式就是通过心率来判断运动的强度是否合理。合理的有氧运动，以痛风患者的心率达到最高心率的 60% ~ 70% 之间比较合适。每分钟的最高心率 =220- 年龄。比如一位 40 岁的痛风患者，最高心率 =220-40=180，也就是这位患者的最高心率为每分钟 180 次，那么他在运动时的最佳心率保持在 108 ~ 126 就是最为合理的状态。具体的检测做法为：在运动停止 5 秒钟之后，开始数自己的脉搏，只要在 1 分钟内跳动的次数属于我们算出的那个范围，那么就证明我们的运动强度是合理的。如果低于那个范围，则证明我们的运动强度不够，所做的运动属于无用或者作用轻微，如果超出了所算的范围，则证明运动过量了，需要及时停止，赶紧做出调整，以免对痛风患者的身体引起不必要的伤害。

患者跑步后自己测心率

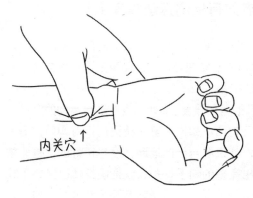

内关穴 ↑

还有一种通过心率判断运动强度的方法，这里我们称其为靶心率法，靶心率就是用 170 减去我们的年龄，所得到的数值。比如一位痛风患者年龄为 50，那么他的靶心率就是 170-50=120 次 / 每分钟，痛风患者在进行运动时，可以随时数一下自己的脉搏，如果心率控制在靶心率的范围之内，就证明自己的运动强度是合理的，可以继续坚持并保持下去，如果过低或者过高，就应该及时停止，进行相应的调整了。

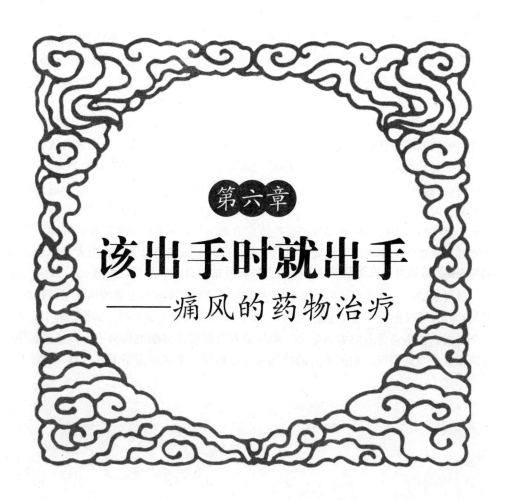

第六章

该出手时就出手

——痛风的药物治疗

第一节　什么样的患者需要药物治疗

根据病情判断是否需要药物

我们常说，是药就有三分毒，所以不论什么样的病情状况，都要在吃药的时候，十分的小心谨慎，而且也必须对症下药，才能够在尽量不增加副作用的情况下，收获有效的治疗效果。有些病痛不需要吃药就可以自愈，那么我们就该尽量远离药品；有些病症没有药品无法控制，那我们就得及时吃药来进行及时有效的控制。

我们都知道，痛风和糖尿病高血压等富贵病一样，是一种无法根治的终身性疾病，而且，痛风也不会经常以病痛的方式来折磨痛风患者，是痛风患者不合理的饮食与生活习惯招来了痛风的多次侵犯。所以说，如果生活中痛风患者能够在饮食习惯与搭配、有氧运动的坚持以及规律的作息等多方面多加注意的话，就不会给痛风留下进军我们的机会。大部分早期的痛风患者，是不需要任何的药物治疗的，只要能够在饮食方面多加注意，然后积极主动地多参加一些体育锻炼，尽量使自己的生活保持规律，那么就能够有效地帮助痛风患者远离痛风的折磨，同时也远离药品为痛风患者身体带来的不良影响。

最可惜的是，很多痛风病人被确诊为患上痛风时，高尿酸血症的情况早已存在了很久，因为平时我们不怎么注意，所以，等到发现自己患上痛风时，病根已埋下太久，这个时候，也不需要着急着去吃药。痛风患者首先应该详细地咨询一下自己的医生，然后根据自身的情况，根据本身的状态和疼痛情况，来决定需不需要进行药物治疗。

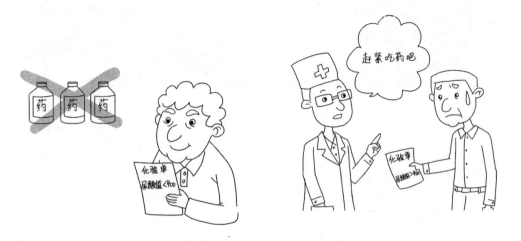

如果只是早期的高尿酸血症，并没有出现关节疼痛的症状，那么，赶紧开始从生活中的饮食运动等各方面入手，进行积极地抑制尿酸和排解尿酸的行动就可以了，没必要进行药物的治疗。但是如果出现了关节剧烈疼痛的现象，就要先利用止痛药止痛之后，再利用相关的药物来降低体内的尿酸了，这个时候的用药就很有必要了。

此外，很多痛风患者都会在罹患痛风的同时合并其他疾病，这个时候如果只靠着控制饮食和增加运动来控制痛风患者的病情，已经收效甚微了，那么，痛风患者就可以呼唤出那些可以帮助大家对抗疾病的药物，来帮助自己对抗疾病了。

用药不是便宜，越多越好，合理的用药才能够有效地帮助痛风患者对抗疾病对身体的迫害，如果盲目使用药品，反而会影响到药物的疗效，甚至会对痛风患者的身体造成没必要的甚至是不可挽回的伤害。痛风患者根据自身发病的情况和病痛的程度，来合理地选择是否需要药物治疗，需要哪类药物的治疗，然后再具体行动，这是痛风患者对抗痛风的关键所在。所以说，在患病的时候，痛风患者一定要及时弄明白自己的病痛症状与程度，及时咨询专业医生，以帮助自己做出正确合理的选择，有效而安全地去对抗痛风疾病的侵扰。

按发病状况选择治疗药物

随着生活水平的提高，痛风已经屡见不鲜，而不再是老早以前那种稀罕的贵族病。很多生活水平比较高，经常参加各种酒桌宴会应酬，成天活在大鱼大肉中的人群，都出现了不同程度的痛风症状。如今，痛风渐渐从过去的富贵病成为现在随处可见的常见病。与之成正比的，是琳琅满目的各类治疗痛风、抑制痛风的药品以及偏方。很多痛风患者在刚刚得知自己患上痛风，或者痛风初期发作时，会出现病急乱投医的现象，逮着治痛风的药就吃，一听谁说哪个药治疗痛风十分有效，很管用，就会立即求医问药，赶紧找到"传说中"的那个药，然后买回家服用，想要借此来帮助自己赶快摆脱痛风的折磨。却不知道，治疗痛风的药物有很多，针对的治疗点和治疗效果以及治疗的症状还有会引起的副作用等，都是有所不同的。而且，我们都知道，痛风也是分为不同的几种情况的，而且痛风的病症还分为不同时期的不同病症。痛风每个时期的治疗方法，以及每种症状的药物使用都是不同的。如果痛风患者没能对症下药，用错了药品的话，不但无法及时有效的治疗痛风为患者带来的痛苦，还极有可能适得其反，加重患者的病情，甚至引发其他危险的后果。

如果痛风患者是急性痛风性关节炎发作，那么秋水仙碱、非甾体类抗炎镇痛药等都是比较合适的药物，但是如果因为心急而吃下了别嘌醇之类的治痛风药，那么，非但不会减轻患者关节疼痛的状态，甚至还会因为药物的副作用而为痛风患者带来新一轮的疼痛。同时也延误了痛风患者的治疗。

对于处于痛风间歇期或者慢性期的痛风患者来说，在选择药物治疗时，重点应该放在抑制尿酸这方面。因为这个时候痛风患者基本上是没有疼痛的感觉的，但是身体中的尿酸还依然"高高在上"，存在于痛风患者的身体之中。只有及时的抑制和清理患者体内的尿酸，才能够保证痛风没有下一次来找患者麻烦的可能。那么，选择那些能够抑制尿酸的药物，就是痛风患者在这一时期的最正确、最佳的选择。同时，痛风患者在这一时期的服药，一定要配合足够量的饮水，才能够看到明显的疗效。

而对于痛风已久、出现痛风结节的痛风患者，促进尿酸排泄的药物以及一些碱性药物将是最好的选择，只有将痛风患者体内的尿酸痛快地排泄出去，并阻止尿酸结晶在肾脏的沉积，最好是能够有效地将已经沉积于痛风患者身体中的尿酸结晶，通过药物的作用化解并排泄出来，那么，才能够有效地减轻痛风患者身体中痛风结节的症状，同时还可以有效地防止尿路结石以及肾脏结石等的形成。

由于痛风是一种终身性的疾病，所以在药物治疗方面并不是一次两次就可以解决问题的，症状严重的痛风患者需要长期坚持用药，才能够有效地对抗痛风。

❀健康提示：暂时的镇痛不算药物治疗❀

痛风患者在痛风发作，特别是急性痛风性关节炎发作时，会有关节疼痛难忍，"见风就痛"，动弹不得，身体中部分关节钻心刺骨的疼痛的症状，这时就算你将世界上最美的珠宝或者最可口的饭菜摆在他的面前，他也无暇看一眼。对于处于此种境地中的痛风患者来说，用最快的速度止住这种要命的疼痛，比什么都强，比什么都重要。这种情况下，我们一般都会选择一些急性止疼的药物来帮助痛风患者进行病痛的缓解，利用药物来消除痛风患者急性痛风性关节炎发作引起的关节肿胀和疼痛的症状，暂时性的帮助痛风患者将痛风的症状抑制住，减轻痛风患者身体上的痛苦。能够帮助痛风患者制止突发性关节疼痛的药物，往往都是见效比较快的，在不太长的时间内，痛风患者很快就能清楚地感觉到先前剧痛无比的关节部位已经完好无事了，再也找不到疼痛的痕迹了。这样看来，似乎，我们找到了治疗痛风的药物，可以在短时间内治疗痛风的急性发作，能够有效地帮助痛风患者缓解和治疗身体的病痛。但是，事实上，这

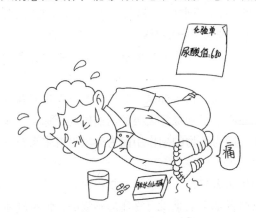

种药物的止痛对于痛风患者来说，并不是真正意义上的药物治疗，这只是一种暂时性的镇痛而已。这类药物对于痛风患者来说，只能用作痛风急性发作时的紧急止痛药物，对于痛风的治疗是没有帮助的。痛风患者要分清止痛和治病的区别，暂时性的镇痛并不是痛风病的治疗，并不能够彻底地将痛风的病症从痛风患者的

身上赶跑。

　　因为，对于痛风这样的顽疾，一般情况下是很难有药物彻底治疗，如果仅是吃一些缓解疼痛，暂时克制痛风病症的特效药，那就不能算得上是痛风的药物治疗，这只是一种暂时对症下药的止痛疗法，只能在短时间内暂时性地帮助痛风患者缓解自身的疼痛症状，而且这些药物也不适合痛风患者长期服用，所以并不属于痛风的药物治疗。痛风的治疗需要痛风患者寻找到病症的根源，然后从抑制尿酸，排除尿酸等多个方面下手，利用各种碱化尿液、抑制尿酸、促进尿酸排泄的药物，从根本上帮助痛风患者有效地遏制痛风，解决痛风带来的各种麻烦和疾病，才是痛风真正意义上的药物治疗。

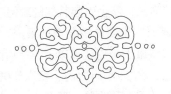

第二节 认识几类药品，为健康保驾护航

止痛常见药——秋水仙碱、非甾体抗炎药

痛风之所以让痛风患者"谈风色变"，全在于它发作时的突然性以及刺骨的疼痛感，每次痛风的急性发作，对于患者来说都是一种难以忍受的折磨。而应对痛风急性发作所带来的疼痛的办法，就是及时止住疼痛。哪些药品可以在短时间内帮助痛风患者缓解痛风发作带来的痛苦呢？想必每位与痛风打过交道的患者，都听过秋水仙碱这个"灵丹妙药"吧？

在很早以前，秋水仙碱就已被人们发现并用来作为治疗痛风的特效药使用。秋水仙碱就像其本身的名字一样，十分神奇，它对急性痛风的发作有镇痛的疗效，并且效果十分明显，用药 24 小时内就能见到疗效，而对于其他疾病的疼痛现象却没有明显的镇痛效果。

秋水仙碱是从秋水仙球茎里提取而来的一种生物碱，能够有效地控制痛风患者关节炎部位的白细胞聚集，让白细胞吞噬尿酸的工作变弱，使得患者局部白细胞破坏而造成的炎症反应得到有效的抑制，从而达到消炎的目的。同时，秋水仙碱还具有抑制细胞有丝分裂的功能，这点也有助于痛风患者在短时间内有效地控制关节的炎症反应。

一般痛风患者在服用秋水仙碱之后，在较短的时间内很快就能抑制住突发的关节病痛，所以这个药比较常见，并且深得痛风患者的喜欢。但是，需要注意的是，我们在用秋水仙碱把急性痛风性关节炎的发作完全控制后，就可以停止服用了。而且，平日里如果没有痛风性关节炎的发作，也就是说，在痛风的间歇期内，痛风患者是没有必要服用秋水仙碱的。秋水仙碱在为我们治病，及时为我们抑制疼痛的方面确实做出了不少贡献，但是不代表我们可以随便服用它，因为，秋水仙碱具有很多的副作用。使用不当不但不能很好地治疗痛风，还会引起其他健康问题。

痛风患者在服用秋水仙碱时，也要分情况进行服用，正确的方法为：如果是治疗急性痛风性疼痛，那么第一次口服 1 毫克就可以了，然后隔 1 ~ 2 个小时，再口服 0.5 毫克，直到症状减轻。要注意，在 24 小时之内，秋水仙碱的用量不能超过 6 毫克，如果痛风患者的症状得到了有效的缓解和改善，那么 48 小时内就不用再次服用了，等过 72 小时后，每天服用 0.5 ~ 1 毫克即可，连续服用一周左右就可以停药了。如果是为了预防痛风的急性发作，那么，就要隔天服用一次，每次服用 0.5 毫克就可以了。还有一种用法为：借用别嘌醇或促尿酸排泄的药物对慢性痛风进行治疗时，也可以同时服用一些秋水仙碱来预防痛风的急性发作。需要提醒大家的是，如果选择用秋水仙碱来

治疗急性痛风性关节炎的话，就不要同时服用别嘌醇，否则会加重痛风的症状。

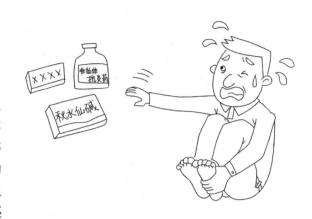

秋水仙碱虽然可以帮助痛风患者及时地抑制疼痛，但是也很容易出现多种副作用，比如容易引起患者的食欲减退、恶心等症状，还会抑制痛风患者骨髓的造血功能，引发再生障碍性贫血等疾病。长期服用秋水仙碱，还易引起患者肝脏和肾脏的损害，造成肝功能的异常和蛋白尿的现象，有一部分痛风患者还会有脱发、皮肤过敏等症状。这些副作用的发生与痛风患者的用药量和用药时间都有着很大的关系，同时也与患者自身的体质状态有关。痛风患者要控制好自己的用药量和用药时间，要适度服药，同时要在服药期间定期检查自己的肝肾功能和血常规，这样才能有效地避免副作用对自己造成太大的伤害。另外，痛风患者一定要记住，秋水仙碱一定要在饭后服用，以减少对肠胃的伤害。

肝脏以及肾脏功能受损严重的痛风患者，以及患有肠胃病的痛风患者，都要远离秋水仙碱，要积极地寻求其他药品来代替秋水仙碱，来缓解和治疗痛风的急性发作。

如果痛风患者在服用秋水仙碱后出现了严重的过敏反应，或者服用后没有收到什么疗效，那么可以选择非甾体抗炎药，来进行止痛。

这非甾体抗炎药的疗效和秋水仙碱的效果差不多，属于见效快，副作用小的类型，而且药源也比较充足，被越来越多的患者所选择。

非甾体抗炎药的品种比较多，常见的有阿司匹林、布洛芬以及吡罗昔康、萘普生、塞来昔布等。这些药物都能够消炎止痛、解热、抗风湿、抗凝血，是不含甾体结构的抗炎药，能够在较短的时间内缓解痛风发作的痛苦。非甾体抗炎药在痛风急性发作时的治疗效果没有秋水仙碱明显，但是药性却是比较温和的，病痛现象超过48小时才服用也还有效。

在服用非甾体抗炎药的时候，痛风患者在一开始的服用量就要接近最大的剂量，等到疼痛的症状得到缓解后，再慢慢减少用量。在这里，我们必须谨记，痛风患者在痛风急性发作时，不可以同时服用两种或两种以上的止疼药物，而且，不论选择的是哪种药品，都一定要先详细咨询自己的医生，弄清楚用法用量之后，再进行服用，否则容易出现其他健康问题，为痛风患者的健康带来不必要的麻烦。

最无奈的止痛药——肾上腺皮质激素

痛风急性发作期的治疗，因人而异，一般情况下，秋水仙碱以及非甾体抗炎药就能够有效地帮助痛风患者解决病痛的问题，及时为患者消炎止痛。但是，有些痛风患者在服用秋水仙碱或者非甾体抗炎药后，会出现一些严重的不良反应，或者是在服用之后迟迟不见效，疼痛依然继续折磨着痛风患者，甚至还出现了其他致命的病状。这个时候，我们只能派肾上腺皮质激素类药物出场了。

肾上腺皮质激素类药物的功效很多，被应用于很多疾病的治疗，尤其是自身免疫性疾病以及变态反应性过敏性疾病等的治疗。肾上腺皮质激素类药物还经常被医生用来抢救急性重症疾病患者。但是这类药物的副作用非常大，如果长期服用易使患者机体的防御功能降低，极易引发感染或者将原有的感染扩散，还容易造成患者的神经兴奋性增高，导致精神失常。所以我们说，肾上腺皮质激素类药物是痛风患者的止痛药中一个最无奈的选择。肾上腺皮质激素类药物的长期服用能够导致痛风患者身体中的物质代谢以及水盐代谢出现紊乱现象，从而造成类肾上腺皮质功能亢进综合征，过量服用还会让患者皮肤变薄、与满月脸"结缘"，会出现水肿、痤疮的现象，还有可能因此而诱发十二指肠溃疡，对于肠胃本身就比较虚弱的患者，更容易加重病情。如果中老年痛风患者服用这类药物过多的话，就容易造成骨质疏松、肌肉萎缩的情况。肾上腺皮质激素类药物所引起的不良反应，一般在停止用药后会慢慢自己消退，如果日久不退，就该引起重视，对症治疗。

所以，痛风患者对于肾上腺皮质激素类药物的使用是一种迫不得已才做出的选择，是需要患者非常慎重的，必须严格遵循医生的指导才能服用。常见的肾上腺皮质激素药品主要有：地塞米松、泼尼松等，都属于口服制剂。有些情况下也用于静脉滴注，用法用量必须由医生全权决定。不论哪种形式，肾上腺皮质激素药的使用都不得超过一周，否则出现在痛风患者身上的不良反应就比较难以掌控了。

如果痛风患者发病时出现了严重发热，痛不堪言，身体虚弱的现象，在服用秋水仙碱或者是别的消炎止痛药时，可以加用一些肾上腺皮质激素，来改善患者的全身应激能力，在短时间内帮助降低患者的体温，以减少痛风患者病发时对身体的消耗，这样，患者的病情才能够得到快速的缓解和治疗。

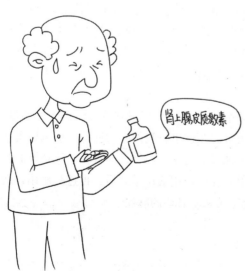

如果痛风患者不幸还同时患有三高问题，或者溃疡疾病，那么就一定不能使用肾上腺皮质激素类的药品了，如果是合并感染的情况，也不适合使用这类药品。如若痛风患者的病情十分需要这类药品，那么就要在充分控制感染的前提下小心用药，最好是请专业的医生进行操作。

消炎止痛特效药——糖皮质激素

痛风患者病痛发作时的解决办法比较多，很多药品都可以及时帮助痛风患者消炎止痛，但是效果以及各自容易引发的后果和不良反应却又各有不同。痛风患者需要根据自己的病痛情况以及身体的承受能力等诸多原因，在医生的指导下进行合理的选择。

对于秋水仙碱以及非甾体抗炎药治疗效果不明显，或者严重过敏的痛风患者，还有一些急性痛风性关节炎发作时还伴有比较严重的全身症状的患者，还有一种特效药可以快速帮助痛风患者缓解病痛的症状，有效地为痛风患者消炎镇痛，那就是糖皮质激素。

糖皮质激素具有极好的抗炎作用，能够快速并且有效地抗炎，对很多种炎症都有很好的疗效。在痛风患者的炎症初期，糖皮质激素可以很好地抑制患者毛细血管的扩张，降低渗出以及水肿，同时还会抑制白血细胞的浸润以及吞噬，以此来消除痛风患者的炎症。这是初期的疗效状况，到了痛风的后期，糖皮质激素能够通过抑制毛细血管与成纤维细胞的增生，减慢肉芽组织的生成，达到帮助痛风患者减轻疤痕还有粘连等炎症后遗症的目的。

常见的糖皮质激素有泼尼松、地塞米松等，可以在痛风急性发作时派上用场，能够在第一时间赶赴痛风患者疼痛的部位，快速减轻急性痛风性关节炎所引发的剧痛、水肿、红热等情况，同时还能够促进痛风患者体内血尿酸的有效排泄。利用糖皮质激素治疗痛风患者的急性痛风性关节炎，可以选用20毫克塞米松，用静脉滴注的方式对痛风患者进行治疗，每天一次就足够了，或者口服的办法也是可以的，每次服用10毫克，每天2次即可。等到痛风患者的病症得到了缓解，就要赶紧减量，然后慢慢停药，切不可长时间使用，但也不能一次性停止用药，要缓慢减量直到停止用药。

对于这种治疗痛风的特效药，我们一般不提倡痛风患者使用，只有迫不得已的情况下才会选择。所以，痛风患者如果选用糖皮质激素治疗自己的痛风症状，就一定要详细咨询医生，严格掌握用药指征，谨慎使用，并且一定不可以长期使用或者大量使用。

我们都知道，但凡特效药，一般都会有副作用，糖皮质激素也不例外。糖皮质激素在帮助我们抑制炎症，消炎止痛的同时，会偷偷降低我们机体的防御能力，所以，在运用糖皮质激素时，一定要同时服用一定量的，能够有效抗菌的药物，来预防炎症的扩散，也防止痛风患者本来的病情被恶化。同时糖皮质激素还能够引起类肾上腺皮质功能亢进综合征，诱发或加重痛风患者的感染状况。此外，糖皮质激素还容易引起消化系统以及心血管系统的并发症，造成患者肌肉萎缩、骨质疏松等，并且还会延迟患者伤口的愈合速度，还有可能诱发精神失常的病症等。如果痛风患者长期应用糖皮质激素，若突然停止用药，还容易诱发停药反应，以及反跳的症状。如果痛风患者长期备受病痛的折磨，肾上腺皮质有萎缩现象或者是功能已经不够健全，那么突然停止用药，就极容易引起患者肾上腺皮质功能的极大损害。而且，长期使用糖皮质激素会导致痛风患者的皮质萎缩，如若突然停止用药，患者的体内突然没有了糖皮质激素的供应，很有可能会造成肾上腺危象的发生。如果痛风患者曾有过较为严重的精神疾病或者骨折或者是严重的高血压或者溃疡病等症状，以及急性细菌感染以及病毒感染等症状时，要全面考虑，慎重选择用药，一定要在与医生详细研究后再决定是否使用糖皮质激素来缓解自己目前的症状。

安全降低尿酸——选对碱性药品

在痛风急性发作的时候，痛风患者及时用镇痛药暂时抑制和缓解了病痛为痛风患者身体带来的折磨，但是这并不代表着痛风就这样轻易地被我们赶跑了。事实上，引起痛风发作的尿酸还在痛风患者的身体中逍遥法外，如果痛风患者仅仅是止住了痛风带来的关节剧痛就以为镇压住了痛风，那就是错误的，若就此不管不顾了，就会给尿酸留下恣肆生长的空间，那么痛风很快就又会卷土重来，再次找痛风患者的麻烦。所以，在暂时解决疼痛之后，痛风患者接下来要做的，就是赶紧想法办将自己身体里的尿酸值降低。

虽然在前面我们讲了很多关于利用饮食的方法的降低痛风患者体内尿酸的办法，但是对于痛风已久，总是发作的痛风患者来说，必要的降尿酸药，也是必不可少的。食疗与药疗紧密结合，才能够帮助痛风患者有效地抑制体内的尿酸，预防痛风的再次来袭。

降低尿酸的药有很多种，一般都为碱性药，这些药的功效就是通过碱化痛风患者的尿液，来促进患者体内尿酸的排出量，积极地抑制痛风的发展和发作，减轻尿酸结晶对痛风患者肾脏的侵害，有效地帮助痛风患者预防肾结石的形成。但是并不是所有的痛风患者在任何时候都适合服用这种碱性药物。一般只有下面这几种情况下，才有服用碱性药物的必要性。

第一种情况：急性痛风性关节炎发作后。我们都知道，当痛风患者体内的尿酸值达到一定的量时，就会以痛风的形式来宣告自己的存在，当痛风患者体内的尿酸值处于最高值时，痛风就会急性发作，于是关节就会出现剧痛无比的情况。所以说，急性痛风性关节炎发作时，痛风患者体内的尿酸值处在了一个最高量的状态，这个时候，最需要痛风患者借用碱性药物，来赶走体内多余的尿酸了。一般在急性关节炎发作以及症状被抑制住的10天之内，痛风患者体内的尿酸值都处于一个极高的状态，这个时候的用药是十分必要而且必需的。

第二种情况：痛风患者由于血尿酸太高而使用促进尿酸排泄的药物时，也需要同时使用碱化尿液的降尿酸药。因为，在这个时候，如果痛风患者使用大量的促进尿酸排泄的药物，就会使得尿液里尿酸的浓度变得比平时高出很多，如果这时尿液的酸性比较大的话，就无法有效地排出那些高浓度的尿酸，这样一来就会为痛风患者的肾脏增加大量的负担，很容易损害痛风患者的肾脏。只有使用了碱性药，及时地将痛风患者的尿液碱化，才有利于尿酸的顺利排泄，才能够有效地帮助痛风患者减少尿酸结晶的析出，保护痛风患者的身体不被过度侵害。

第三种情况：如果痛风患者不幸患上了肾结石或者尿路结石等症状，服用适量的碱性药也是十分必要的。因为，不论这个时候你有无病痛症状，痛风患者身体中的尿酸值都是比较高的，而结石在尿酸高的环境中容易越来越多，使用碱性药可以提高痛风患者尿的酸碱度，在促进尿酸排泄的同时溶解患者体内那些因尿酸而形成的"石头"，同时也有效地帮助痛风患者预防了新结石的形成。

第四种情况：已经在饮食作息等多方面入手，积极控制尿酸，但身体中的尿酸值仍然居高不下的痛风患者，以及一年内痛风屡次发作的痛风患者，都需要此类药物的帮助，才能够安全有效地降低体内的尿酸，有效地抑制尿酸的升高，控制痛风的发展。

此外，如果痛风患者的尿液 pH 值太低，也需要使用碱性药品，因为，尿液 pH 值太低的话，尿酸就会以结晶的形式存在于尿液里，而这些尿酸结晶会沉积在肾实质，形成结石或者阻挡尿路，会对肾脏进行规模不小的侵害，只有适当地使用碱性药物，才能够帮助痛风患者缓解和解决这种糟糕的情况，保证痛风患者的尿路畅通无阻，保证尿酸的顺利排泄。

如此说来，碱性药对于痛风患者在一些特殊情况下是十分必要的。但是，不管什么情况，安全使用才是硬道理。所以，痛风患者在选择用药之前一定要详细咨询自己的医生，对照自己的症状去决定是否用药，然后再进行具体的使用。

降低尿酸有优点——苯溴马隆

降低尿酸的药物有很多种，但是绝大多数的药物又都会对痛风患者的身体造成不同程度的其他伤害，所以很多痛风患者在用药对抗痛风时，都会感到十分的纠结。而在诸多的降尿酸药物中，有一种药，副作用相对其他药物来说比较小，而且对痛风患者的肝脏还有肾脏等不会造成太大的影响，这个药是一种适合大部分痛风患者的药品，它，就是著名的降尿酸药，苯溴马隆。苯溴马隆适用于原发性的痛风症状以及适合在痛风性关节炎的间歇期使用。

苯溴马隆的服用有一些讲究需要痛风患者弄清楚：首先，痛风患者一定要严格按照医生开出的用法与用量来用药，如果在用药期间出现了痛风性关节炎突然发作的现象，那么要及时将用药量减半，同时可以根据自己的需要，服用适量的秋水仙碱或其他消炎药品来缓解关节疼痛的状况。其次，痛风患者在服用苯溴马隆时，一定要定时检查自

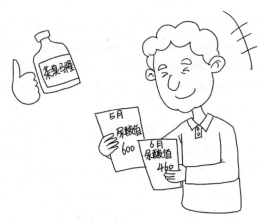

己的肾功能还有血尿酸值以及尿尿酸值的变化，同时一定要保证大量的饮水，以增加自己的尿液量，来促进体内尿酸的快速排泄。

还有，痛风患者在服用苯溴马隆时，要注意及时碱化自己的尿液，以此来保证体内尿酸的及时溶解和排泄。最后，需要强调的是，痛风患者在使用苯溴马隆时，必须得等到急性痛风性关节炎发作被有效抑制住之后，才可以开始使用，以免使用时间不当对痛风患者的身体造成不必要的伤害。

肾脏遭受到严重伤害的痛风患者以及孕妇，不可以使用苯溴马隆。痛风患者在选择服用苯溴马隆的同时，在大量饮水的基础上，还要加服碳酸氢钠，以维持身体中尿液的酸碱度，从而来保证尿酸的顺利排泄。此外，痛风患者要切记，苯溴马隆不适合同依他尼酸、吡嗪酰胺类、水杨酸类以及噻嗪类的利尿药一起使用。

苯溴马隆的用药遵循以下原则，一般每次口服 50 毫克就可以了，每天服用 1 次就好，最好是在早餐时用药，等痛风患者体内的血尿酸值明显降低后，痛风患者要及时咨询医生，根据自身的情况，进行药量的减小或者停止服用。

一般情况下，有极少数的痛风患者会在服用苯溴马隆后，出现肠胃不适的情况，会有轻度的恶心呕吐现象，也有一些痛风患者会有水肿以及颜面发红等症状，这些都不会对痛风患者的健康造成太大的影响。总之，不论出现了什么情况，痛风患者都要及时与自己的医生进行沟通，而不要自己妄加猜测，乱作决定。

促进尿酸排泄的药物——丙磺舒及其他

有效地降低痛风患者体内的尿酸，需要我们从几个方面同时进行，除了控制饮食，服用碱化尿液的药物之外，更需要及时服用促进尿酸排泄的药物，才能够有效地清理痛风患者身体中的尿酸，不给痛风留下可乘之机。而促进尿酸排泄的药品种类比较多，疗效以及副作用也都各有特点，下面我们就来一起了解一下这些药品，以帮助痛风患者正确认识和使用这些药品，帮助我们用最健康的方式将痛风赶跑。

在促进尿酸排泄的药物方面，丙磺舒当算是痛风患者的首选了，服用丙磺舒可以有效阻止痛风患者身体内的尿酸结晶在近曲肾小管的主动再吸收，通过促进体内尿酸结晶的排泄而降低痛风患者血尿酸的浓度。能够有效地帮助痛风患者延缓或者预防痛风结节的形成，可以减少因痛风而对患者关节造成的各种损伤，还能够有效地溶解已经形成的痛风结节。丙磺舒没有抗炎、镇痛的功效，主要用于痛风发作间期以及慢性期，可以有效地帮助痛风患者控制自己的高尿酸血症，非常适合肾脏功能没有受到损害，但是体内血尿酸值升高，并且每天尿酸排泄较少的痛风患者。对于由于使用噻嗪类利尿剂而引起痛风发作的痛风患者，也比较适合使用这类药品。因为丙磺舒能够有效地抑制青霉素及头孢菌素类在肾小管中的排泄，进而引起它们血药浓度的增加，所以有时候也被用作一些需要长期维持高浓度青霉素或者头孢菌素血浓度的疾病的辅助治疗，比如淋病以及亚急性感染性心内膜炎等。

痛风患者在服用丙磺舒来促进尿酸的排泄时，要注意根据自身的不同情况来掌控用药量。具体操作要详细咨询自己的医生。一开始服用丙磺舒时，有些痛风患者可能会出现痛风发作或者疼痛症状加重的情况，这是因为在服药后，尿酸结晶从原来沉积的关节中析出而引起的，患者无须太过恐慌。服药后，少数的病人会有发热、皮疹、胃肠道反应等症状，均属于正常现象。

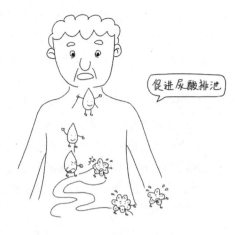

促进尿酸排泄

痛风患者服用丙磺舒促进体内尿酸的排泄，一定要在用药的同时，保证足够的水分供应，同时还要加服碳酸氢钠，来阻止尿酸结晶乘机沉积，避免影响尿道和肾脏的正常功能，这样还能够帮助痛风患者有效地预防肾脏结石和尿路结石的形成。

对于肾脏功能受到严重损害的痛风患者以及对磺胺类药品过敏的痛风患者要谨慎使用丙磺舒，或者用其他药物作为代替。痛风患者要注意的是，丙磺舒不适合与保泰松、氢氯噻嗪、依他尼酸、吲哚美辛还有口服降糖药一起服用，同时患有肿瘤的痛风患者也不适合服用丙磺舒。

除了丙磺舒之外，痛风患者还可以使用磺吡酮等其他可以促进尿酸排泄的药品，在用药方面一定要详细咨询专业的医生。

抑制尿酸合成——用对别嘌醇更健康

别嘌醇是一种痛风患者常见的抑制尿酸的药物，这是一种黄嘌呤氧化酶抑制剂，可以通过抑制黄嘌呤氧化酶的活性，来降低黄嘌呤和次黄嘌呤合成尿酸的速度，以此来降低痛风患者体内血尿酸的水平。因为别嘌醇的副作用较小，较为安全可靠，所以常被用来防治高尿酸血症和痛风。

别嘌醇的使用主要是在痛风发作的间期以及痛风的慢性期，对于尿酸生成超出正常范围或者对排尿酸的药过敏或无效的患者，都适合服用别嘌醇进行疾病的预防和控制。有些痛风患者肾脏功能遭到损害，不再健全，在不能使用排尿酸药的情况下，也适合服用别嘌醇来对抗痛风。别嘌醇也可用于患者服用排尿酸药的时期，能够在帮助痛风患者抑制尿酸生成的同时，促进患者体内尿酸的有效排泄，保证患者体内的尿酸值维持一个正常的水平，尤其适合痛风结节比较严重，但肾功能还比较好一些的痛风患者。

痛风患者在刚开始服用别嘌醇时，有可能会诱使痛风的急性发作，这个时候要及时适当地配以小剂量的秋水仙碱或者其他抗炎药，来缓解痛风发作所带来的痛苦。因为别嘌醇能够有效地减少嘌呤的合成，如果在服用时配以可以防止 RNA、DNA 等核酸氧化分解的强抗氧化剂（常见的有花青素以及虾青素等等），就能够有效地减少痛风间歇期以及慢性期，痛风患者体内嘌呤的生成以及尿酸值的升高。如此，还可以减少别嘌醇的用量，从而降低长期大量服用别嘌醇为痛风患者的身体带来的副作用。

痛风患者在服用别嘌醇时，要注意药量的掌控，并且要根据病情的发展及时更改自己的用药量，具体做法要详细咨询专业医生，切不可盲目服用，也不能擅自更改药量。痛风患者在服用别嘌醇的时候，要定期对自己的肝脏功能进行检查，同时也应该定期检查自己的血尿酸以及尿尿酸值，作为用药调整的依据。痛风患者在服用别嘌醇时，和其他药品一样，也要同时保证大量地饮水，一定要保证尿液的酸碱度适合尿酸的正常排泄。别嘌醇适合饭后服用，以降低对痛风患者肠胃的不良影响。

别嘌醇虽然副作用较低，但也不是任何痛风患者都适合服用。如果痛风患者肾功能不全，服用别嘌醇就容易使得尿酸的排泄无法正常进行，容易引起诸多不良反应。对于老年痛风患者，在服用别嘌醇时，一定要小剂量进行，因为老年痛风患者的肾脏一般都比较虚弱，不适合大剂量的别嘌醇刺激。处于痛风急性发作期的痛风患者也不适合服用别嘌醇。

部分痛风患者在服用别嘌醇后出现了皮肤瘙痒的症状，甚至还会出现其他过敏性症状，常见的有皮疹、紫癜性病变以及多形性红斑等，如果痛风患者出现了皮肤病变，那么就要立即停止用药，严重者要及时咨询医生进行对症治疗。

别嘌醇还能够诱发中毒性肝炎，甚至有可能发展成严重的肝细胞坏死症状，如果痛风患者大量地服用了别嘌醇，还会因为损害肾脏而诱使急性大面积肝坏死造成死亡现象，不过这样的状况比较少见。痛风患者在服用别嘌醇的期间，还有可能出现糖尿病、白内障等疾病，所以在用药时，一定要密切关注自己的身体状况，以便及时科学的调整用药，防止不良后果的产生。

别嘌醇的用药讲究较大，痛风患者要多加了解才不会在治病的过程中犯错，引起不必要的反应，为自己增加新的疾病。那么，我们就要看一下别嘌醇都有哪些使用禁忌：首先，不能与氨苄西林同用，否则会提高皮疹的发生率。其次，不可以与尿酸化药同用，否则会增加肾结石的形成。此外，别嘌醇如果与卡托普利合用的话，有可能会引起阿斯综合征。与铁剂同时服用的话，会引起患者体内铁的过量。如果与维生素、氯化钙、钠等合用，则会增加肾脏里黄嘌呤结晶的形成。服用别嘌醇时如果痛风患者同时服用了青霉素，就会加速患者皮肤的过敏反应。

正是由于别嘌醇能够阻止黄嘌呤转化成尿酸，致使尿液里的黄嘌呤浓度上升，而在酸性的尿液中，黄嘌呤的溶解度又比较低，所以如果痛风患者长期服用别嘌醇的话，容易引起黄嘌呤肾石症，并且会在一定程度上造成痛风患者肾功能的不全。

想要减少别嘌醇对痛风患者身体的伤害，痛风患者在服用别嘌醇时就一定要坚持定期检查身体，如果发现出现了严重的不良反应，那么就要立即停止用药，及时对新出现的病症进行诊断和积极地治疗，以免引来其他病症的困扰。

❀健康提示：用好苏打水，轻松赶走尿酸❀

如何对付体内的尿酸，是每个痛风患者都在关注的事情，几乎所有的痛风患者都在寻找着安全降低体内尿酸的办法。长期用药容易使痛风患者的身体出现各种不良的反应，而且很多抑制和排泄尿酸的药物还会让痛风患者出现过敏现象。总吃药也不是个办法。事实上，降低痛风患者体内的尿酸，除了吃药之外，还有一个比较不错的办法，那就是经常喝点苏打水，这样可以帮助痛风患者有效地抑制和促进体内尿酸的排泄，相对于吃药来说，喝苏打水是痛风患者对抗痛风比较安全可靠的一种办法。苏打水属于碱性饮品，在前面我们就提到过将苏打水带入痛风患者餐桌的饮食模式。也许大家都有过这样的体会，自己去医院看病时，为我们治疗痛风的医生开出的处方中，总会见到小苏打片的身影。由此可见小苏打对于痛风的抑制作用还是被认可的，这里我们所说的苏打水，与医生所开的苏打片有一样的功效。

苏打水可以促进痛风患者体内尿酸的排泄，能够有效地预防痛风的发作，这是因为苏打水中有可观的碳酸氢钠，能够有效地帮助痛风患者与尿酸周旋，积极地抑制痛风的发展。痛风患者每天都会摄取很多酸性的食物，正好适合尿酸的成长，如果想要将痛风发作遏制在萌芽的状态，那么就要及时地进行酸碱平衡的调节，使体内的酸碱度正好利于尿酸的排泄而不是生成。苏打水就是这种情况下的主角了。此外，苏打水还能够缓解消化不良以及便秘的症状，有助于促进消化，从而促进尿酸的排泄。

苏打水的优点和对痛风患者身体的好处不胜枚举，比如，可以使痛风患者体内的酸碱保持平衡，能够有效地降痛风患者的血压和血脂，同时还能够增加痛风患者肠道的蠕动，缓解患者便秘的症状，其中所富含的微量元素，还可以有效地改善糖尿病患者的免疫功能，有助于患者病情的好转。

说到这里，很多患者会问，苏打水去哪找呢？怎样才能喝到苏打水呢？其实这并不难，我们可以自己在家制作。苏打水的具体做法为：用10克从超市买回来的"食用苏打粉"溶解在500毫升的温热纯净水里，充分搅拌，至凉就可以饮用了。自制的苏打水口感不是很好，有些患者也会觉得不习惯，于是会去选择购买商店中的苏打水，现在，市面上有很多苏打水饮品，但是部分名为苏打水的饮品中，只加入了其他成分，却没有苏打水该有的成分，如果痛风患者买回家中饮用的话，对痛风患者体内的尿酸是没有任何碱化作用的，更无法有效地帮助痛风患者促进尿酸的排泄。所以痛风患者在选购苏打水时，要注意查找饮品的标签，看看配料表中是否真的含有"碳酸氢钠"的字样。以保证痛风患者购买到的苏打水是可以帮助自己对抗痛风的苏打水，而不是普通的饮料。

苏打水虽然能够有效地帮助痛风患者赶走尿酸，抵抗痛风的袭击，但是它富含一定规模的钠，对于痛风并发高血压的患者是一种危险，所以，高血压的痛风患者在喝苏打水时要多加注意，不喝或者少喝，并且减少食盐的摄入量，才比较安全一些。此外，超市购买回来的苏打水，其中添加了一定量的甜味剂和香料，长期饮用容易对痛风患者的健康造成不利的影响。而且，苏打水具有中和胃酸、强化肠胃吸收的功能，长期饮用极有可能引起碱中毒，特别是老年痛风患者。

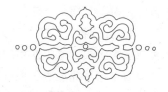

第三节　痛风并发症该如何吃药

痛风并发高脂血用药注意事项

绝大多数的痛风患者都会有不同程度的高血脂症状，而很多高血脂患者的尿酸值也都高于身边的其他人。对于这两类的病症同时出现在一个患者身上的情况，并不少见。对于这类患者，也就是痛风并发高血脂的患者来说，想要很好地控制同时存在着的两种病症，使它们不至于在痛风患者的体内联手搞破坏，那么，就要从饮食、运动等多方面入手，同时配合合理的药物治疗。只有用药合理，才有助于二者的有效控制和积极治疗。

如果痛风患者只是单纯地利用降低血尿酸的药来进行单方面治疗的话，虽然能够让痛风患者体内的血尿酸值慢慢降低到正常值，但是高脂血症并没有跟着血尿酸的下降而得到有效的抑制。如此一来，居高不下的高血脂还会影响到痛风患者的健康状况，导致痛风患者好不容易降下来的尿酸再度升高。但是如果只是用降低血脂的药物的话，对于尿酸值的降低却又没有太大的帮助。所以说，此类患者在用药的选择方面，是很有讲究的。

一般情况下，降脂药物的选用要根据高脂血症的类型来决定。痛风患者最常见的并发症是高甘油三酯血症，适合选择纤维酸类的药物进行控制，如苯扎贝特还有非诺贝特等。但是，如果痛风患者合并的高脂血症属于高胆固醇血症的话，那么适合选择洛伐他汀、普伐他汀等他汀类药物，效果会比较好一些。如果痛风患者的高脂血症属于混合性的高脂血症，那么就要选择多种药物进行联合治疗了。不过，一般情况下，我们不提倡同时服用两类或以上的降脂药，否则容易增加患者的副作用的危险，特别是容易使痛风患者的肝脏受到严重的损害，如果迫不得已要联合用药，那么，要进行周期性的交换服用，以此来降低副作用发作的风险。

一些能够帮助痛风患者降低血脂的药物容易对痛风病产生不好的影响，甚至会引起痛风的急性发作，所以痛风患者在选择药品时，一定要事先详细咨询专业的医生，要避免使用能够促使尿酸大量生成或者会阻止尿酸正常排泄的药物，要选用那些不会影响尿酸正常代谢的药物，最好选那些在降血脂的同时可以促进尿酸排泄的药物，那就最好不过了，这点，可以详细咨询专业医生，对症配药。痛风患者如果不幸并发高脂血症，也可以依据自己的病情去选择一些中药进行治疗，具有降脂功效的中药比较多，而且没有太大的副作用，但是见效比较慢，可以依据医生建议适当选择。

痛风并发高血压的用药原则

高血压与痛风都属于富贵病中的种类，而且二者经常相伴着出现在同一患者的身上，据统计，有 50% 以上的痛风患者都有伴有高血压。痛风与高血压一起出现后，二者在我们的身体里会相互促进，互相影响，变本加厉地破坏患者的健康。

对于痛风患者，如果并发高血压，若血压没有得到有效地控制，一直处于高压状态的话，就很容易引发脑中风、高血压性肾炎、高血压性心脏病等疾病，这个时候如果痛风患者病急乱用药，随便使用降压药的话，又容易使痛风的症状加重，影响到患者体内尿酸的正常排泄，极有可能引起痛风的急性发作，对病情雪上加霜。

所以，痛风患者必须弄清楚痛风合并高血压的情况下，在用药时，应该注意些什么问题，如何用药才能够安全地将痛风与高血压合理地控制好，让它们不再轻易来打扰我们的健康。

痛风患者在用药时，要弄明白自己的真实状况，再决定选择哪类药物进行治疗，是将痛风的治疗放在第一，还是把降压作为治疗工作的首要重点，或者二者要同时治疗，这些都需要痛风患者站在对自己病情完全清楚的前提下行动。如果患者正处于高尿酸血症，但是没有关节疼痛症状的时期，那么，痛风患者只要弄明白引起自己尿酸高的原因，并加以控制，从饮食和运动等方面入手进行调节即可，一般都不需要进行药物的治疗。这个时候，血压的高低就是痛风患者要重点关注的对象了，如果有幸血压也处于相对稳定的状态，那么就控制好自己的作息与饮食，将自己的最佳状态维持好。如果痛风患者突然间急性痛风性关节炎发作，那么这个时候，除了饮食，就该药物出场了，我们前面提到过的秋水仙碱等消炎药在这个时候就派上了用场，可以及时为痛风患者消炎止痛，缓解痛风发作带来的痛苦。这个时候最好祈祷自己的血压没有升高。如果血压恰好也处于高值的状态，那么一些降压药的药效作用就会被秋水仙碱所抵消，这个时候，降压药的选择与用量就需要进行及时的调整。

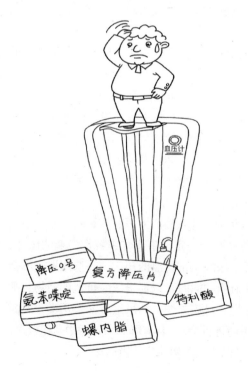

如果是在痛风的间歇期和慢性期，患者没有明显的疼痛现象，但是血尿酸处于较高的状态，就需要痛风患者借用一些药物来抑制尿酸的形成和促进尿酸的排泄了。这个时候，如果痛风患者在服用降压药的话，就会出现一个矛盾现象，那就是，

几乎大多数的降压药都会对尿酸的排泄产生不利的影响。很多的复方降压药，比如降压 0 号以及复方降压片等类的降压药以及利尿剂，降压的效果不很明显，也常被患者选择，但是服用之后却会在痛风患者的身体中拖住尿酸排泄的后腿，使之无法进行正常的排泄，如果长时间这样下去，就会引起痛风患者体内尿酸值的升高，导致痛风的急性发作。所以，对于痛风合并高血压的患者来说，最好不要长期服用具有排钾利尿的药物，换为具有保钾利尿作用的其他药物，比如特利酸、氨苯喋啶、螺内酯等药物，既能安全降低血压，又可以有效地降低尿酸，一举两得，是痛风合并高血压患者的良好选择。

不管怎么说，痛风合并高血压的患者，在选择降压药时，一定要避开那些能够阻止和影响尿酸正常排泄的药物，要与医生详细咨询，然后选择那些适合自己，并且不会引起痛风急性发作的药物，来安全的降低血压。另外，不管哪类药品，药效和副作用都不相同，所以痛风患者在使用时，要随时检查自己的身体，及时与医生进行交流和沟通，以保障病情的安全和有效控制。

痛风并发冠心病用药禁忌

痛风并发冠心病的症状相对于高血压、高血脂来说，比较少见。一般情况下，大多数痛风患者在患病之后血脂都会出现升高的情况，而甘油三酯升高的最为明显，然后就是 α 脂蛋白以及低密度脂蛋白胆固醇，那些对我们身体心血管有益的高密度脂蛋白胆固醇却出现了显著降低的现象，于是有一些痛风患者在患病时间较久之后，还会出现冠心病的症状。

痛风并发冠心病的患者，在对痛风进行治疗的同时，还必须全面治疗冠心病，控制自己的饮食，适当参加体育锻炼，同时要有针对性地进行血管的扩张，来改善体内血液的循环状况，这样就可以很好地防止并减轻冠心病的发作，同时还能够有效地降低心肌梗死发作的概率。有效地帮助并发冠心病的痛风患者远离多种疾病的侵扰，帮助痛风患者远离疾病的困扰，拥抱健康。

痛风患者在进行血管扩张的时候，可以使用硝酸酯类的药物，我们一般用的硝酸酯类药物主要有硝酸甘油以及硝酸异山梨酯等。这种类型的药物可以有效地帮助痛风患者缓解血管痉挛的现象，扩张冠状动脉，有效改进患者的侧支循环血流，促进患者体内供血的情况，而且还能够扩张周围小动脉以及小静脉，降低患者的回心血量，以此来减轻左心室前负荷还有室壁的张力，对于心肌血液的供应能够有良好的改善。痛风并发冠心病的患者也可以适当地选用一些中药进行治疗，作用比较持久，并且副作用相对也比较小，但是见效就比较慢一些了。

对于痛风并发冠心病的患者，一定要远离几种药品，否则容易加重病情甚至引起其他影响患者健康的症状。比如能够扩张血管但是却会阻碍尿酸排泄的药物，像血管紧张素转换酶抑制剂还有肾上腺素能受体阻滞剂等类的药物，虽然可以有效地帮助痛风患者预防冠心病的发作，但却会影响到尿酸的正常排泄，这就是痛风患者需要谨慎避开的，只有清楚地认识这些药物，明白他们不同的药效，才能够帮助痛风患者避免因为预防冠心病而引起尿酸的升高，进而诱使痛风的急性发作。

痛风并发肥胖症该如何用药

痛风患者并发肥胖症是最常见的一种现象。一般情况下，凡是肥胖的人群，有百分之七八十都是痛风的潜伏人群，这些人群的尿酸值都比普通人高出许多，而在痛风患者中，有一半以上的患者都是肥胖症患者。

如果体重太高或者已经与痛风有染的肥胖症患者不及时控制自己的体重，不进行相应的减重措施的话，就会增加痛风发作的机会。肥胖不仅能够让尿酸的合成亢进，引发高尿酸血症，还能够妨碍尿酸的正常排泄工作，从而招来痛风找麻烦，同时还容易出现高脂血症以及糖尿病等病症，使得我痛风患者的身体处于一个极为危险的状态下。

患有痛风而且还是肥胖症的患者，要在控制饮食，积极参加体育锻炼的前提下，进行积极地减重行动。除了饮食和运动之外，必要情况下要结合一些可以降低尿酸和有助于减轻体重的药物来加快症状的好转。

适合痛风并发肥胖症患者的药物并不是很多，而且具有一定的风险性。比如中枢性减肥药，就是其中的一种。这类药物副作用相对较小，还有不错的耐受性，疗效比较明显，可以在帮助痛风患者有效减轻体重的同时，增加胰岛素的敏感性，积极地降低三酰甘油以及坏的胆固醇，还能够帮助痛风患者有效地控制体内血糖的高度，对于高血压糖尿病也有很好的辅助作用。常见的中枢性减肥药主要有西布曲明等，效果明显，但是有可能引起患者的心率加快、血压升高、失眠厌食、肝功能异常等副作用，影响患者的健康，所以在服用前还需多加咨询。还有一种药是非中枢性减肥药，这类药较为少见，主要是以抑制胃肠道脂肪酶的方式来阻止脂肪的水解，以此来降低脂肪的吸收，达到减重的目的，这类药物的代表为奥利司他，是众多减肥药中较为安全的一种减重药品，它的有效成分不会进入患者的血液循环中，不会作用于中枢神经，所以引起的副作用及不良反应较少一些，不会有一般减肥药的严重副作用。

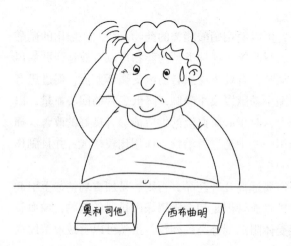

痛风合并肥胖症的患者在第一次服用奥利司他时，要详细咨询医生，特别是伴发高血压、高血脂等病症的痛风患者，更要谨遵医生指导进行用药。奥利司他有增加患者尿结晶的风险，所以如果痛风患者

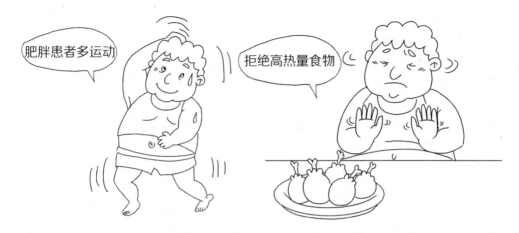

患病已久，肾功能遭受到了损害的话，在服用奥利司他，切记定期监测自己的肾脏功能，以免引起不必要的疾病或者加重痛风患者的病情。另外，痛风患者在服用奥利司他时，一定要控制好自己的饮食，要主动远离高嘌呤的食物，才能快速达到疗效。

可以说，没有一种减肥药是完全安全可靠的，因用药引起的各种副作用不是任何一位痛风患者所能够承受的，减肥药不适合长期服用，更不能对其产生依赖。所以痛风合并肥胖症的患者在平日里一定要多加注意自己的饮食，从饮食和运动方面入手，及早远离肥胖对自己带来的痛风威胁。

痛风并发糖尿病用药注意点

我们的代谢系统出现了问题，就有可能令嘌呤、尿酸统统乱套，进而招惹来了痛风的袭击，同样，因为代谢系统出问题而引发的疾病，还有糖尿病。糖尿病与痛风可以说，有很多相像之处，它们都是由于代谢系统有问题引起的，也都与营养过剩有关，而且都有可能因为胰岛素抵抗而出现，可以说，痛风与糖尿病是一丘之貉。

想必很多患者都听过三联征的说法，很多人将肥胖与痛风以及糖尿病之间的关系称作三联征。这是因为，肥胖能够致使血尿酸的升高以及血糖的高升，而糖尿病患者由于身体中缺乏调节血糖的胰岛素，致使身体一直处于高血糖的状态，从而阻碍了其他物质的正常代谢，导致我们身体中的脂肪以及蛋白质等的代谢出现了混乱。因此而造成了嘌呤的异常代谢，引起了尿酸的升高，也加重了肥胖的情况。

一般糖尿病患者的血尿酸值都比较高，其中的原因有很多，有一种情况是，2 型糖尿病患者，这类患者常出现肾脏血流量减少的情况，这种情况会导致肾小球缺氧，使得乳酸的生成量大幅上涨，增加的乳酸会与我们体内的尿酸进行竞争性的排泄，抢夺尿酸排泄的空间和机会，从而造成尿酸在体内的堆积。还有一种原因是，患上糖尿病之后，患者身体中的黄嘌呤较多地转变成了尿酸，只是尿酸的生成增加，在排泄能力不变的情况下，尿酸生成加多，自然会为身体带来极大负担，引起痛风的发作。一般糖尿病患者会出现高胰岛素血症，这种情况下，胰岛素会加快肾脏对尿酸的重吸收，从而导致血尿酸值的升高。

糖尿病与痛风可谓互为因果，彼此影响，还有很多形影不离的状况，既然如此，那我们就要将二者放在一起，进行综合治疗。在控制饮食运动等生活问题方面之外，必要的情况下要进行药物的治疗。同时患有痛风和糖尿病的患者，用药相对其他并发其他症状来说，比较简单一点儿。因为，一般降低血糖的药物对尿酸的影响都不大，不会引发急性痛风性关节炎的发作。

以前有患者总担心胰岛素会致使我们体内的尿酸值升高，会有引起痛风发作的危险，事实上，经过多方验证和调查，我们得出结论，这种担心是没有必要的。所以说，如果痛风患者同时沾染上了糖尿病，医治过程中如果需要胰岛素的话，就及时使用胰岛素进行治疗，来控制血糖的升高。如果放任血糖持续升高，特别是在出现酮症酸中毒还有血乳酸量上升的时候，会影响到肾脏排泄尿酸的能力，使得体内的尿酸趁机升高，严重的情况下还能够引起痛风的急性发作。所以该用药的时候一定要及时用药，不要耽搁了最佳治疗时间，为痛风留下发作的机会。

这里，痛风合并糖尿病的患者要注意一点，在我们常见的口服降糖的药品中，第二、三代磺脲类药物是最常见的选择，虽然第一代磺脲类药物在降糖的同时还能够降低我们体内的血尿酸，但是副作用比较多，还容易导致低血糖的症状，所以不被医生选择，也不适合患者服用。

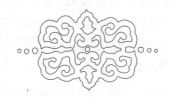

第四节　有效治疗痛风的几味中药

简单药材也有疗效——玉米须、丝瓜络、马齿苋

在了解过那么多的抑制痛风的药物之后，很多患者都在反映一些问题，那就是治疗痛风的药看起来都那么危险，副作用花样太多了，而且，很多患者肠胃本来就比较虚弱，无法长期服用一些抑制痛风的药片，药片试剂等还考验了痛风患者的经济能力。这就需要我们在利用药片试剂抑制通风的同时，寻找一些副作用小，简单、可行、有效的药草、中成药材来帮助我们对抗痛风了。

这里，我们向大家介绍三种常见的，简便易得，并且能够有效抑制和缓解痛风的药材，它们分别是玉米须、丝瓜络、马齿苋。

玉米须味甘性平，具有利水消肿，平肝利胆清热的功效，对于肾炎、肝炎、高血压以及胆结石、糖尿病和水肿等病症都有良好的治疗功效。玉米须的利尿作用被人们所认可，能够有效地增加氯化物的排出量，并且对很多症状的水肿都有不错的疗效。玉米须还能够扩张末梢血管，所以对于降低血压有一点点作用，同时玉米须还可以用于治疗肝炎导致的黄疸。玉米须能够开胃健脾强心，还可以降低血糖，对糖尿病有一定的治疗功效。

此外，玉米须可以加快血液凝固的速度，有效地使血小板的数目增加，具有抗溶血的功能，所以经常被用来作为止血药、利尿药使用，常应用于膀胱炎还有尿路结石的治疗。但是，玉米须的利尿作用主要是肾外性的，对肾脏的作用则比较小，所以也不能够完全依赖它来增加尿量。

接下来就是丝瓜络了。丝瓜络味甘性凉。归胃、肺、肝经，具有活血通络、祛风解毒、利水消肿的功能。用丝瓜络熬汤水来代替茶饮，能够帮助我们行血清热，祛风通络，还能够增加尿液排泄量，对于尿酸的排泄有积极的促进作用，能够有效地缓解痛风症状，有效抑制和预防痛风的发作。另外，丝瓜络在治疗肺热痰咳、心热烦躁、手足抽搐等方面也有不错的功效。

说完丝瓜络，我们再来了解一下马齿苋。马齿苋味甘酸，性寒，归心、肝、脾、大肠经。具有利水去湿、清热解毒的功能，能够除尘杀菌，消炎止痛，可以散血消肿，止血凉血，对于肾炎、肠炎等症状有很好的治疗功效。此外，马齿苋还能够快速消炎消肿，解毒利尿，并且对糖尿病以及高血脂有很好的预防和治疗作用，能够有效地保护我们的心血管，是很多痛风患者，以及痛风合并糖尿病、高血压、高血脂患者的福音。

马齿苋虽好，但是并非所有患者都适合，对于孕妇以及由腹部受凉引起腹泻的患

者要谨慎选用，此外，如果我们药品中有鳖甲，就不要再服用马齿苋了，容易出现相克的现象。

三者对于痛风患者都有一定的辅助治疗和预防作用，最常见的做法就是将三者放在一起煎煮成汤水，然后服用，有很好的利尿降尿酸的功效，能够有效地抑制和缓解痛风的发作。

初期缓解疼痛降尿酸——山慈姑、土茯苓

在患者"初识"痛风的时期，症状不是很严重，发作时疼痛面积也比较小的情况下，我们可以借用山慈姑以及土茯苓来消炎止痛，降低尿酸，缓解痛风初期的疼痛症状，有效地帮助我们对抗初期痛风的侵犯。

山慈姑味甘、微辛，性凉，入肝、脾经，具有化痰散结、清热解毒的功效，因其含有秋水仙碱的成分，能够有效阻碍白细胞的化学趋化性，减缓我们体内的炎症反应，所以对于痛风的炎性反应具有一定的缓解作用，可以缓解痛风性关节炎发作为我们带来的痛楚，但是无法降低异常升高的尿酸值。山慈姑不适合大量服用，并且，体质虚弱的患者也不适合借用山慈姑来抑制痛风，以免引起其他不适症状。

利用山慈姑治疗痛风的办法很简单，只要将30克左右的山慈姑清洗干净之后，用水煎成汁服用，即可。

接下来就是土茯苓，土茯苓在我们的饮食疗养中就曾多次被用到，对于痛风的治疗有很好的辅助作用。土茯苓味甘淡，性平，归肝经、胃经、脾经，具有清热解毒，除湿的功能，能够开散降泄，通利关节。在治疗筋骨疼痛方面有一定的疗效。肝肾阴亏的患者不适合服用土茯苓。土茯苓在服用时，有一些禁忌是需要我们清楚的，那就是，不要用金属容器接触，特别是铁器，不要与茶同服。

土茯苓的功效有很多，我们可以对症使用，使其尽可能地为我们所用，帮助我们对抗自身的疾病。对于出现急慢性肾炎的痛风患者，只要每天用水煎煮150克的土茯苓饮用，就能够很好地缓解症状，并且还可以增加尿液量，有利于尿酸的排泄。对于膝关节积液以及风湿骨痛等症状，也可以利用土茯苓煎汤水来进行治疗。如果将土茯苓与萆薢搭配，更能够收到利尿去湿、解毒利关节的功效，可以有效地缓解关节疼痛以及小便不畅的症状，能够有效地促进尿酸的排泄，抑制痛风的进一步发展。此外，土茯苓搭配薏米也是不错的祛湿利尿的方法，也能够有效地缓解痛风发作时的疼痛症状，促进尿酸的排泄。土茯苓与蒲公英、木通、扁蓄等相搭配，也有很好的解毒利尿泄浊的功效，也能够促进尿酸的有效排泄。

需要我们注意的是，土茯苓与山慈姑一样，不宜与茶水一起服用。

痛风间歇期如何排尿酸——金钱草、威灵仙

痛风患者在间歇期也有可以选择的中草药，来帮助我们有效地排除和抑制尿酸。

最为常见的就是金钱草和威灵仙了。

金钱草又名蜈蚣草、遍地黄、龙鳞片、铺地莲等，味甘微咸，性微寒，入肝、胆、肾、膀胱经，全草都能够入药，具有解毒消肿、利尿通淋、利湿退黄的功效。

金钱草的功用很多，常被用来治疗许多疾病，比如，常与栀子、虎杖、茵陈蒿等搭配用来治疗湿热黄疸，能够清除肝胆火气，还可以除下焦湿热。还可以与鸡内金、滑石以及海金沙等搭配，用来利尿通淋，消除结石。用金钱草消除肿痛时，可以与野菊花和蒲公英搭配，很好地解毒消肿。金钱草中含酚性成分和黄酮类、甾醇、鞣质、胆碱、氨基酸、挥发油以及钾盐等，能够有效地促进胆汁的分泌，具有抑菌抗炎的作用。有实验证明，金钱草可以显著地减少高尿酸血症下动物体内的尿酸水平，而对原本血尿酸值正常的动物体内的尿酸并没有明显的影响。

我们要全面利用金钱草利尿排结石，消炎的功效，来帮助我们对抗痛风，在抑制尿酸的同时，积极地消除体内已有的尿酸结晶和沉积于关节处的结石，缓解痛风患者的痛风症状。

威灵仙是一种神奇的中草药，味辛咸微苦，有小毒，性温，入肝、膀胱经。具有消痰散积、祛风除湿、通络止痛的功效，在脚气肿痛、腰膝冷痛、屈伸不利、扁桃体炎、风寒湿痹以及肢体麻木等方面有很好的治疗效用。随着现代医学的不断发展，威灵仙的功效被发掘的越来越多，对于胆结石以及足跟痛等疾病也有很不错的疗效。

威灵仙有较强的消炎止痛作用，与川牛膝搭配的话，可以祛风胜湿、温经通络，能够很好地通利关节，活血止痛，也有助于缓解痛风为我们带来的困扰。

因为威灵仙有较强的走散力，所以气血亏虚的患者以及孕妇要谨慎使用，最好不用。另外，威灵仙与茶、面汤相克，所以在借用威灵仙对抗痛风时，患者要多加注意。

止痛防痛风——防风独活茯苓配

这是一款能够有效帮助痛风患者缓解痛风发作时期的关节疼痛症状，并且还可以预防痛风发作和发展的中草药配方。具体药材主要有：制半夏、附子、白芍、羌活、萆薢、仙灵脾、枣仁、当归以及茯苓分别各备9克，黄芪50克，川芎4.5克，细辛、肉桂、防风、独活、炙甘草分别为6克，具体做法为，把全部的药材加水煎煮，每天一剂，分为三次服用，坚持服用便能够收到很好的疗效。

在这款药剂中，我们尤其要强调一下独活、防风、茯苓以及黄芪对于帮助痛风患者有效抑制和预防痛风的功效。

独活味辛苦，性微温。归肝、肾、膀胱经，具有祛风胜湿、散寒止痛的功能，在之前我们已经对其有过详细的研究，这里便不再多讲，我们要利用的是独活镇静止痛以及抗炎的作用。此外，研究还发现独活可以明显地抑制中枢神经，具有很好的安神与镇静功能，但是相对于其他抑制中枢神经的药材来说，独活的毒性比较大一些。对于阴虚血燥的痛风患者，不建议服用独活来抑制痛风，或者在服用前要详细咨询专业医生，万万不可自己凭感觉来使用。

防风，在前面，我们曾使用防风制作过一款可以祛风除湿、通络止痛的茶饮，来帮助痛风患者有效地对抗痛风。防风味辛甘，性微温，入脾肺肝以及膀胱经，具有祛风止痒、胜湿止痛的功效，对于痛风患者骨节酸痛、风湿痹痛以及破伤风和骨节刺痛等症状，都有极好的治疗功效。防风具有极好的镇静止痛作用，以及解热和抗炎的功效，可以帮助痛风患者有力的抗击痛风发作带来的苦痛。但是，如果痛风患者阴血亏虚或者血虚痉急的话，则不适合服用防风来治疗自己的痛风症状。

黄芪，味甘，性微湿，具有益卫固表、补气升阳、利水消肿的功效，其所富含的葡萄糖醛酸、氨基酸、胆碱、苦味素、甜菜碱等，能够有效地提升痛风患者的抵抗力，同时还具有帮助痛风患者强心保肝的作用，能够有效地降低痛风患者的血压，抑制痛风患者体内的病菌，并能够清热利尿，有效地促进尿酸的排泄。黄芪在高热、便秘等实热症状下不适合服用。

土茯苓也是痛风患者对抗痛风的好助手，也不止一次出现在我们的食疗与药疗之中，其味甘淡性平，入肝胃脾经，能够帮助痛风患者通利关节、除湿解毒、缓解疼痛，是痛风患者经常选用的中药材之一，但是肝肾阴亏的患者是不适合服用的。

通经络、止疼痛——姜汤药材法

利用生姜与中药材熬制药物治疗痛风，办法简单并且行之有效。不但能够帮助痛风患者温通经络，缓解痛风发作所带来的痛苦，还可以有效地抑制和缓解痛风的进一步发展，一举多得，是痛风患者对抗疾病的良好选择。姜汤药材的具体做法为：准备150克的威灵仙，炮制60克干姜，炮制60克乌头，并且去掉皮和脐；把所有药材共同放入炖锅中，用中火煎煮一个小时左右，然后盛出备用。此汤饮一天最多服用两次是最合适的用量。

生姜是我们最常见的一种食材，也是一种极好的药材，味辛，性微温，归脾、胃、肺经，具有开胃止呕、发汗解表、温肺止咳、清热解毒的功效。还能够排汗、降温、提神、缓解困乏。姜汤能够增进血行，驱散寒邪。邪热亢盛以及阴虚内热的痛风患者不适合饮用姜汤。

乌头属于毛茛科植物，在散寒止痛方面有极为显著的疗效，不仅可以祛经络之寒，还能够散脏腑之寒，常被用来治疗风湿神经痛。但是乌头具有较大的毒性，痛风患者在选用时要特别小心谨慎。乌头有毒，却又可以很好地帮助我们对抗痛风，只要患者能够掌握正确的使用方法，就可以为我所用了，在使用的过程要切忌过量使用和生用。所以痛风患者在使用乌头时，一定要高温加工，以降低其毒性，如果加工的时间太短的话就容易引起中毒现象。因为乌头的毒性大，所以必须经过炮制后才能内服，如果没有经过炮制就服用，就算只是服用了一丁点儿，都有可能会引起患者中毒。所以，在这方面，需要痛风患者谨慎使用，小心地对待，万不可因为一时的疏忽，将治病救命的良药变为了害人要命的毒药。

痛风患者如果长时间服用乌头的话，容易引起体内蓄积中毒的现象，尤其是肝肾功能不全的痛风患者，排毒的功能减弱了，更是属于极易中毒的群体。鉴于此，痛风患者在服用乌头制药时，痛风患者可以采取少量多次的方法，给毒素一些在我们体内消化和排泄的时间。此外，我们要注意，在服用乌头时，万不可食用豉汁、豆豉以及盐酸等食物，否则易引起不良反应，甚至危及患者的生命。

快速止痛中草药——人参防风和白芍

除了秋水仙碱以及非甾体抗炎药这类可以在急性痛风性关节炎发作时快速止痛，缓解痛苦的西药之外，一些中草药也具有快速止痛、抑制痛风的功能，并且，中草药止痛还没有像西药一样的，各种会危害健康的副作用。今天我们就来认识一种能够在短时间内缓解痛风抑制痛风发作的中药配方。

备3克人参，用酒炒制3克黄芪，另外再分别准备3克当归、茯苓、白术、川芎以及白芍，同时，防风、炮制乌头1.5克，桂心以及防己和炙过的甘草分别备1.5克，另外再准备3片生姜以及两颗大枣；准备好之后，把所有的药材全部放入药壶中，然后加水进行煎煮，煎好之后，每天一剂，趁温热的时候服用，可以在短时间内帮助痛风患者缓解痛风发作时的疼痛症状。在这款神奇的药剂中，白芍、人参、白术、川芎以及防己发挥了重要的作用。

白芍味苦酸，性凉，入肝经和脾经。具有敛阴收汗、补血柔肝以及抗菌止痛的功效，还有很好的抗炎功能，在治疗胸胁胀痛、泻痢腹痛、抗溃疡以及调节血糖等方面都有极好的功效，白芍还可以调节免疫，有效抗炎镇痛、抗击病菌，对于慢性胃炎、肠炎以及坐骨神经痛和冠心病还有类风湿关节炎都有不错的疗效，可以很好地缓解痛风患者胆结石疼痛以及四肢拘挛疼痛的症状。如果痛风患者身体虚寒，怕冷的话，则不适合服用白芍。

人参是我们较为常见的一种药材，功效良多，被用于多方面的治疗，味甘微苦，性平、微温，归脾、肺、心经，具有生津止渴、补脾益肺、补充元气的功能，加于药材中有助于患者的病愈。痛风患者在服用人参后，切记不要吃葡萄、萝卜以及海味，也不要喝茶。并且，在煎汁药剂时切忌使用金属容器。人参的讲究比较多一些，所以需要痛风患者牢记这些原则，以免将自己的治病美味药方不小心变为为身体带来伤害的毒药配方。不论任何时候，对于中药材的把握，都是马虎不得的。

白术味苦、甘，性温，入脾、胃经，具有燥湿利尿，健脾胃，化痰益气的功效，对于不思饮食，水肿以及小便不利和倦怠少气等症状有良好的治疗功效。白术的利尿作用，可以有效而快速地促进尿酸的排泄。常与茯苓以及泽泻搭配用来健脾利湿，治疗水肿。胃胀腹胀、气滞饱闷的痛风患者不适合服用白术，服用白术时，一定不可以吃青鱼、李子以及桃子等食物。

川芎性温，入肝、胆、心经，具有祛风止痛、活血祛瘀的功效，可以用来治疗胸胁疼痛、风寒湿痹、头痛以及跌打损伤等病症。对于阴虚火旺的痛风患者，不适合服用川芎。在服用川芎时，要切记不得服用狼毒、黄连等药材，以免引起不良反应，具体做法要详细咨询专业医生。

防己味辛苦，性寒，有小毒，归肝、脾、肾三经。具有祛风止痛、解热消炎、利水消肿的功效，可以治疗小便不利、风湿痹痛以及水肿脚气和高血压等病症。防己常与桂枝搭配，二者在药效方面能够相互促进，用来镇痛消炎、利水消肿具有极好的效果，此外，与黄芪搭配也能够极好地利水消肿，治疗小便不利以及各种肿胀疼痛现象。由于防己味苦性寒，所以不适合痛风患者大量服用，过量会损伤痛风患者的胃气。

🌸 健康提示：中药用量有讲究 🌸

我们说，西药虽然见效快，但是副作用较多，而且用量过度会引起患者出现中毒反应，甚至威胁到患者的生命安全。于是很多患者比较追捧中药，并且越来越热衷于利用中药来治疗疾病。但是，中药虽然副作用小，却也有其用药讲究，如果过量或者有一味药的量使用不正确的话，也会引起中毒或者其他副作用，也能够危及患者的健康和生命。其实这点并不难理解。我们从平日里医生为我们开药抓药时就能看出来，为什么我们在用药时要精确到几克甚至几毫克，就是因为如果没有按量服用，就有可能因为药剂的大小而影响疗效，或者给患者引起其他症状。

所以说，中药的用药其实非常有讲究，我们不能觉得哪味药材对我们有利或者哪味药材见效快，就擅自做主增加中药材的使用量，或者自己在家随意进行搭配安排。如果用量掌控不好的话，是容易出现重大危险的，这就与我们的初衷相背离了。而且，按药方应该分三次用完的药量，一定不能一次性就全部喝下去，否则会为身体带来极大的负担，最轻的症状就是吸收不了影响疗效，严重者，可能会因为一次性给药过猛而引起身体的抵抗或者其他疾病症状。有些药剂如果过量服用的话，甚至会为患者的生命带来严重的威胁。因此，痛风患者在选择与服用中药材治疗和预防痛风时，一定要详细咨询专业的医生，并且一定要谨遵医嘱，万不可根据自己的判断和经验或者小道听来的偏方秘籍进行随意的更改，随便改变用药量和药材的使用，不但不会有效地帮痛风患者对抗痛风，还有可能危及痛风患者的健康与生命安全。所以说，中药的用量是非常有讲究的，痛风患者千万不可根据自己的判断随意进行更改。

第五节 保障健康的几个用药禁忌

抑制尿酸也分不同类型

在前面，我们讲解了很多可以帮助痛风患者有效抑制尿酸的药品，事实上，这些药品的使用并不是盲目而没有章法的。痛风患者在使用抑制尿酸的药物时，也要根据不同的情况，选择不同类型的药物进行治疗，这样才能安全而有效地达到我们想要的结果。

如果认识几位与自己一样患有痛风的病人的话，你就不难发现，在平日的治疗中，明明大家看起来症状差不多，可是医生为我们开出的药却不尽相同。实际上，我们看到的只是表面而已，这正是医生根据我们真实的状况，对症下药开出的结果。

通常我们在就诊时，医生都会详细了解我们的病情，会深入了解尿酸在我们身体中的发展情况，会问及我们的发病次数以及发作时的症状，还会查看我们的检查结果和化验单，等进行过详细而全面的了解后，才会针对我们的情况做出具体的决定，做出最后的治疗方案。

我们都已知道，引起痛风是因为我们体内的血尿酸值过高，而血尿酸值过高的原因也分为两种，分别是尿酸生成过剩型以及尿酸排泄低下型。这两种类型在最开始我们就已详细了解过，这里便不再多讲。既然引起血尿酸值高的原因有多种，那么在用药时自然也就需要区别对待了。

一般情况下，医生都会依据痛风患者尿酸值高的原因进行分类，然后区别使用不同类型的药物对患者进行治疗。如果是属于尿酸排泄低下型的情况，那么就选用促进尿酸排泄的药物，如果是尿酸生成过剩型的情况，那么就选用抑制尿酸生成的药物进行治疗。如果在没有查清患者尿酸值很高的原因前，就对其实施用药治疗，不但无法收到有效的治疗结果，有些时候，还极有可能因为药品的副作用而为患者带来新的伤害，加重痛风患者的病情不说，还有可能对痛风患者造成更大的伤害。

就像我们前面所讲的，如果让尿酸排泄低下型的痛风患者应用抑制尿酸生成的药物，而不是想办法促进尿酸的排泄，那么，就会在很大程度上伤害痛风患者的肝脏以及代谢系统。如果让尿酸生成过剩型的痛风患者应用促进尿酸排泄的药物而没有对尿酸的生成进行阻止的话，会使得痛风患者尿液中尿酸的浓度急速上升，那些来不及排泄的高浓度尿酸就会趁机沉积，严重损害患者的肾脏以及尿道，并埋下了尿路结石的危险，还有可能因此而引发急性肾功能不全的症状。

由此可见，痛风患者抑制尿酸的治疗，并不能盲目地逮着一种能够抑制尿酸的药，就可以随意服用的，不同的高尿酸类型需要不同类型的药物去解决治疗。痛风患者切不可随意去服用，不可以根据自己的判断进行随意的选择，就算你患有痛风多年了，也不能够凭借自己的经验去选择帮助自己抑制尿酸的药物，这样一来容易耽搁了有效地治疗，还为自己的身体健康带来更多健康隐患。

缓慢降低尿酸才是王道

痛风每次的突然来袭，都会使痛风患者感到无比的疼痛，很多患者在利用药物缓解疼痛之后，就会迫不及待地想要尽快降低自己身体中的尿酸，以防止痛风又一轮的袭击为自己带来新一轮的疼痛。那么，如何降低尿酸，对于痛风患者来说才是安全可靠而又行之有效的呢？

首先，降低尿酸最基础的，就是我们前边刚讲过的，先要弄明白自己体内尿酸过高的真实原因，分清楚尿酸值高的类型，然后再对症选择药物进行治疗；如果痛风患者属于尿酸排泄低下型的尿酸值高，那么就要选择促进尿酸排泄的药物来进行治疗，如果是属于尿酸生成过剩型的尿酸值高，那么就应该选择抑制尿酸生成的药物来进行治疗了。

很多患者在暂时抑制住疼痛之后，都会咬牙跺脚，握紧拳头，发誓一定要马上开始服药，坚决将痛风彻底赶跑。因为痛风发作时那种钻心的痛楚真的太难以忍受，任谁都不想再经历一次了，于是，几乎所有的痛风患者在疼痛时都会下决心马上治疗，并且会在止住疼痛后很积极地配合医生的治疗，甚至，很多饱受痛风"迫害"的患者，除了按时服药之外，恨不得在医生处方的基础上再增加用药量，增加服用的次数，来达到快速远离痛风的目的。

然而，有一点我们并不太清楚，那就是，如果我们身体中的尿酸下降的速度太快的话，极有可能会在短时间内引来痛风新一轮的袭击，虽然我们吃够了急性痛风性关节炎带来的苦头，想要从此离痛风远远的，这个出发点是积极而美好的，但是，如果我们急于求成大量用药的话，过快地降低尿酸却会引起痛风的紧急行动，让它再次快速的来侵扰我们，为我们带来新的疼痛与伤害。

这是为什么呢？原来，如果尿酸下降的速度太快的话，会为患者的肾脏带来极大的负担，大量的服用降低尿酸的药，会使得尿液中尿酸的量以及浓度急速上升，这样一来，肾脏就会接到上级命令，赶紧出动，解决这些突然增加的尿酸。然而尿酸太多了，肾脏的能力又是有限的，于是过高的工作量为肾脏带来了极大的负担，急速运转太久之后，肾脏的功能就会被慢慢地损害，导致肾功能下降，甚至，出现尿路结石、肾脏结石的状况。这个时候，居高不下的尿酸无法通过肾脏及时排除出痛风患者的体外，新的疼痛自然就会在痛风患者的身上发作了。

所以说，为了保障肾脏的正常工作，维持一个安全健康的"内部生态环境"降低尿酸的事儿就不能太心急，痛风患者必须按部就班，慢慢来，才能给自己的肾脏一个喘息的机会，才能让肾脏更好地工作，更好地排泄掉那些多余的尿酸。医生给我们的治疗方案都是根据我们的病情以及身体状况决定的，过程可能会有点漫长，但却是安全可靠的，一般来说，一个月甚至两个月及以上，能将尿酸安全地降低，都属于正常的速度，不要想着几天就能彻底降低尿酸，那是不现实，并且很危险的事儿。

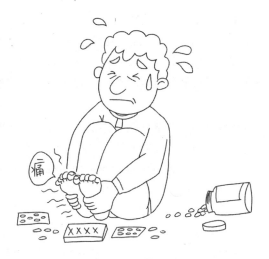

也有一些患者，症状太严重，医生可能会开出剂量比较大的药，这就有可能会引起痛风的急性发作，这种情况下一般医生都会跟着开一些消炎止痛的药物配合服用，由于各类药药效以及注意事项和不良反应都不同，所以痛风患者一定要详细咨询医生具体的用法用量以及注意事项。

另外，我们说，在服用降尿酸的药物时，时间的选择很重要。如果正处于急性痛风发作的时期，患者的关节疼痛，发热肿胀，这个时候是不适合用降低尿酸的药物的，如果使用了，反而容易加重关节疼痛的症状，延长痛风的时间。所以，一定要等到急性痛风性关节炎症状得到了缓解，疼痛的症状暂时被抑制住之后，在经得医生的同意之后，再开始服用降低尿酸的药物，这样才能够有效而又安全的降低痛风患者的尿酸，并且不会给痛风带来变本加厉的机会。

用药过量所带来的危险

痛风那么厉害，发作时能够让我们痛不欲生，却还是在最后被药物给降服了，所以说"魔高一尺，道高一丈"，邪恶永远压不住正义的。很多人被痛风折磨得精疲力竭，也因此认识了不少治疗痛风的药物，学会了很多对抗痛风的办法，但我们都在担心一个问题，我们一次性抑制住痛风后，它下次还会不会又突然发作，以后还会不会如此疼痛？很多的患者在面对痛风这个问题时，都会感到十分不安，忧虑重重。

其实，也不需要太过于担心，因为，抑制痛风的药物已经得到了确定性的验证，而且，这些药物可以针对痛风患者不同的症状进行不同的治疗，可以帮助痛风患者消炎止痛，有效降低尿酸，如果坚持服用，有效服用的话，就能够帮助痛风患者远离痛风。有些患者，一次性抑制住痛风后，只要在生活中多加注意，在饮食运动作息等方面科学的安排好了的话，可能 3～5 年之内痛风都不会再次发作的，也不会发展为更严重的病况。

如此看来，治疗痛风的药物功能实在是太强大了。由此，很多的痛风患者都会不由得联想到一个问题，既然这些药的药效是如此强烈，缓解痛风和抑制痛风方面见效又那么明显而迅捷，那么，如果我们多吃一些，是不是就可以更加彻底地将痛风赶跑了呢？是不是加大了用药量就可以彻底而且快速地战胜痛风对我们的伤害呢？或者说，我吃一次两次药之后，就不再疼痛了，是不是就可以根据自己的情况自行停止用药了呢？如果你正好也这样想过，那么就真的是大错特错了。医生为我们开出的药方都是有一定道理和根据的，都是在详细和全面了解我们的病情后做出的决断，也都考虑到了我们要用几天的时间，吃多少药，就能够全面而且有效地对抗痛风。如果我们擅自增加自己的用药量，就会严重影响到体内尿酸的生成以及排泄量，会加重痛风的症状，甚至像我们前面说的那样，引起肾脏或者肝脏的严重损伤。

痛风患者擅自大量地胡乱使用抑制痛风和预防痛风发作的各种药，会因为各种药物的副作用以及所含有的不良反应而严重地侵害到痛风患者的健康。所以，在任何时候，痛风患者都一定要相信自己的医生，要相信医生为我们开出的药物以及用法，都是谨慎而且相对安全的，我们切不可因为急于求成，想要早点摆脱痛风的折磨，就自己随意去增加用药量，这样一来，不但不会有效缓解自己的病情，还会使得自身的病症加重，反而与自己的追求背道而驰了。

易引起痛风的常见药物

我们身边的痛风患者用与日俱增来形容一点儿都不夸张，随着大家生活水平的提高，发病率不断增高。但是，也有一些普通患者以及痛风患者，并没有大鱼大肉，也没有嗜烟酗酒，却也总是容易招惹痛风，这又是为什么呢？

其实，除了生活习惯，还有一个原因，被我们忽略了，那就是吃药。有些药物也是导致痛风发作的帮凶和幕后黑手。这类情况常见于一些结核病人、高血压病人、肥胖症患者以及长期服用抗生素的病人中。

我们常见的，能够使得痛风发作的药主要有以下几类：

第一种：利尿剂以及含有利尿剂的降压药。这类药物进入我们的身体中之后，会去打扰肾脏的正常工作，从而降低肾脏排泄尿酸的能力，为尿酸争取到了升高的机会，于是趁机上涨的尿酸就会引发痛风。

第二种：一些抗结核的药品。有些抗结核的药物，比如乙胺丁醇等，在进入痛风患者的身体中后，也会抑制尿酸的正常排泄，造成尿酸值的升高，从而引起痛风的发作，痛风患者需谨慎服用。

第三种：一部分血管扩张剂。有些血管扩张剂在服用之后，也会影响到痛风患者肾脏的正常工作，降低患者肾脏的血流量，导致尿酸的正常排泄受到影响，从而引发痛风的急性发作，比如美托洛尔、氨氯地平等药品。

第四种：免疫抑制剂。我们最常见的代表就是环孢素。环孢素也比较爱捣乱，在进入痛风患者的身体中之后，会毫不犹豫地跑去降低尿酸的排泄量，从而引起痛风的发作。

第五种：具有双重作用的一些药品，比如阿司匹林。阿司匹林用量较大的时候可以很好地促进尿酸的排泄，但是剂量太小的时候，时间一久就容易损伤痛风患者的肾脏，并影响到肾脏对尿酸的排除能力，反而会造成尿酸的升高。痛风患者在急性痛风发作时，尤其不适合服用阿司匹林。

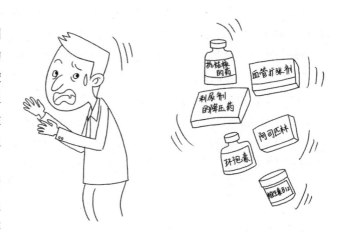

还有就是一些抗生素以及降脂类的药物了。有很多抗生素要通过肾脏进行排泄，如此，就会抢占尿酸排泄的空间，影响到尿酸的正常排泄，造成尿酸值的升高，埋下痛风的隐患。还有一些降低脂肪帮助患者减轻体重的药物，虽然可以帮助患者减轻体重，却又会使得尿酸明显升高，这些都是痛风患者需要注意，并且谨慎服用的。

我们罗列出来的这些药物，对于痛风患者来说，都是危险药品，我们应该尽量远离，少用或者不用，如果是非用不可的情况，建议一定要详细咨询医生，然后谨遵医嘱，并且要根据身体出现的状况及时进行调整，必要情况下要积极寻找可以代替的药物，以保障患者的安全和健康。还有，痛风患者一定要远离维生素 B_{12}、肝精以及磺胺类药物，不管正在使用或者准备使用哪类药物，都一定要详细咨询专业医生。

擅作主张害死人——谨遵医嘱

通过前面的学习，我们都已认识到了治疗痛风的药物以及其他药品对于治疗痛风抑制痛风和预防痛风发作的强大功效，也知道了它们的不正确使用，会造成的副作用和不良后果。并且，现在我们也已经知道，医生为我们开出的不同药物还有不同的剂量，以及叮嘱我们的具体用法，在运用到我们的身上后，会有不同的效果。

实际上，每位医生对于自己的患者都是极为负责的，他们告诉我们的药品、用法用量以及用药时间都是有一定根据和讲究的，比较具有科学性。

有些痛风患者比较固执，特别是一些老年痛风患者，总觉得自己和痛风病打交道多少年了，早已久病成良医了，为什么就非得听医生的话呢？自己也算是治疗痛风的半个医生了，于是，就会根据自己多次用药总结出来的经验，去安排自己的用药量和用药时间以及用药方法，到最后，却发现手中来自医生的药方怎么见效不大呢？于是又会去严重地怀疑医生是不是有问题，会质疑医生为我们开出的药方。这算是情况不严重的现象。也有的患者，因为自作主张，引起了痛风的急性发作，甚至造成了肾脏的急性功能性坏死，甚至严重威胁到了自己的生命安全。

如此，我们就可以总结出一个结论，那就是，在用药方面，如果我们没有听从医生的话，而是自己很随意地根据自己对病情的判断或者多次用药自己总结出来的规律和经验来随意停止、增加或者减少用药，或者随意改变用药的时间，那么，就会使药物的治疗功效大打折扣，同时，还会因为我们用药的随意改变而引起体内尿酸的不正常浮动，痛风患者尿酸的波动如果没有相对稳定的幅度，就会很难掌控。就像生活中的一些事情，如果总是很随意的话，就无规律可循，也就无法进行控制了。这样一来，尿酸变得随意而难以控制，那么痛风患者想要抑制尿酸抑制痛风就会增加许多难度，反而会为治疗带来阻力，影响治疗效果不说，还有可能延缓有效解决问题的时间，甚至带来更大的麻烦。所以说，任何痛风患者，都不能够根据自己的判断和经验随便更改用药内容、药物的用量以及用药时间，擅作主张只会为自己带来更多的危害和麻烦。

有时候，我们利用药物制止了痛风发作时刺骨钻心的疼痛，然后就会觉得自己已经治疗好了，于是就会立即停止用药，如此一来，痛风发作的根源并没有得到有效解决，虽然暂时止住了疼痛，但是往后的日子里，痛风还有可能随时来找麻烦。

平日里。痛风患者在用药时，如果觉得自己的症状已经好转了，想要停止用药，最好先去医院进行相应的检查，根据检查结果以及医生的建议来选择用药办法，来判断和决定到底能不能停止用药还是需要更换药物，如果擅自进行改变会使得痛风难以控制，也会增加痛风发作的频率，甚至会危害我们的肝脏肾脏等部位，引起内脏衰竭等严重情况，危及痛风患者的健康甚至是生命安全。

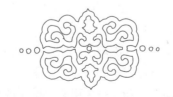

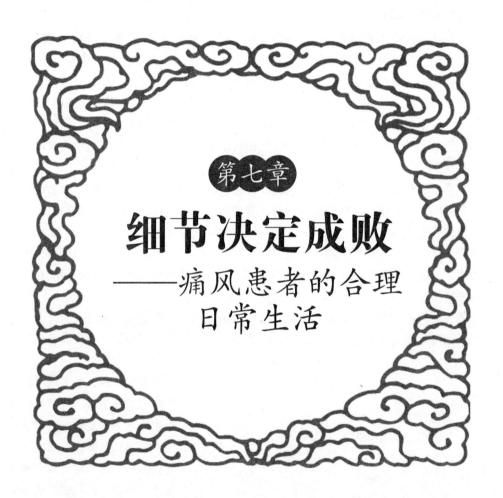

第七章

细节决定成败

——痛风患者的合理日常生活

第一节　保证规律作息，拉远痛风距离

夜生活是痛风的帮凶

引起痛风的原因有很多，前面我们已经了解了饮食、运动等生活习惯与痛风之间的关系，除了我们所讲到的那些原因之外，在现代都市生活中，熬夜，热衷于夜生活，也是诱发痛风的原因之一。这一点，经常过夜生活的痛风患者想必都深有体会。本来身体好好的，前一天早上可能还去跑步呢，晚上熬夜娱乐，或者与朋友去酒吧 KTV 放松了一下，半夜里却突然痛风发作了。所有的娱乐和放松全都消失无踪了，好不容易能够在快节奏的生活中解放一下自己，然而欢乐之后代替它们的，却是令人难以忍受的疼痛。

其实，痛风的发作真的不是空穴来风，它也不是那么随随便便就会来找我们麻烦的。从最简单的方面来讲，当我们没有进行正常的作息，而是熬夜的时候，我们的身体就会呈现出一个酸性的环境，这样，就会对尿酸的顺利排泄造成极大的阻碍，从而导致痛风患者体内尿酸的过度积攒，于是就会引起痛风的突然发作。一般我们都会提醒痛风患者，一定要在晚上 10 点半之前上床休息，这样才能够保证患者体内的尿酸有一个安全平缓排泄的环境。

随着时代的发展，随着我们生活水平的逐渐提高，夜生活逐渐由过去的稀少变得常见，渐渐地走进了我们的生活之中。不管是为了应酬，还是为了聚会，或者只是单纯地为了放松自己白天在工作中紧绷的神经，越来越多的人喜欢上了夜生活。快节奏的都市生活之下，是越来越丰富的夜生活方式，而那些层出不穷的夜生活也越来越受到大家的追捧，却也为人们的健康埋下了深深地隐患。

一般夜生活的形式与场合主要有酒吧、夜总会、KTV、戏剧或秀场、夜市、大排档、咖啡厅等，花样百出，不胜枚举。忙碌了一天之后的人们会

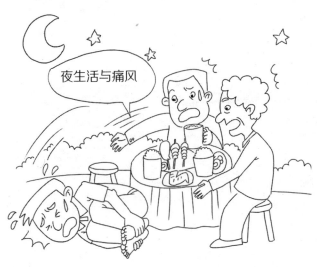

夜生活与痛风

在夜班选择这些地方去放松自己，会点一些零食、烧烤或者海鲜酒肉来犒劳自己忙碌的身体，于是，就会在不知不觉间吃进很多高嘌呤或者中嘌呤的食物，甚至，每次出去放松，我们都会不由得与朋友一起畅饮几杯，而且，一般都会欢乐到半夜才会回家休息，这样一来，便为痛风的发作埋下了极大的隐患。

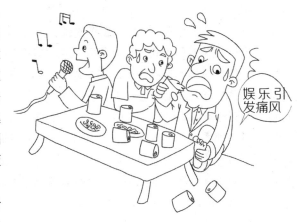

夜晚 10 点钟以后，我们的身体处于一个气血相对虚弱的状态之下，正是需要安心静养，好好休息的时候，而这个时候我们却选择了去空气流通不是很好，噪音比较大的环境中活动，无法使得自己忙碌了一天的神经系统得到该有的舒缓和休息，这样的话，就会影响到身体的健康状况，严重的时候会影响到中枢神经系统，使患者出现头晕无力的状况，甚至还有可能引起患者出现失眠头痛的现象。而且，在夜生活中，痛风患者会在极度的放松中忘记自己的饮食禁忌，总会在不知不觉间进食很多不利于健康的、高脂肪或者高热量的食品还有酒精，于是就会扰乱了肠胃的正常工作，也为消化系统带来了极大的负担，同时还会引起胰岛素的分泌增多，促使脂肪的合成增加，容易为痛风患者造成肥胖，为人体种下痛风的种子。而且，这种非正常的饮食与活动，会严重影响到痛风患者代谢系统的正常运转。痛风患者在夜生活中吸收了过多的嘌呤，但是代谢系统却没有足够的能力在夜晚及时帮助患者进行代谢转换工作，于是过多的嘌呤无法被成功代谢，这就导致了尿酸值的升高，尿酸趁着这样难得的机会疯狂上涨，于是，痛风自然就会积极地跑来找我们的麻烦了。

应该说，就算是身体非常健康的人，都不能够经常沉浸于夜生活中，这种不规律的生活方式和夜生活中的种种不健康饮食与娱乐，会为人们的身体带来各种神经类、消化类的疾病，更何况是有痛风病史的痛风患者，更应该节制自己的夜生活，最好是远离夜生活，远离不利于自己的生活方式，别让夜生活成为痛风的帮凶。

午睡缓解痛风的诀窍

睡眠在很多时候可以帮助我们舒缓紧张和压力，给身体代谢系统一个喘息的机会，为我们的身心健康带来极大的帮助。

午睡，正是一种可以舒缓痛风患者紧张精神，并能够平缓患者情绪，缓和痛风患者机体工作负担的好方法。过大的工作和生活压力以及紧张抑郁的情绪都会影响到痛风患者的机体功能，使得患者身体中的细胞加速衰老，进而影响到患者代谢系统的正常工作，还会影响到痛风患者的消化系统和排泄系统的正常工作，使得消化和排泄的脚步放缓，影响到痛风患者内脏的正常运转，于是就会导致痛风患者体内的尿酸无法正常排泄，容易引起痛风的急性发作或者加重痛风病情。

随着生活节奏的加快，以及人际关系的复杂等原因，很多人，很多痛风患者不得不因为工作、应酬等事情而晚睡又早起，这样一来，身体该有的休息没有提供上，所有的内脏系统就会逐渐消极怠工，出现疲惫误工的现象，严重时，有些脏器还会罢工，严重影响到痛风患者的身心健康。于是，午睡在痛风患者的生活中显得越来越发重要。特别是对于处在潜伏期的痛风患者，适当地午睡可以缓解早晚睡眠不足为身体带来的负担，能够有效保证患者机体的正常工作，保证代谢系统对嘌呤的正常代谢，保证尿液和尿酸的正常排泄，保证尿酸值在痛风患者的身体中能够处于一个相对稳定平衡的状态，进而保证痛风不会轻易来找患者的麻烦。

而且，痛风患者进行适当的午睡，还能够为自己下午的工作以及生活带来更大的进步空间，取得更高的效率。午睡还可以提高患者的记忆力，特别是对于工作繁重的工薪阶层以及步入老年的痛风患者，适当地午睡还可以帮助大家预防大脑在平日的生活与工作中过度消耗而提前衰老，还能够预防老年痴呆的到来。很多痛风患者被疼痛折磨的大脑总会出现空白状态，适当地在中午为自己的身体和大脑补充点睡眠，就能够很好地帮助痛风患者修复神经系统，有助于患者大脑的正常运转和工作，有助于痛风患者在生活中快速解决问题，能够提高患者的思考能力。很多痛风患者容易并发各种并发症，适当进行午睡，还能够帮助大家有效的远离三高，降低罹患心脏病、心脑血管病等疾病的风险，还可以帮助痛风合并肥胖症的患者减轻体重，缓解肥胖为痛风带来的威胁和压力。

午睡的好处如此多，对于痛风患者有着很大的意义，但是，如何午睡才是科学而又正确的，才能够有效地发挥它帮助我们对抗痛风的功能呢？很多痛风患者都有过这

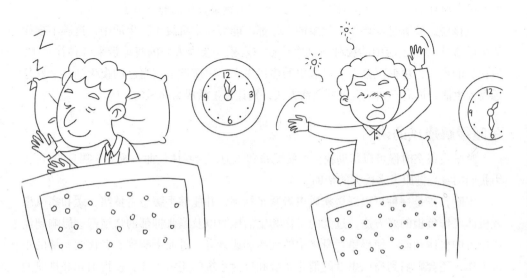

样的体会，午饭后休息，却总是越睡越没有精神，有时候趴在那儿打算小睡一会儿，但总是睡不醒，醒来觉得反而更困了，一下午也没有精神，反而影响了自己的工作效率。甚至一些痛风患者出现了睡起来之后头疼、身体乏力，眼睛睁不开，又酸又困，腰背也酸困甚至疼痛的状态。这并不可怕，其实，这是因为我们睡过头了。

　　痛风患者进行午睡的最佳时间为下午 1 点左右，这个时间段是除晚上之外的又一个睡眠高峰期，在这个时间段进行午睡，睡眠质量比较有保障。午睡的时间适宜控制在 15 ～ 30 分钟之内，太长时间的午睡反而会造成像前面提到过的那些身体不适的困扰，尤其是痛风患者，这点非常值得引起我们注意。半个小时以内的午睡不但可以使痛风患者有效地消除一上午积攒下的疲劳，还能够提高痛风患者的记忆力和敏锐度，这是一种浅睡眠，既能解乏舒缓精神，还能够让痛风患者在睡醒后很快恢复到清醒的状态。如果不小心睡过头，睡眠时间超过了 30 分钟，那么我们就进入了深度睡眠，这种状态下，我们大脑中中枢神经的抑制过程就会加深，并且，代谢系统以及消化系统的运转就会放缓，为嘌呤核尿酸留下了足够自由的空间，助长了血尿酸的气焰，极易为痛风埋下隐患。不仅是痛风患者，普通人也一样，如果午睡睡眠超过了半个小时，那么醒来后就容易感觉到身体困乏不舒服，甚至还没午睡前的状态好，这样的状态一般需要持续一个小时左右才能够消失，反而会影响到我们的正常工作和生活。而且，如果一个痛风患者午休的时间安排太多，睡得时间太长的话，就会影响到晚上的正常睡眠，导致失眠。而我们都知道，对于痛风患者来说，晚上的高质量睡眠是保证尿酸正常代谢的前提，痛风患者晚上如果睡不好的话，就会加剧痛风病情。

　　午睡，利用好了，就能够帮助痛风患者有效地缓解痛风的症状，抑制和预防痛风的发作和发展，如果安排不当，就容易产生相反的效果，不幸引起痛风的发作。所以，痛风患者一定要掌握午睡的技巧，巧妙地利用好午睡，帮助我们来积极对抗痛风。

房事与痛风

　　痛风来袭，剧烈的疼痛和大把的药片成为痛风患者生活的主题，似乎生活除了药片药汤，除了关节疼痛和忌口之外，就没了别的色彩。但是，很多的痛风患者都还很年轻，还有幸福的生活等待大家去享受和体会。许多痛风患者，对于痛风会不会影响自己的正常生活，影响夫妻之间的甜蜜关系，感到很迷茫无助，也很恐慌。

　　如果说痛风不会影响到夫妻之间的甜蜜生活，那是不可能的，但是如果说，夫妻之间的性福生活对痛风没有影响的话，也是不正确的。只不过，一般情况下，痛风与房事，并不是关系特别密切，只要你掌握了一定的注意事项，就能够撇清痛风与房事之间的关系。

　　首先，我们从最简单的方面来说，一般情况下，痛风患者体内的尿酸值高，就算再高，只要没有出现急性痛风关节炎的发作，那么就不会影响到痛风患者正常的夫妻生活。尿酸的存在不会直接影响到痛风患者的性功能和性欲，也不会影响患者的生育能力。但是，如果尿酸高出了警戒线，引起了通风的发作，那么，在关节剧烈疼痛的情况下，你还能有心情或者还能够很淡定地忍着关节疼痛的症状去继续自己的夫妻生活吗？痛风发作时，会影响到患者的夫妻生活，特别是痛风时日太久，出现了关节畸形或者痛风结节之后，夫妻生活的进行就会多多少少地受到一些影响，会有各种的不便，这就更会影响到正常的夫妻生活以及双方在床上的性致。一般情况下，因为痛风患者都是男性，所以在进行夫妻生活时，如果患者有下肢关节肿痛、痛风结节等症状，那么就要根据自身的情况来选择一些适当的姿势，来缓解身体接触带来的压力，避免房事过程中因为压迫而使得痛风患者出现关节疼痛的问题，痛风患者的房事要以保护患者疼痛关节为前提，避免痛风患者在进行夫妻生活的过程中承受太大的重压，以免引起关节的损伤。切记不要为了一时的情趣而增加病痛的程度，防止一时之快加重痛风的发展延缓痛风的治疗。

此外，如果痛风患者出现了泌尿系统痛风石的症状，由于痛风石的影响而堵塞尿路，影响尿液的正常排泄，那么就极易引起尿路的感染。而夫妻生活，正是容易引起尿路感染的原因之一，这就需要痛风患者多加注意了。痛风患者在进行夫妻生活时，一定要注意双方的个人卫生。还有，痛风患者的肾脏很容易因长期的高尿酸血症而受到损伤，如果肾功能不再健全，那么就会直接影响到痛风患者的性功能，自然而然就会影响到痛风患者的性福生活。

看过了痛风对夫妻生活的影响之后，我们再来了解一下夫妻生活会对痛风产生什么样的影响，以及痛风患者在进行夫妻生活时，应该注意些什么。痛风患者适当地进行夫妻生活，一般情况下不会给痛风带来麻烦，不会对体内的尿酸造成太大的影响，也不用担心会招来痛风的发作。但是，如果纵欲过度的话，就会过度地消耗痛风患者的体力，影响患者睡眠质量的同时，加快痛风患者体内的代谢，导致尿酸的生成过多，而生成加快的尿酸得不到及时有效的排泄，就会埋下痛风隐患了。而且，过度的性生活会使痛风患者出汗过多，大量消耗体内的水分，影响尿液量减少，使得大量增加的尿酸无法及时通过尿液排出体外，这样一来就极易引起痛风的急性发作，也会造成对肾脏的损伤。所以，痛风患者应该适当地节制夫妻生活，避免身体过度劳累，同时，在进行夫妻生活之后，要及时为身体补充水分，来保证尿液的基本排量，以保证尿酸的正常排泄。

房事与痛风其实并不冲突，痛风患者没必要感到恐慌和害怕，不用因为痛风而束缚了自己的性福生活。但是，痛风患者也不能放任自己的欲望和需求。痛风患者的夫妻生活如果安排好了，就能够在安全享受性福生活的同时远离痛风，如果只是贪图一时的快乐，不注意姿势、补水、适度等问题，就会为痛风的急性发作埋下深深的隐患。

第二节 "轻装上阵"，别让压力成痛风催化剂

过大压力促进尿酸合成

随着生活节奏越来越快，压力早已成为绝大多数人都会面临的一个重大问题。面对谁也无法逃避的压力，不同的人会有不同的看法和态度，也会因为态度和看法的不同而对各自的身体造成不同的影响。

时代在进步，社会在发展，我们也在不断地接触新事物，面临新问题，解决新难题。来自工作、升职、生活、买房、买车、应酬等各个方面的无数压力，常常会压得我们喘不过气来。特别是中年男子，面对事业和家庭的双重压力，面对升职、事业有成的追求，面对上有老下有小的生活重担，真的是快要压弯了腰身，压垮了意志力。然而，在很多积极乐观的人看来，压力大，动力才会更大，才能够提升自己的能力，有更大的发展空间。这类人心态积极乐观，思维因此也较常人活跃，就算是罹患了痛风，也能够坦然面对，在不断与压力斗争的同时积极地与痛风对抗，是幸福感比较强的一类患者群。而有些痛风患者，面对多重压力，另外还得忍受痛风带来的各种"磨难"，会觉得自己连呼吸都变得困难，会在工作与生活中逐渐变得焦躁、脾气大，不思茶饮，不爱运动，心情低落，进而影响到健康状况。低落的情绪能够阻碍代谢系统的正常运转，从而影响嘌呤的正常代谢，紧接着就会影响到尿酸的正常生成以及排泄，于是就会引发急性痛风性关节炎的发作。

随着生活水平的提高，痛风患者的年龄越来越年轻化，人群也开始大规模的白领化。在所有的痛风患者中，40%～50%的都是都市白领、工薪阶层，而这个比例，甚至还

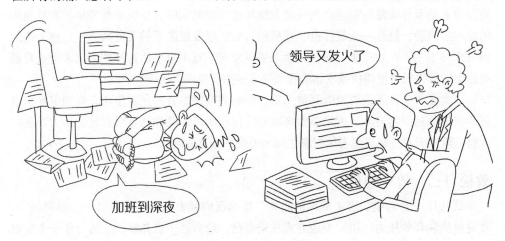

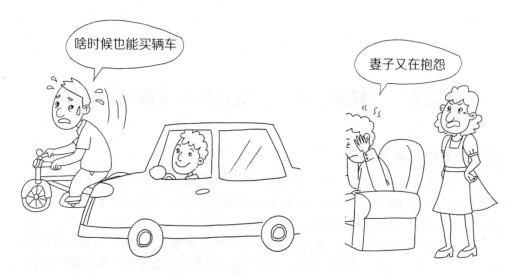

有上升的趋势。而这些群体整天生活在高压之下，负担比较重，又没有太多的时间去放松自己，在这种高压状态下生活，也非常容易使痛风加剧。

我们对大量的痛风患者进行了调查与统计，结果发现，很多痛风患者发病以及痛风复发的原因，除了与饮食作息运动有关之外，与用药及精神压力过大也有很大的关系，特别是那些痛风症状反复复发的痛风患者，精神压力的原因更是占据了痛风诱因的第一位。

虽然说，压力不会直接引起痛风，但是，长时间处于"高压"状态下而无法得到适当地释放，痛风患者的精神状态就会受到影响，特别是饱受折磨，处于初始阶段和间歇期的痛风患者，会受到很严重的影响。而且，有些痛风患者因为压力过大，选择用暴饮暴食或者疯狂逛街购物的方式来缓解自己过高的压力，选择夜生活以及抽烟酗酒来缓解自己的压力。然而，这些生活方式对于痛风患者来说，却是极为错误和危险的。暴饮暴食以及抽烟酗酒，会为痛风患者的身体中吸收进太多的嘌呤以及其他有害物质，致使患者的身体中嘌呤超标，为代谢系统增加负担的同时，也给尿酸提供了恣肆发展的空间和机会，这样一来就促进了尿酸的合成，以及尿酸值的飞速高升，也就为痛风的发作埋下了深深地隐患。而且，如果痛风患者一直用夜生活这样的方式来解决自己的压力的话，只会使得痛风发作的频率更多一些，来得更快一些。

压力太大，又不能够及时释放，就会影响到痛风患者的正常生活，进而引起患者体内尿酸值的异常升高，引发急性痛风的发作。所以控制和调节好自己的压力，适时为自己解压，对于痛风患者的健康生活来说是十分重要的。

放松自己，放走痛风

既然压力会为我们带来痛风的隐患，那么我们就要想办法让自己学会面对压力，及时解决和释放压力，用适当地方式放松自己，给自己一点儿轻松，给身体一个喘息的机会，给痛风一个出口，让痛风不会因为压力过大而肆意接近我们。

很多时候，迫于生活和工作，即使已经罹患了痛风，但是生活也不会因此而减轻，所以，很多痛风患者在抵抗痛风的同时，还不得不对自己的各方面严格要求，不断积极进取，不分白天黑夜的工作打拼。看到别人太拖拖拉拉，我们会着急，看到自己的业绩有所下滑我们会心急，会发狠加油努力，看到别的亲戚朋友事业有成家庭幸福，我们会更加严格要求自己，不允许自己停下来，不允许自己犯一点儿错误，不给自己留任何轻松享受的时间，不给自己任何放松的借口和理由。面对自己的理想和家人的期望，我们恨不得将时间乘以无限数字，恨不得所有的钱都能挣到自己的口袋里，恨不得全世界的人都能跑来认可我们的工作。这样一来，痛风患者的压力就会越来越多，越来越大，于是痛风患者就会陷入身心疲惫，工作效率低的不良状态，然后又会出现新一轮的，严格要求自己和新一轮的压力，如此反反复复恶性循环，对痛风患者的精力以及体力都造成了严重的损伤，也使得患者的代谢系统出现紊乱，内分泌失调，于是就会使得身体的消化和排泄都出现问题，尿酸偷偷地升高，天长日久，就不仅仅是工作和生活给痛风患者制造麻烦带来难题了，身体健康也会成为痛风患者要面临和解决的大问题，痛风会趁你不注意不约而至，增加痛风患者的烦恼与痛苦。所以，缓解压力对于每个人，特别是对于痛风患者来说，是一件迫在眉睫、不可忽视的事情。

那么，痛风患者该如何放松自己，将痛风顺利地撵走呢？首先，痛风患者一定要学会善待自己，慢慢学着放缓自己的性子，对于生活和工作，都适当地降低一些要求和标准，不要凡事都非得追求完美，追求过高的效率，不要不管生活还是工作都对自己要求过于苛刻，或者对别人十分苛刻，这样，我们才有让自己喘息和思考的时间与机会，也许只有这样我们才更能做好每一件事情。其次，痛风患者要学会区别对待手中的各种工作，要学会合理安排自己手中的工作，安排好手中的各个活儿。不论什么时候痛风患者都要学会分清身边事情的轻重缓急，问题要一个一个地去解。别让不太着急和不太重要的事情占去你太多的时间和精力，等到遇到重要的事情时，你就该手忙脚乱、精神紧张、产生过多压力了。接下来，痛风患者要做的就是为自己空出一些时间来静心思考问题、解决问题。遇到问题不要立即想着去动手解决，不要急于求成，要冷静理智地分析，去透析问题背后的问题，找到核心问题，要给自己一个判断和思考的时间，然后"对症下药"，只有足够到位地分

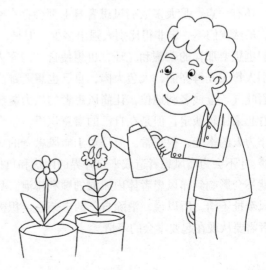

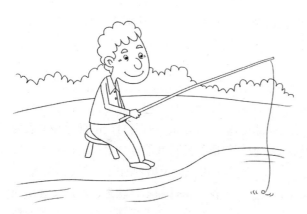

析与思考，才能够帮助痛风患者做出正确的决策、想出解决问题的正确办法，这样，才不会给痛风患者带来过多的压力。但是，并不是说所有的问题都需要我们去思考、解决，痛风患者要在不给自己带来焦虑和紧张的情况下，理性判断问题，正确做出决断，来把握自己的解决问题的办法和时间。

除此之外，工作之余，痛风患者还要学会适当地为自己寻找一些足够的休息的时间和机会，我们常说的劳逸结合就是这个道理。在紧张忙碌地解决问题，认真工作之后，痛风患者一般都会出现身体疲惫的状况，特别是长期遭受痛风摧残的患者，长时间的紧张工作极易促使痛风患者体内的尿酸飞速升高，这个时候，如果能够来一点儿适当的放松与休息，那么，不但能够缓解痛风患者疲惫的大脑和精神，还可以保证患者体内尿酸的正常生成和合理排泄，不至于为患者的身体带来痛风的隐患。其实，如果痛风患者能够学会在工作之余以及生活的空暇时间为自己找点别的事情去做，比如听听音乐、养养花、散散步等，都是不错的缓解压力的办法，都能够有效地帮助痛风患者舒缓来自各个方面的压力。不要以为这些事情会占去你多大的时间，会影响你挣钱和升职，事实上，痛风患者只有及时释放压力，给自己一个舒缓的机会，才能够帮助自己去更好地完成接下来要面对的工作和要解决的问题，才更加有利于痛风患者恢复精力以及思考能力，才能帮助痛风患者去做好接下来的工作。

还有一点，是大多数痛风患者身上都会存在的小问题，那就是喜欢攀比，比较虚荣。虽然我们不一定非得比别人强出多少，但是，看着身边的人功成名就，名车豪宅，我们也想要那样的荣耀和光环，也想使自己的家人挺直腰板过上更加舒坦的生活。看着别人每天光鲜亮丽，大鱼大肉，自己也想要趾高气扬地过那种生活，在所有人面前扬眉吐气。金钱名利地位，让痛风患者的压力陡然增加了好多倍。也有些患者虽然表面看起来比较淡定，但是在自己的潜意识里，也会非常想要鲜花掌声的陪伴，这是我们作为人的本能，很正常。但是对于痛风患者的病情却没有任何的好处。将身外之物看淡，才不会为痛风患者造成来自外界的困扰和负担，也不会增加痛风患者太多的压力，也就不会影响到痛风患者体内尿酸的顺利排泄。只有这样，痛风患者才不会轻易地与痛风牵扯不清。所以说，消除自己的虚荣心，积极坦然地去面对生活，是每一位痛风患者需要从现在起要学会的事情。

❀健康提示：几个减压小妙招❀

减压对于每个人都很重要，特别是对于痛风患者来说，更是尤为重要。那么，痛风患者该如何减压，如何释放自己的压力，以预防痛风前来找麻烦呢？这里，有一些小诀窍可以有效地帮助痛风患者达到释放自身压力的目的。

首先，我们来认识几种能够帮助痛风患者减压，并且非常适合痛风患者的食物。

苹果

苹果被称作"全科医生"，其所富含的苹果酸以及柠檬酸可以增加痛风患者胃液的分泌，有效的帮助痛风患者更好地去消化吃进去的食物，有助于促进痛风患者体内嘌呤的顺利代谢。同时，苹果清新的香气还可以帮助痛风患者消除压抑的感觉，缓解痛风患者的压力，积极地帮助痛风患者消除生活中带来的疲劳。

香蕉

香蕉是公认的快乐水果，痛风患者在日常生活中适当吃一些香蕉，可以缓解自己紧张的神经，舒缓来自外界的种种压力，稳定自身的情绪与心态，还可以帮助痛风患者保持血压的稳定，并且能够极为有效地促进痛风患者肠胃的蠕动，有助于患者体内尿酸的顺利排泄。

番茄

番茄我们在前面就已提到过，具有预防痛风的神奇功效，只要是在痛风还没有发作的时期，适当地进食一些番茄，对于痛风潜伏人群来说，具有很好的预防作用。而且，番茄里面富含大量的维生素 C，而维生素 C 能够帮助痛风患者平衡心理压力，所以也是适合痛风患者的一种很不错的解压食物。

牛奶

喝牛奶补钙这是我们大家共同知道的一个常识。钙质除了保护我们的骨骼之外，还是天然的神经系统稳定剂，并且原则上我们提倡痛风患者将牛奶列入自己的餐饮单之中，常喝牛奶，对于痛风患者预防骨质疏松，保护骨骼关节以及缓解压力，都是非常不错的一种选择。

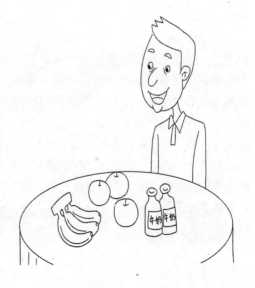

除了饮食，痛风患者还可以通过听音乐来缓解自己的压力。在前面，我们也曾讲了一些用音乐来治疗痛风的方法，用在这里，其实办法大同小异，但是真的会有很不错的效果。痛风患者可以选

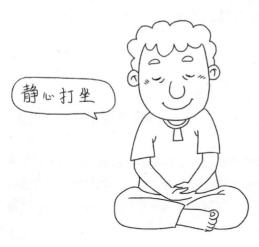

静心打坐

择一些能够让自己放松心情的音乐，来舒缓神经，释放过高的压力。一般轻柔舒缓的音乐比较适合痛风患者用来解压，并且也可以对治疗痛风和预防痛风的发作发挥一定的功效。像一些纯音乐、乡村音乐就比较合适痛风患者，比如冥想音乐、自然音乐、情境音乐等，如班得瑞的《仙境》《春野》《月关水岸》等，以及久石让的一些名曲等，音调柔美清新，可以很好地调节痛风患者的情绪和心态，有效地帮助痛风患者脱离压力重重的精神状态，是十分适合痛风患者解压的。

这里，我们还要教大家一种比较有意思，而且容易操作的解压办法，那就是通过打坐冥想来解压。痛风患者可以选择一个安静，并且空气清新的地方，然后尽量让自己的身体放松，盘腿坐下来，调整呼吸后，闭上眼睛，开始打坐。在最开始，痛风患者可以试着让自己去想象一些美好的场景，可以是以前某个快乐的时刻，也可以是自己幻想出来的美丽风景或者温馨的画面，总之想象的内容一定要美好而且温暖。当痛风患者在安静的环境中陷入自己营造的美好中之后，就会暂时忘记生活和工作中的种种烦恼，渐渐让自己处于轻松的状态之下，就会使得身体慢慢地得到足够的放松。如果痛风患者能够经常坚持进行打坐冥想，那么就能够有效地帮助释放自身的种种压力，有效地舒缓紧绷的神经，同时还能够保障痛风患者机体的代谢水平，有助于痛风患者正常代谢嘌呤，正常排泄尿酸，预防痛风的突然发作。

此外，痛风患者还可以通过呼吸训练以及肌肉放松的办法来帮助自己有效地去缓解压力，从而达到预防痛风发作的目的。呼吸训练，就是要求痛风患者在呼吸的时候要有意识地用腹部肌肉去进行呼吸。言外之意就是让痛风患者在呼吸的时候，尽量保持胸腔的肋骨不动，然后经由腹部的肌肉进行呼吸。而肌肉放松则是要求痛风患者选择一个干净的场所或者床铺上，保持静卧的状态，使自己从头到脚的肌肉都得到足够的放松，然后渐渐地，痛风患者的精神压力也就随之得到了有效的缓解。

还有一个比较好的，可以帮助痛风患者有效缓解压力的窍门就是，痛风患者在日常的工作和生活中，要学会制订自己的计划表，将自己要做的事情都详细罗列出来，并且要尽量多考虑到一些自己将会遇到的问题，然后按轻重缓急，一步一步分别去解决，这样，痛风患者就不会因为没有头绪或者一堆事情聚集在一起而给自己增加太大的压力。

第三节 痛风患者与自然的相处之道

对于痛风亦正亦邪的自然环境

　　大自然很神奇，风霜雨雪，四季变换，为我们带来了不同的感受和美丽多变的景象。在一年的四季里，大自然都会有不同的温度变换以及场景变幻。我们常说要亲近大自然，与自然做朋友，是因为多与自然交流，可以丰富我们的生活，可以为我们带来清新的空气和快乐的心情，能够帮助我们，特别是痛风患者有效地远离平日的忧愁苦闷和压力，可以帮助痛风患者暂时忘记自己生活中的种种烦恼，忘记那些来自病痛的折磨，忘记一切不愉快的事情。多与自然亲近，还有助于舒缓痛风患者们的情绪和精神，有助于痛风患者身体代谢系统的正常运转，能够使痛风患者的身体机能在自然中得到有效的较为全面的放松，然后对提高痛风患者的工作效率，保障痛风患者的健康状况有极为不错的帮助。

　　很多时候我会建议自己身边的痛风患者多出去走走，与自然多多接触，这样，对于缓解和预防痛风是十分有益的。痛风患者经常漫步于风景优美的自然环境之中，能够有效地放松自己，还能够帮助自己暂时忘记痛风病痛折磨所带来的烦恼，有助于增强痛风患者抵抗疾病的信心和意志。同时，舒适的自然环境和在自然环境中所进行的适当活动，都有助于痛风患者有效地去抑制体内尿酸值的升高，并且对于降低痛风患者的尿酸值也有很大的帮助。

　　但是，并不是说，任何时候任何情景下的自然环境都对痛风患者是有利的。风雨天气以及霜降、下雪的天气，还有结冰刮风的时候，大自然对于痛风患者就像一个虎视眈眈的猎手，只要痛风患者出现在这样的天气状况下，那么，自然环境就会很积极地去寻找痛风的影踪，召唤寒冷侵犯痛风患者，毫不犹豫地招来痛风对患者的侵害。在这样的时候，自然环境对于痛风患者来说，就真的不是什么善类了，需要痛风患者警惕提防，积极做出应对。

　　其实，痛风患者对于自然环境的敏感度还是比较高的，比如对温差的感应。如果自然环境的气温降低了，痛风患者的关节就会在第一时间做出一定的反应，甚至会出现急性痛风性关节炎的发作。因为自然环境的温度降低，会使得痛风患者的关节也降低温度，如果这个时候，关节中的尿酸浓度本来已经很高的话，因为突然出现低温的原因，尿酸就有了析出结晶的机会，如果尿酸以结晶的状态沉积于关节滑膜等部位之上的话，那么急性痛风性关节炎就会在自然界降温之后的第一时间发作。所以我们常说的春捂秋冻养生法就不适合痛风患者，因为痛风患者的体质比较特殊，对于自然环境的改变又比较敏感,所以并不适合春捂秋冻。一般人利用秋冻来增强自己御寒的能力,痛风患者如果也秋冻,就会因为身体无法承受来自外界的寒冷而出现相应的反应,就会引起痛风的急性发作。因为痛风患者的关节比较脆弱,对冷热尤为敏感,所以总是经受不住低温的刺激,而且,温度的不稳定以及巨大的温差,容易引起痛风患者出现身体的痉挛现象,会影响到痛风患者的血流以及身体的正常代谢工作,会阻碍尿酸的正常排泄,从而加重痛风患者的病情,为痛风患者带来更大的痛苦。

此外,季节的变幻,自然界中冷热的交替等原因,也会在很多时候"积极地"影响到痛风患者的病情。这是因为,大自然的温度会直接影响到痛风患者的体温,如果大自然环境过于低温的话,就容易引发痛风患者关节炎的急性发作,如果痛风患者能够一直保持在一个相对温暖恒定的温度环境之下,那么痛风患者就会感到无比的舒适,也会在很大程度上减少病痛的发作。这也就是为什么我们平时总能看到身边的痛风患者天气一变,就会出现关节疼痛等情况的原因之一。所以说,痛风患者在亲近大自然的时候,如果能够掌握大自然的基本规律,并做出相应的措施,比如降温时就及时添加衣服,变天的时候要及时调整自己的饮食与着装,那么,就能够很好地预防自然环境为自身所带来的种种疾病困扰了。

可以说,自然环境基本上算是痛风患者的福音,可以帮助痛风患者很好地对抗痛风,有效地改善自己痛风的症状。但是,如果没有把握好自然环境的规律,就有可能会造成痛风病情的加重或者引起痛风的发作。所以说,自然环境真的是神奇无比,对于痛风患者来说也是一个亦正亦邪的存在,痛风患者只有慢慢掌握与自然环境的正确的相处之道,才能够安然地处于自然环境中,为自己的健康提供基本的保障,为抵抗痛风的侵袭做好全方位的准备。

如何利用自然环境抑制痛风

自然环境对于痛风患者来说,就像是一把双刃剑,痛风患者如果与自然环境相处好了,那么就能够帮助自己积极地赶走痛风,帮助痛风患者有效地预防和减轻痛风的病情,但是如果利用不好,与自然环境的相处出现了问题,就会引来痛风,或者加重痛风患者的病情。那么,痛风患者在与自然相处时,到底应该注意些什么问题呢?痛风患者如何与自然环境相处,才能够安然生存,远离痛风呢?下面,我们就一起来研究一下痛风患者如何利用自然来帮助自己抑制痛风的发展与突然发作。

很大一部分的痛风患者都是老年人,随着年龄的增长和长期被痛风所折磨,中老年痛风患者的身体和身体中的很多脏器都受到了严重的损害,各项机体功能也受到了消极的影响,痛风患者对尿酸的耐受性也渐渐增加了,并且,患者对四季的反应也越来越敏感。所以,如果痛风患者想要有效地抑制痛风,防止痛风的突然发作,那么就要积极地应对四季的变化,学会有效地利用变化着的自然环境来帮助自己与痛风周旋和对抗。

初春还有冬天的时候，外面的自然环境对痛风患者的健康不是非常有利，因为室外温度较低，很容易引起痛风患者的病情突然发作或者加重痛风患者的病情。因此，在这样的时候，痛风患者要切记随时检查自己的尿酸值，定期去医院做咨询与检查，要时刻注意自己体内的尿酸值，要盯好痛风的动向，以便及早做出有效的反应，将痛风的发作扼杀在萌芽的状态。但是，天气虽然是比较寒冷，不太适合痛风患者外出，但痛风患者也不能因此就选择窝在家中，抱着被子，赖在床上不再运动。在这样的季节里，痛风患者还是要多参加体育锻炼为好。有的痛风患者听到这里就不满了，我们平时就很担心自己会受凉，更何况是这样的季节里呢？这怎么去锻炼呢？万一着凉怎么办？其实，保暖虽然十分重要，但是，并不代表痛风患者就要在这样的季节里放弃运动，待着不动。我们都已知道有效的适当的运动是能够积极地帮助痛风患者对抗痛风的，所以，痛风患者在这样的季节中，可以选择一些能够在室内就可以进行的项目，比如瑜伽、呼啦圈、太极等。借用寒冷季节不能外出的自然环境，痛风患者可以在家进行一些有助于控制体内尿酸升高的小运动，预防痛风的发展。

夏天，气温比较高，对于痛风患者来说，这一点既是好事却也是坏事。因为温度高，痛风患者就不用再太过于担心会遭受风寒的袭击，而引起痛风的急性发作了。一般情况下，只要不去淋雨，不在凌晨吹冷风，痛风患者基本上就不用担心会因为受凉而触发痛风。但是，过高的温度却会使得痛风患者身体中的大量水分被蒸发掉，然后就会导致尿液开始减少，尿酸的排泄也就随之会受到一定的影响，尿酸由于尿量减小而无法及时排出体外的话，就非常容易在痛风患者的身体中生成尿酸结晶，促发痛风以及渐渐损害痛风患者的肾脏。所以说，痛风患者想要安然度过夏天，就要学会利用其特有的自然环境，趁着早晨和傍晚温度适宜的时候出去走走，适当地做一些有氧运动，然后趁着天不太热的时候回家，及时为自己的身体补充水分。而等到气温太高的时候，就待在家中喝点水，听听音乐，如此，既不会无聊又不会上火，也就不再会因为气温的影响而招惹上痛风，还可以借助夏天温度适宜的早晨和傍晚来强身健体，何乐而不为呢。

到了秋天，气候干燥，痛风患者要为自己及时补充水分，这个季节的环境一般都是秋高气爽，痛风患者可以携带水壶，进行一些远足之类的活动，在美丽的秋色中放松自己，同时锻炼身体，增强体质来抵抗痛风的袭击。秋天的大自然十分美丽，非常适合痛风患者多多亲近，但是早晚温差比较大，痛风患者在外出时要注意做好保暖防寒的措施。此外，由于秋天叶落花凋，会有一些比较肃杀的景象，痛风患者要学会为自己疏通情绪，避免陷入伤春悲秋的情绪之中，太过于抑郁会影响体内的新陈代谢，所以痛风患者一定要让自己始终保持乐观向上的心态，这样才能够有效地利用好秋天的自然环境，让它来帮助我们对抗痛风。

自然环境虽然变化多端，但是，只要我们能够掌握大方向上的规律，然后"因地制宜"，区别对待，根据不同的季节，不同的天气状况，不同的场景，来决定自己的生活以及运动等方面，那么，痛风患者就可以利用自然环境的诸多优点，来帮助自己远离痛风的折磨了。

痛风患者外出时间和场地的选择

我们讲了自然与痛风患者的关系，也提到了如何利用自然环境去帮助痛风患者抵御痛风的侵袭，更讲过许多痛风患者外出锻炼以及亲近自然、利用自然对抗痛风的知识。那么，痛风患者该如何外出才是正确的呢？不要以为，外出是件很简单的事情，不要以为像别人那样随意外出就可以了。事实上，痛风患者外出如果没有注意到一些事情的话，是容易对自己的身体造成伤害的。应该说，痛风患者在外出的时候，时间以及场地的选择都是有一定讲究的，并不像一般人那样，可以随心所欲，随遇而安。别人可以很随意去做的事情，痛风患者却不一定可以，有时候一个不小心，痛风患者随便的一个席地而坐，就有可能促使痛风赶来捣乱。虽然听起来感觉有点令人郁闷，好像自己就那么弱不禁风似的。但实际上，只有注意好了外出的一些事情，痛风患者才能够远离那些健康隐患，而且，痛风患者的安全外出并没有多么难，也并不是很麻烦的事情。只要患者了解了自己的身体状况，然后在一些小方面稍微注意一下，就可以了。

首先我们来说说痛风患者在外出时，对时间的选择。从大方向来讲，一年中，最适宜痛风患者进行室外活动，参加体育运动以及探亲访友的季节，是深春季节以及初秋，这两个时间段的温度还有湿度都比较适宜痛风患者外出。在这两个时间段，痛风患者外出时只要注意衣服的增减，然后适时地为自己补充好水分，就可以了。当然，其他的时间里，痛风患者也不是不可以外出，只是，准备工作就要多一点儿了。从小的方面来说呢，一天中最适合痛风患者外出的时间是一天的上午 11 点之前，以及 3:30 ~ 6:30 之前。这里讲的是痛风患者在夏天以及深春季节以及初秋时的具体出行时间。如果是在初春、深秋以及冬天的话，那么，就要选择在上午 10:30 以后，以及下午 5:00 之前出行，这段时间比较暖和一点儿，其他时间则较为寒冷，外出容易使痛风患者遭受风寒，引起痛风的急性发作。另外，如果喜欢清晨出行，痛风患者在出门前一定要准备一件御寒的外套，可以根据季节的不同，选择厚薄不一的外套，披在身上，等到太阳出来，温度渐高之后，再取下，以防止清晨的低温使得痛风患者着凉，引起痛风的急性发作。

选择好时间之后，我们就来看看痛风患者外出时对场地的选择。探亲访友我们就不讨论了，而痛风患者的外出运动的场地，就需要研究一下了。首先，痛风患者在外出时，应该选择一个空气质量相对高一点儿的地方进行运动，这样才有助于痛风患者保护呼吸系统，并能够为痛风患者带来美好的心情，这是痛风患者外出的基础和前提。其次，一定要选择路面平整的场所进行，如果痛风患者去的地方坑坑洼洼，甚至有很多石子儿，那么就会在一定程度上妨碍自己的运动顺利进行，并且还有可能为痛风患者的安全带来隐患。因为，我们都知道，痛风患者的骨骼关节是比较脆弱的，由于长期遭受尿酸的侵害，痛风患者对于外界刺激是比较敏感的，如果在路面不够平整的地方进行体育锻炼，哪怕只是散散步，一个不小心，都有可能让痛风患者崴脚，或者被土坑、石子儿绊倒，这些都是痛风患者所不能承受的。来自外界的磕碰会损伤到痛风患者的骨头关节。老年痛风患者的骨骼与关在受伤的同时，还会引起痛风的急性发作。所以，痛风患者在选择外出的场地时一定要注意这些问题，另外，如果是老年痛风患者，那么要选择那些小孩子比较少一点儿的地方，因为小孩子一般都比较调皮，总喜欢跑来跑去，一不小心撞到你的话，后果也是不堪设想的。

也许你在听过这些之后不由得会怀疑，有必要这样吗？真的有这么危险吗？事实上，这些并不是危言耸听，合适的时间和合适的场地，对于喜爱外出以及经常外出进行体育锻炼的痛风患者来说真的是十分重要的。只有选择对的时间和对的场地，痛风患者的外出才能够稳妥进行。

健康提示：高原地区的人群更要警惕痛风

居住在高原地区的人易患痛风，这个说法不知你以前听没听过。看到这个题目的时候，大多数的人，特别是痛风患者，都会不由得怀疑，这是真的吗？都会去想，高原地区的人真的易患痛风吗？他们患上痛风的原因又是为什么呢？原因与我们一样不一样呢？很多人想必都想知道这一消息的真实性，也有很多痛风患者抱有不相信的态度，但是，很多数据正在向我们证明着这样的一个事实，那就是，痛风现象在高原地区，可谓是屡见不鲜，层出不穷。如此说来，高原地区还真是痛风的"高产区"。

这并不仅仅是因为这些地区的痛风患者天天饮食高嘌呤，也不是因为他们服用了易造成痛风的药物，或者是因为他们经常受伤，高原地区气候比较特殊，高寒缺氧的环境与独特的饮食习惯等因素加在一起，正是高原地区痛风患者较多的主要原因。

高原地区一般空气都比较稀薄，而且气候都比较寒冷，这对于人体的骨骼本身就有不小的伤害。而且，高原地区紫外线比较强，大气压又低，多重环境造成生活在这个地区的人们，很容易出现身体器官以及内部系统发生病理性变化的情况。人处在缺氧的状态下，身体中的乳酸以及腺苷和二氧化碳就会升高，严重的时候很容易出现少尿状况。而寒凉的气候以及高原反应等原因，会使得人体中的蛋白质加快分解，这样一来，尿酸也就会随之增加。少尿本来就会影响尿酸的排泄，再加上尿酸的增速产量，二者一结合，不用说，一定会加剧诱发痛风的急性发作。另外，由于高原的缺氧状况，人体肾脏的血流量无法正常运行，乳酸的正常代谢便受到了影响，于是人们体内的尿酸就会受到乳酸的打扰，进而无法正常地进行排泄，通过肾脏排泄出去的尿酸就会明显减少，这样下去，时间一长，痛风的隐患就会越积越多，总有一天，等尿酸结晶积攒到了一定的规模，痛风便大肆发作。而且，因为高原地区普遍缺氧的现象严重，一般人的末梢关节血液运行会受到影响而变得不够通畅。在这样极为不利的情况下，痛风患者组织酸中毒就会发生，氢离子的浓度出现非正常的变化，进而影响了痛风患者蛋白质的状态，导致尿酸结晶的生成开始变多，成为痛风发作的催化剂。

而且，高原地区的饮食结构中，水果蔬菜一般都非常的少，但是肉类却是必不可少的，而且人们的口味一般都比较重，这些，正是嘌呤进入人们身体的最佳途径，高原地区特有的饮食习惯和特点，为尿酸的生成和痛风的发作提供了良好的发展空间，这也成为高原地区痛风患者较多的原因之一。

所以说，住在高原地区的人们更应该警惕痛风的袭击，要在平日的生活中，注意自己的饮食荤素搭配，尽量减少肉类和其他高嘌呤食物的摄取，口味要尽量清淡一点儿，平日里要多多喝水来保证自己的尿液量，以保证尿酸的正常排泄。另外，保暖、及时添减衣服对于高原地区的人们来说也是极为重要的。只有注意好自己的日常生活习惯以及饮食习惯，常住于高原地区的人们，才能够有效地防范痛风的袭击。

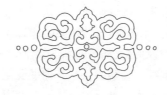

第四节 痛风发作与季节的关系

春寒料峭，小心突发性痛风

春归大地，万物苏醒，鸟语花香，到处都是一派生机勃勃的景象。然而，许多的痛风患者，却在这个百花齐放的季节里，出现了频繁的痛风发作现象。很多痛风患者都感到十分的不解，这春天来了，天气也转暖了，为什么痛风却开始频繁地找我们的麻烦了呢？

事实上，正是因为我们对春天给予了太多的好感和极大的放松，太大意，痛风才有了可乘之机。春天的气候实际上是比较多变的，特别是初春的时候，时冷时热，变化无常，而且早晚的温差也比较大，在这种情况下，如果痛风患者的保暖工作不到位，就容易让自己的身体遭受风寒的袭击，从而引起痛风的急性发作。而且，春天阴雨天气还比较多，时不时还会来场春雪，于是家里的被褥等就会出现潮湿的情况，痛风患者的鞋袜也会跟着受潮，痛风患者在受到寒冷以及潮湿的影响之后，身体中的热量会出现明显的变化，导致身体的温度在短时间内降低，特别是脚部位置的受冷，会使得痛风患者体内之前积攒的尿酸加速沉积，于是尿酸结晶会出现高速增长，于是痛风就会找准时机随时准备发作。虽然春天天气确实是在慢慢转暖，但是，万事都有循序渐进的过程，人与天气之间的适应也一样需要一个过程。春寒料峭的时节，痛风患者一定不能太大意了，不要见天气温度变高了就迫不及待地脱下厚衣服，而且，作为痛风患者，更要随时关注天气的变化，以方便患者及时增减自己的衣物。另外，在温度比较高的天气里，痛风患者要及时为自己补充足量的水分，但是要观察天气的动态，不要贸然换掉身上用来御寒的衣服。

那么，痛风患者应该如何防止在春天里急性痛风的发作呢？首先，一定要随时关注天气的走向，以方便自己及时调整要穿着的衣物。另外，在选择衣服时，一定要注意保暖和防潮，以免痛风患者的身体遭受风寒侵害引发急性痛风的发作。其次，要注意饮水量的保持，既然春天的天气多变，时冷时热，那么，足够量的水分补充，可以使得痛风患者的尿液保持正常值，能够帮助痛风患者保障尿酸的正常排泄，预防因尿酸积攒过多而引起痛风的突然袭击。此外，随着春天的脚部越来越近，外面的环境已经开始慢慢地适合痛风患者进行室外运动了。所以，痛风患者选择一些天气不错的时候，出去进行适当的体育锻炼，帮助促进体内尿酸的顺利排泄，还可以增强自身体质。还有就是，不论什么情况下，痛风患者的饮食一定要多加注意，一定要让自己尽量远离高嘌呤食物，同时也要少吃那些中嘌呤的食物，以保证自己体内的嘌呤不至于因摄取过多来不及消化而酝酿出大量的尿酸，导致急性痛风性关节炎的突然发作。还有，痛风患者在春天，一定要养成定期去医院检查自己尿酸值的习惯，以更好的检测痛风的动向，及时做出预防和治疗的措施。规律的体检可以有效地帮助痛风患者及时了解自己的情况，有助于痛风患者随时调整自己的饮食以及用药，有效地抵御痛风的袭击。

烈日炎炎，随时关注尿酸值

夏天到了，温度开始变得越来越高，花红柳绿的环境中，是着装时尚，十分凉快的人们。这个季节的饮食也变得丰富起来，各种各样的烧烤小吃等层出不穷。夜生活也开始在夏天的夜晚活跃起来了，夜生活的时间也变得越来越长。总之，夏天是一个十分丰富多彩的季节，却也是一个容易让痛风患者增加病发率的季节。

在这个季节里，我们也总能看到很多的痛风患者出现在医院里，有长期痛风突然急性发作的，还有第一次、第二次痛风发作的患者也不在少数。好像在夏天，痛风患者的数量突然就多了起来。大热天，却有很多的人突然就患上了痛风，有点让人感到费解。其实，这一点也不奇怪，归根结底，这主要是因为夏天生活所独有的特点，造成了痛风患者的增加以及越来越多痛风的急性发作现象。

首先，在夏天，由于气温太高，人们普遍出汗较多，大量的汗液导致痛风患者身体中的水分大量的流失，很多的痛风患者一般情况下都是在感觉到极度口渴时，才会想起喝水。特别是老年痛风患者，渴感已经开始减弱，身体流失大量水分很久之后，才能发现自己口渴了，然后才去寻觅饮品，喝水补水。等到了这个时候，由于水分的减少，早已造成痛风患者的尿液减少，于是我们就可以看出，其实痛风患者体内尿酸升高的情况早已发生，如果没能及时补充水分，促使尿酸排出体外的话，那么，就随时有可能引起痛风患者身上痛风的急性发作。所以说，在夏天，不管你渴不渴，作为一个痛风患者，你都要随时记得及时为自己的身体补充足够量的水分，保证自己的尿量，以保证尿酸的正常排泄。

烈日炎炎的夏天，很多人都会选择在外面进餐，避免在家里的闷热难耐，于是街边小吃、大排档、各种烧烤摊上都是人潮涌动，这些人中，就有不少痛风患者以及痛风潜伏人群。很多痛风患者基本上都见过或者体会过，夏天，自己天天光顾于大排档，天天烧烤海鲜啤酒，吃得很爽快，可是没几天，自己或者身边的朋友，突然就出现了痛风急性发作的情况。这是因为，大排档以及烧烤等小吃，其中含有大量的、过高的油脂、盐分等，这些都会为痛风患者的身体带来极大的负担。特别是在进食的时候，我们还总是喜欢要上几瓶啤酒与朋友畅饮，似乎没有啤酒的参与生活就少了许多的色彩似的。所以啤酒几乎是每顿饭中必要出现的一员。然而，在几顿美味的吃吃喝喝之后，很多痛风患者都在半夜里出现了突发性急性痛风性关节炎的现象，说到底，这正是因为痛风患者在自己的饮食中，摄取了太多的嘌呤而造成的。所以痛风患者在夏季，一定要注意自己的饮食，要尽量少去吃那些路边摊，少吃海鲜烧烤和大排档里的各种所谓的小吃，更要主动远离酒精，痛风患者一定要自觉地做到这些，以帮助自己减少痛风发作的危险。

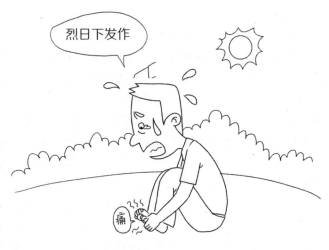

由于夏天天气燥热，很多人总是感觉到没有食欲，总是不想吃饭，对饮食失去了兴趣。于是，很多的痛风患者出现了便秘的状况，这对于痛风患者来说，是十分危险的，长期的便秘会影响痛风患者代谢系统以及消化系统的正常工作，导致患者体内尿酸的正常排泄受到影响，尿酸无法正常排泄出痛风患者的体外，就极有可能诱发痛风的急性发作。所以，痛风患者在夏天应该多食一些蔬菜和水果，既能够保证自身多种营养元素的补充，还可以帮助痛风患者开胃健脾，促进食欲，更能够有效地帮助痛风患者远离便秘，远离尿酸升高的危险，远离痛风急性发作的危险。

夏天，夜生活是都市人的话题之一，而且，随着气温的升高，夜生活的时间也越来越长。很多痛风患者喜欢在夜生活中放松自己，寻找快乐，也可以借着夜生活来逃避家中的闷热。然而，不足量的睡眠，以及夜生活的各种刺激，反而会严重影响到痛风患者的身体健康，影响痛风患者体内系统的正常工作，妨碍消化和代谢系统的工作，于是就会导致尿酸值的升高。所以说，痛风患者在夏天，一定要注意适当地节制自己的生活，要学会合理安排自己的作息与娱乐，要保证自己的睡眠，要主动远离喧嚣的环境，远离酒精和高嘌呤，以免招来痛风的麻烦。

夏天对于痛风患者来说，充满了诱惑也充满了危险，所以说，痛风患者除了要注意饮食与休息等方面之外，还要密切关注自己的尿酸值，定期去医院进行相关的检查。而且，痛风患者在夏天，检查的频率最好大一些。因为夏天的诸多原因都有可能引起患者急性痛风的发作，所以，为了避免痛风搞突袭，痛风患者一定要随时了解自己的尿尿酸值以及血清尿酸值，以帮助自己及时做出相应对策，及时指导自己调整作息与饮食，避免痛风加重或频繁出复发现。

金秋丰收，切记保持低嘌呤

秋高气爽的季节正是粮食丰收的时候，天气干燥，而且万物的生长都到了收获的时节。这个季节的食材，是我们一年中最为丰富的，这个季节也是人们在一年中，因为饮食不当而引起各种健康问题的高发季节。痛风患者在这个季节里，也要多加注意，只有合理安排自己的饮食，巧妙搭配膳食，避免贪嘴，避免吸收太多的嘌呤进入身体，才能够避免因为饮食不当而引起痛风的急性发作。

　　秋天本来就是比较干燥的，因为秋燥而引起的上火等各类健康问题也随着季节的发展而越来越多，在这个季节，痛风患者尤其要引起注意。秋燥会使痛风患者体内的尿酸值受到影响，加重痛风患者的血尿酸，所以在这个季节，痛风患者的饮食要以清淡少油的食物为主，一定要尽量远离煎炸食物，避免为身体带来过重的负担，以保证代谢系统以及消化系统的正常运转，也不至于为痛风患者的健康带来消极的影响。只有保证了饮食的健康合理，保证了嘌呤的少量摄取，才能够保证了尿酸在痛风患者身体中的正常代谢以及排泄。此外，这个季节不光五谷丰登，动物们也正是膘肥体健之时，于是有很多种类的肉类食物也会在这个季节走上我们的餐桌，丰富我们的餐桌。这个时候，就需要痛风患者理智地做出正确的取舍了。如果为了一时的享受，而贪过过多的肉类，那么就会导致痛风患者的身体中吸收了太多的嘌呤，也就意味着患者体内的尿酸值随时都会升高，威胁到痛风患者的健康。不过，适当地少量进食一些肉类食物，对于痛风患者来说也不是不可以的。比如兔肉等，只要不过量，稍微吃一些，并且在烹饪之前用开水焯煮，去掉一部分嘌呤，那么，这样的吃法就比较好，既不会因为吃肉而使得痛风患者吸收太多的嘌呤，也可以帮助痛风患者增进食欲，适当地补充一些其他方面的营养。但是，痛风患者一定要牢记，再吃肉的时候，千万不可过量，就算是经过处理的肉食，也不可以大量食用，过量食用就会引起患者体内嘌呤的增多，导致痛风患者尿酸值的升高，为痛风患者埋下痛风的定时炸弹。

　　痛风患者在秋季的饮食安排要以蔬菜水果为主，多吃一些低嘌呤和少嘌呤的食物，同时适当地选择一些适合自己的水果和蔬菜（可以参考我们之前讲到的适合痛风患者的蔬菜和水果），进行营养搭配和口味的调换，既可以帮助痛风患者维持体内的嘌呤适度，还能够优化痛风患者的饮食结构，增加痛风患者的餐桌风味。但是，有一点需要痛风患者注意，那就是，很多水果的含糖量都比较高，虽然一般吃水果不会伤及痛风患者的身体，但是，也需要痛风患者有选择性地进食，适量食用，以免像糖尿病等类的其他并发症的出现。此外，大多数的蔬菜和水果都是寒凉性质的，所以痛风患者在饮食的安排方面，不能完全依赖蔬果的作用，以免寒凉性的水果和蔬菜过多地摄入身体中，对痛风患者的关节骨骼以及肠胃产生不良的刺激，引起痛风的急性发作。一些可以帮助痛

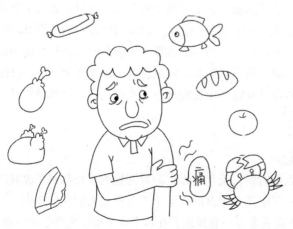

风患者缓解痛风症状，预防痛风发作的蔬菜和水果，正好在秋季大量丰收，痛风患者可以多储备一些放在家中，慢慢享用。

秋天天气干燥，痛风患者一定要主动远离那些辛辣刺激的食物，主动远离酒精饮品，以免伤及脾肺，损伤肠胃，影响食物的正常消化和代谢，从而使嘌呤的代谢受阻，影响尿酸正常值的维持。在秋季，痛风患者同样需要大量补充水分，以对抗秋燥，润燥防燥，防止因秋燥引起的缺水干燥现象，只有保证水分的及时补充，才有助于尿酸的正常排泄。

秋季适合痛风患者选择的食物有梨、银耳、百合、萝卜等，既能保证痛风患者营养元素的摄取，而且嘌呤的含量又极低，还有助于痛风患者对抗一些秋季特有疾病的干扰。秋季大丰收，保持低嘌呤是每位痛风患者在丰收季节首先需要关注的。

天寒地冻，谨防痛风来捣乱

北风吹，雪花飘，一年中最冷的季节转眼就到了。如果你经常去医院，就不难发现，一到了冬季，医院里的病人就会非常多，风寒感冒的患者可以说是不计其数，而前去治疗痛风的患者，竟然也不在少数。

冬季可以说是痛风发作的一个高发季。其中的原因也不难找到。那么我们就来一起研究一下痛风好发于冬季的原因。首先，冬季气温很低，痛风患者对外界的变化极为敏感，过低的气温刺激了痛风患者体内的尿酸生成，导致痛风患者身体里的尿酸直线升高，而且成为结晶的比率也越来越大，而且过低的气温极易使痛风患者遭受风寒的侵袭，我们都知道，一个小小的风寒感冒，就能够引起痛风的急性发作，所以冬季对于痛风患者来说，也是一个比较危险的季节。其次，冬季高发痛风，与我们的饮食也是离不开的。冬天温度低，为了抵抗寒冷，我们会增加自己的饭量，增加饮食中的油盐量，会有意无意地增加吃肉的次数，进食一些辛辣的食物。只有这样的饮食，才能够有效地帮助我们抵御风寒。然而这些饮食，都会在不同程度上给痛风患者的身体带来各种负担，影响痛风患者肠胃的正常吸收与消化，影响痛风患者代谢系统的正常运转。这些患者体内增加的嘌呤，以及来自食物的各种刺激，会在很大程度上影响痛风患者尿酸的代谢以及排泄。此外，过高的油盐及嘌呤的摄取，为痛风患者的代谢系统带来了极大的负担，那些无法正常排泄走的尿酸就会趁机析出结晶，而这些都是痛风的基石，当基石的准备工作结束之后，就会引起痛风的急性发作，为痛风患者带来十分痛苦的影响。

还有就是，冬季的气温太低，几乎所有的痛风患者都会不约而同地选择结束自己的室外活动，待在家中安养身体。然而机体的"冬眠"会使痛风患者的关节骨骼出现僵硬的状况，等到来年春天再想要进行活动的时候，你就会发现自己的关节变得僵直了，稍微用力一点儿就会引起痛风的发作。这样的现象我们当然都不希望发生。那么，如何避免呢，痛风患者在冬天天气寒冷的时候，将自己的室外活动转换为室内活动，适当地进行室内活动，也有助于痛风患者增强体质，活动骨关节，有助于痛风性关节炎

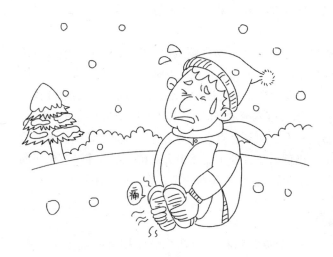

的抑制以及好转。

痛风患者在冬天，需要从以下几个方面做起，才能够很好地预防痛风的袭击，拥有健康的体魄。首先,注意要保暖,冬季痛风患者肌肉摄取葡萄糖的能力有所减缓,自身产生的热量不能够满足患者的所需,耐寒的能力会比以往低很多,所以极易感染风寒。而且,痛风患者的手脚部位如果受寒,就会很容易导致痛风的急性发作,所以,痛风患者在冬季要特别注意保暖防寒,特别是手脚部位,更应该多加保护,以免引起急性痛风性关节炎的发作。其次就是饮食的控制了。冬季为了抵抗寒冷,我们不觉间就会吃入很多的食物,这个时候,痛风患者就要引起注意了,为了增强自己的抵抗力,提高耐寒能力,痛风患者要适当地参加一些体育运动,经常开一点点窗通风,要适当地去室外稍微活动活动,来保证机体的正常运转,提高自身的耐寒性,积极减少对嘌呤食物的摄取。

另外,痛风患者的室内环境在冬季也有一定的讲究,一定要让自己的居住和办公环境保持干燥,维持空气清新的状态,远离潮湿阴冷。痛风患者如果要去阴冷潮湿的环境中工作,就要谨记适当地借用一些劳动保护用品来保护自己,而且工作完之后,如果大汗淋漓的话,一定不要急着进行沐浴或者吹凉风,如果内衣也被汗湿的话,那么就一定要及时更换清洗。同时,痛风患者在进行沐浴时,要用热水泡脚,用热水洗澡,这样可以帮助痛风患者促进四肢的血液循环,有助于患者体内尿酸值的有效控制。而且,劳逸结合的生活方式才能够有效地帮助痛风患者减少风寒的侵犯,有助于痛风患者积极地对抗痛风。

此外,痛风患者在冬季,也要及时监测自己的尿尿酸值还有血尿酸值,要根据检查的结果及时去咨询专业的医生,根据医生指导,随时调整自己的用药、生活作息以及饮食,有效地抑制和预防痛风的发作。

❀健康提示：痛风患者对于季节的反应因人而异❀

虽然我们在前面讲了许多四个不同的季节里,痛风患者需要注意的事项,以及四季给痛风患者带来的麻烦和危害,并对此给出了一系列的应对方法和需要谨记的注意事项。但是,这并不代表,所有的痛风患者都要遵照我们的方法去做,都必须符合我们所提到的那些情况。

我们说，万物万状，千人千样。这世上没有完全相同的事情和人，所以说，每个痛风患者的痛风症状，也都有着属于自己的特点，没有完全相同的两个患者。所以我们总能看到，同样是痛风病人，医生开出的药物却往往不尽相同，而这，就是因为痛风患者之间的差别而造成的。同样，对于同一季节的反应，不同的痛风患者也有不同的反应，有的痛风患者对于季节的变化十分敏感，对于天气的变化也十分有感觉，只要天一变，或者季节交替的时候，这类痛风患者的关节部位就会感到十分的不舒服，就会有痛风发作的倾向，甚至，很多患者就会在没有征兆的情况下，突然间痛风发作，痛不欲生。而有一些痛风患者，对于天气及季节的变幻往往反应比较"迟钝"，秋天已经过去了，第一场冬雪降下来的时候，这些患者才能意识到寒冷，才会赶紧添加御寒的衣服，而之前他们也并没有因为没及时添加衣服而引起关节的肿胀或者疼痛。这类痛风患者一般只要在药物和饮食方面多加注意，就不会被天气的变化和季节的更替所左右。也就不会让季节主宰了自己的病痛发展。

所以，我们说季节与痛风患者之间的关系也是因人而异的，并不可以一概而论，也不能够以偏概全。如果我们讲过的情况不属于你，你可以根据自己的情况，以抑制尿酸，减少嘌呤为前提，摸索属于自己的方法，也可以去咨询专业的医生进行学习。总之，不要将目光定在一个事物上，只有不断探索，才能发现更多更好的对抗痛风的方法。也只有因人而异的去理性判断痛风患者的病情，有区别地去选择治疗和预防痛风的方法，去发掘新的治病办法，痛风患者才能够在不断变换着的四季里享有健康的体魄，才不会因为四季的变换而影响自己的工作与生活，安然地去做一些重要的事情，才能拥有对抗痛风的强大资本。

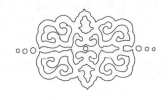

第五节　预防和缓解痛风的常识

家有痛风患者的必备药品

药品名称		主治功能特点	用法用量	不良反应及应对
秋水仙碱		对于急性痛风性关节炎有良好止痛效果，服药后12小时之内见效，疗效好见效快	口服，每小时0.5毫克或每2小时1毫克，每天最多不超过6毫克。随症状缓解而减轻。静脉注射，取2毫克溶于10毫升生理盐水中，缓慢注射，每天不得超过3毫克	胃肠道反应、肝细胞损害、骨髓抑制、精神抑郁、脱发、上行性麻痹、呼吸抑制等。静脉注射若药液外漏，易造成组织坏死。谨遵医嘱谨慎使用
非甾体类抗炎镇痛药	吲哚美辛	快速解热、有效缓解炎性疼痛	最开始每次50毫克，6小时服用1次，症状减轻后逐减为25毫克，每天2～3次	头晕、刺激胃肠道、高血压、血尿、哮喘、皮疹。饭后服用，忌茶水及生冷水，忌酸性食物
	布洛芬	消炎止痛，清热，副作用较小	口服，每天2～3次，每次0.2～0.4克，一般3天之内见效	常见胃肠道反应，皮肤瘙痒、耳鸣等症状，常易损伤肾脏，宜控制用量
	保泰松	解热镇痛作用较弱，抗炎作用较强，能促进尿酸排泄	初期用0.2克～0.4克，症状缓解后每4～6小时用0.1克，好转后每天3次，每次0.1克	恶心、呕吐、便秘、腹痛、消化道溃疡、急性肾衰。及时停药即可好转
	吡罗昔康	有较为显著的消肿止痛抗炎作用	每天1次，每次20毫克，每天总量不超过40毫克	胃痛、头晕、水肿、恶心、血小板减少、肝功能异常、脱皮、多汗、要适时减量
	萘普生	清热消炎止痛，较易吸收。副作用小	每天2～3次，每次0.2～0.3克即可。	消化不良、呕吐、头晕、头痛、胃肠道出血、失眠或嗜睡
丙磺舒		增加尿酸盐的排泄，降低血尿酸浓度。促进已形成的尿酸盐溶解	开始应用时，每天两次，每次0.25克，二周后渐增为每天三次，每次0.5克，每天最多不超过2克	初期易加重痛风发作。易出现发热、皮疹、胃肠道反应。应及时补充大量水分

磺吡酮	促进尿酸排泄，作用强于丙磺舒	每天2次，每次50毫克，渐增为每天3次，每次100毫克，每天不超过600毫克	对胃黏膜有一定的刺激反应，患有溃疡病的患者要谨慎使用
苯溴马隆	有较强利尿作用，有效降低血尿酸浓度	每天1次，在早餐时服用，每次25～100毫克即可	恶心呕吐，肠胃反应，水肿、发热等，需在服药时多喝水
别嘌醇	降低血尿酸浓度，减少痛风石的形成	一般为每天2～4次，每次100毫克，严重时可增至每天3次，每次200毫克。血尿酸浓度降至360μmol/L后，减量	腹泻、皮疹、低热，服用初期易诱发痛风。服药同时多饮水，前五周可搭配少量秋水仙碱
糖皮质激素类药	泼尼松	抗过敏抗炎，抑制结缔组织增生，减少炎性渗出	每日3～4次，每次10毫克，症状缓解后酌量递减直到停药	易诱发消化系统溃疡以及骨质疏松，不宜长期服用
	地塞米松	抗炎、抗过敏以及抗毒，免疫抑制作用	每天不大于3毫克，分2～3次服用	体重增加，下肢水肿，骨质疏松及骨折，停药易出现昏厥、呕吐。勿长期大量服用

痛风发病时的应急措施

痛风每次的突然发作，都会为痛风患者的生活带来极大的不便与痛苦，那难以忍受的钻心疼痛使得痛风患者根本无心工作，更没有心情去做任何事情，而疼痛的关节部位更是影响了痛风患者的正常活动，该屈的不能屈了，该伸直的也伸不直了，关节部位的僵硬使得痛风患者的活动、生活与工作都受到了很大的影响和限制。所以，如何应对痛风的急性发作，对于痛风患者来说，是极为重要的，也是每位痛风患者都应该熟知的。

一般情况下，急性痛风性关节炎发作时，发作的部位都会出现红肿热痛的现象，这个时候，就需要痛风患者进行一个冷敷的处理。找一个冰块，用棉布包好之后，轻轻地放在疼痛肿胀发热的关节部位，能够在短时间内帮助痛风患者缓解疼痛的症状，有效地消除痛风患者疼痛关节肿胀与发热的状况。如果冷敷并没有帮助痛风患者减缓疼痛的话，那么就需要赶紧服药了，这个时候，痛风患者应该马上服用一些急性止痛药，比如秋水仙碱、非甾体类抗炎药等，用药前一定要详细咨询专业的医生，这些急性止痛药可以在短时间内帮助痛患者相当有效地缓解关节部位的疼痛症状。

再者，痛风患者在痛风发作之后，由于关节部位的疼痛，一般都会选择卧床不起。其实，这种想法是完全错误的。在这种情况之下，痛风患者千万不能长时间保持不动的姿势，而是应该常常试着去慢慢地活动自己病痛的关节，多活动活动脚趾，然后适当地做一些拉伸运动以及伸展运动，才有助于关节的灵活，更能够有效地将欲沉积于关节处的尿酸结晶赶跑。只要活动的幅度不要太大，强度和难度掌握好，那么，适当地活动关节是可以帮助痛

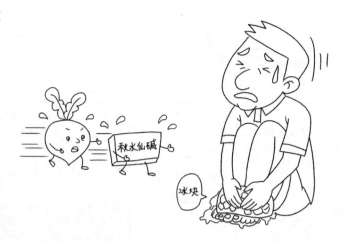

风患者治愈痛风对关节部位造成的伤害的。相反，如果一动不动的话，最轻微的伤害也会使得痛风患者的患病部位出现失用性的骨质疏松，会渐渐地使患病部位彻底失去活动的能力。

急性痛风性关节炎在发作之后，痛风患者要切记，赶紧远离带高嘌呤或者中嘌呤的食物，要多吃一些无嘌呤或者低嘌呤的食物。这个时候，如果能买回来樱桃以及红萝卜，特别是东北雌性红萝卜，就更好了，只要远离中高嘌呤的食物，再吃一些红萝卜，或者樱桃，那么，对于痛风患者来说，快速远离痛风就不是难题。饮食对于痛风的控制以及缓解具有极为显而易见的疗效，所以痛风患者一定要严格控制自己的饮食，认清身边食物的嘌呤含量，有目的有选择性地去科学饮食。

还有，在急性痛风性关节炎发作时，痛风患者千万不能慌张，也不要害怕，要冷静地应对突发的状况，手忙脚乱的慌张只会加重痛风患者的病情。这个时候，痛风患者解决问题最简单的办法，就是在服药的同时，及时为自己补充足够的水分，促使体内尿酸的快速排泄，以促使痛风的急性发作能够在短时间内得到抑制。

当急性痛风性关节炎被痛风患者暂时抑制住之后，痛风患者一定要开始注意自己的饮食搭配了，远离海鲜和啤酒，远离高量果糖，远离高糖、高盐、高油，这是每位痛风患者的基本饮食原则。只有立即行动起来，适当的忌口，才能够不让又一轮的急性痛风性关节炎来袭击痛风患者。也只有做到这些，痛风才不会有一个又一个的机会来找患者的麻烦。应对急性痛风性关节炎的措施其实很简单，只要痛风患者平日的生活中多加注意，不小心惹得痛风突发时，要沉着冷静去处理，那么，就不会为痛风患者带来太大的痛苦与伤害。

痛风来前的几个征兆

痛风前来找患者的麻烦，其实在很早之前就会向痛风患者提出警告或者一些明确的告示，如果痛风患者能够掌握这些早期的疾病预示和征兆的话，那么，有效预防和

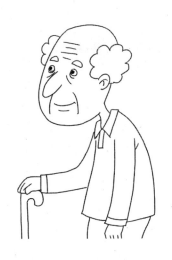

抑制痛风，对于痛风患者来说就不会是很难的问题。痛风患者以及痛风的潜伏人群，只要对照着这些征兆，去及时有效地做出相应的措施，有则改之无则加勉，从各个方面多加注意，那么就能够有效地阻止痛风对痛风患者的严重迫害。

那么，痛风在来之前都有哪些征兆呢？哪类人群最有可能患上痛风呢？现在就让我们一起来了解一下。

首先是 60 岁及 60 岁以上的老年人，不管是男性还是女性，也不论高矮胖瘦，都属于痛风的高发人群。所以，这类人群一定要定时去医院进行最基本的尿酸值检查，一定要随时关注自己的血尿酸值还有尿尿酸值，这样才能够避免痛风突然到来时的束手无策和恐慌。

其次是 2 型糖尿病患者，这类患者，由于长期服用的药物中含有抑制尿酸的成分，会影响体内尿酸的正常排泄，造成尿酸在身体中的滞留和堆积，长此以往，容易引起尿酸结晶的析出和沉淀。所以，2 型糖尿病患者一定且必须定期进行血清尿酸以及尿尿酸的检查，即使一次没查出问题，也要坚持继续定期检查，多查几次，定期检查，才能够防患于未然。一般中老年人中糖尿病患者比较多，不管是你患有糖尿病还是你身边有糖尿病患者，都一定要安排出时间，定期去医院做有关尿酸值的基本检查，以免痛风到来时我们还不自知。

很多患有其他类型"富贵病"的患者，如患有高血脂、高血压等疾病的患者，以及不幸罹患冠心病、动脉硬化等疾病的病人，身上也有很大的痛风危险，也应该随时关注自己的尿酸值，定期做尿酸值的检查，有效地帮助自己将痛风扼杀在萌芽状态，不要在本已患病的身体上再添加更多的负担与折磨。

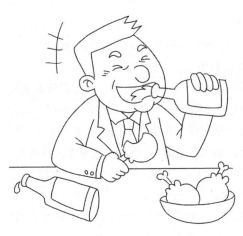

另外，如果你的家族中有人患有痛风，那么，不管这个人是上一辈还是上上一辈，只要你的家族中有过痛风患者的出现，你就一定要关注好自己的血尿酸值，一定要及时做一些相应的检查，并且一定要注意控制自己的饮食，自觉远离高嘌呤食物，自觉控制好对不健康食物得摄取。如若出现了关节疼痛的现象，要先考虑一下是否为痛风发作。

30 岁以上的中年男子，特别是有大肚腩，体重超标的男性，还有经常应酬不断或者喜爱酗酒抽烟的男性，以及绝经后的女性，也都是痛风的高发人群。这些人群在平日里要

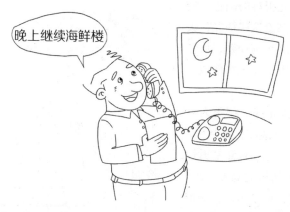

晚上继续海鲜楼

多加注意，要积极地去改变自己的生活习惯，向健康的生活方式靠拢，更要随时关注自己的尿酸值，定期做相应的检查，要从从各方面入手，阻止痛风前来造访。

此外，肾脏功能受到损害无法正常进行工作的人，尤其是患有肾结石的病人，由于肾脏功能受损，功能不足，无法正常的代谢患者体内的尿酸，就极有可能造成尿酸在身体中的滞留，引起痛风的发作。这是一个非常值得肾结石患者关注的现象，所以肾结石患者一定要紧密关注自己的尿酸值，随时进行检查，而且，平日里要多吃一些低嘌呤养护肾脏的食物。

还有，一些不知原因的关节炎患者，特别是中年患者，疼痛的发作部位又都是一些小关节，而且总是在局部发作，那么，一定要检查一下自己是否是患上了痛风。这类患者一般情况下多半与痛风结下了"缘分"，要早发现早做出应对办法，早点抑制。

最后，对于"食肉主义者"，也就是经常无肉不欢、无酒不行的人们来说，尿酸的检查是十分重要的，也是预防痛风的重中之重。这类人群经常为自己的身体纳入太多的嘌呤，本身就处于通风的边缘，只有及时检查自己的尿酸值，及时做出正确的对策，才能够及时有效地抑制和阻止体内尿酸值的升高，阻止痛风跑来折腾我们的健康。

只有掌握了这些征兆，并及时地做出相应的措施，及时检查，早发现，早抑制，早治疗，就能够帮助我们远离痛风的侵害，拥抱幸福健康的生活。

痛风患者的孕育指南

随着痛风逐渐年轻化的趋势，很多痛风患者甚至都还没有成家立业，或者还没有生小宝宝，但是痛风却已经找上门了。这个时候，我们必须要弄清楚一个问题，那就是，痛风患者到底能不能孕育小宝宝，到底可不可以有生小宝宝的计划？

另外，很多准妈妈们，还很年轻，却在孕期出现了痛风的症状，想要服药抑制痛风，却又怕会影响到肚子里的小宝宝，十分纠结。孕妈妈们身上痛风出现的时间远比一般女性要早，这又是为什么呢？如何才能安全地怀孕、安全地生出肚子里的小宝宝？这些是每位痛风患者所关心的问题。而痛风妈妈如何在生出小宝宝后，安全地去抚养他，也是让孕妈妈们十分纠结的问题。那么，我们就来对这些问题进行一个实际性的研究。

医学研究证明，痛风与遗传有着一定的关系，但是，被明确认为是遗传性疾病的患者却少之又少。不过，如果在一级亲属关系里，出现了两个及两个以上的痛风患者，那么，下一代患上痛风的比率就会高出很多。所以，如果夫妻二人准备要小宝宝的话，一定要防范痛风前来侵袭，以免下一代也遭受痛风的干扰。

一般情况下，女性绝经前患上痛风的情况相当少，如果不幸招惹了痛风，还准备要小宝宝，那么就一定要去医院进行全方位的检查，咨询专业医生，弄清楚自己的痛风是什么原因造成的，然后对症下药，运动、饮食与药物多管齐下，及早将痛风赶跑，等到彻底停止用药之后，缓一段时间再准备孕育小宝宝，就没事了。需要准妈妈清楚的一点是，一定要等用药结束之后再进行孕育，因为绝大多数治疗痛风的药物都是禁止孕妇服用的，谨遵医嘱才能够保障自己和宝宝的健康。一般女性在停止用药三至六个月以后为受孕的最佳时间，在准备受孕前，最好先去医院再进行一次相关的检查，等到怀孕之后，也要随时关注自己体内尿酸值的变化，一定要定期做一些相关的检查。

如果是男性，准爸爸患上了痛风，那么，在服药期间是不可以计划孕育小宝宝的，因为秋水仙碱等治疗痛风的药物都具有极大的副作用，长期服用抗痛风的药物，会影响到身体的健康。想要孕育小宝宝，就要选在准爸爸的痛风缓和期，间歇期，并且是停止服药之后才可以。一般停药一个月以上的准爸爸才具有孕育小宝宝的资格。但是，准备孕育的前提，是必须先去医院做个检查，确保自己身体的各项指标都在正常的状态之下，这样才能够进行小宝宝的孕育工作。

解决了痛风患者孕育小宝宝的问题，我们再来看看怀孕后以及生完小宝宝后患上痛风的准妈妈们是怎么回事。怀孕后或坐月子期间，准妈妈们开始为身体补充大量的营养，过高的营养进入身体后，由于代谢系统和消化系统的工作能力十分有限，无法及时将这些营养品代谢和消化掉，于是，无法正常代谢的嘌呤就会趁机在妈妈们的体内作乱，尿酸就会趁着这样的机会悄悄上升，痛风自然就会伺机发作了。而且，妈妈们在怀孕过程以及坐月子期间，体内之前存在的可以帮助大家有力对抗痛风的雌激素的浓度，会有所降低，不再像以前那么强势，于是就无法再像之前一样有效地抗击和预防痛风的到来了，这样一来，妈妈们在怀孕以及坐月子的时候，出现痛风的概率就会显著上升。

所以说，除了男性之外，准妈妈们在怀孕以及坐月子期间，要尤为注意自己的饮食，一定要注意合理的营养搭配，要有效地控制好自己的体重，对于营养的补充，不能太过于盲目。不要听到什么对身体好就立即吃什么，要科学合理地进行膳食的搭

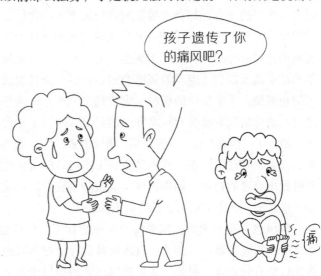

配与安排，避免吸收太多的嘌呤进入身体中。而且，孕期的妈妈们要时刻注意水分的补充，要把握营养均衡而不过量的原则，这样才是最安全可靠的饮食，才能够保证妈妈们不会被痛风盯上，才能安全地孕育小宝宝，安全地抚养好小宝宝。

痛风的术后伤口护理

很多痛风患者的痛风病早已成为了一种老毛病，时间一久，身体中逐渐长出了很多难看的痛风结节，这些结节不光长得难看，还在一定程度上影响了痛风患者的正常工作以及生活。所以，在必要的情况下，这类型的痛风患者就需要进行一些手术治疗。这样才能够有效地抑制病情，除去那些碍事又难看的痛风结节，减轻痛风对患者身体的伤害。一般痛风患者的手术基本上都是去除痛风石的手术。

痛风石是由于痛风患者长期处于高尿酸的状态之下，体内滞留的尿酸逐渐形成尿酸结晶，然后沉积于关节及其他组织器官而形成的一种结节，坚硬如石，所以也被称为痛风石。除了脑部以外，痛风患者身体中的任何部位都有可能出现痛风结节的影子，也就是痛风石的身影。痛风石的出现会在很大程度上妨碍痛风患者的正常生活，如果痛风石长期得不到有效的抑制，一直发展下去的话，那么，就会使得所长部位的皮肤逐渐变薄然后出现溃破的现象，出现我们前面所讲的，很严重的皮肤病问题，情况严重时，甚至还会危及痛风患者的生命安全。所以，借用手术的方式来取出痛风患者身体中的痛风石，对于痛风患者的健康与生命来说，还是非常有必要的。

痛风患者在进行取出痛风石的手术之后，如何护理对于痛风患者以后的康复以及快速的恢复工作和正常的生活，是相当关键的。术后的护理是否合格，关系着痛风患者以后的健康与否，甚至还关系着痛风患者的生命安全。

手术当天，麻醉结束后，痛风患者伤口的痛感是最为明显的，虽然痛感不会影响到患者伤口的愈合，却会直接影响到痛风患者的食欲以及睡眠质量。而患者的饮食和睡眠如果跟不上的话，就会进一步影响到痛风患者体内尿酸的正常值。所以在这个时候，痛风患者可以详细地咨询一下医生，适当服用一些见效比较快的止痛药。痛风结节的手术结束两天以后，患者的痛感会明显减轻，而且血液也基本止住了，这个时候，为了防止感染，手术伤口的敷料一定要勤于更换。痛风患者在进行痛风结节取出的手术之后，通常情况下都会有轻度发热的状况，这属于正常现象。一般五天左右，症状就能够消失了。但是，如果五天之后，痛风患者的伤口痛感加重，并且体温持续升高的话，那么就要及时进行检查，看看是否是手术伤口感染化脓了，要及时做出应对，请医生及时做出合理的处理。如果仅仅是细微的水肿发红状况，那么属于正常现象，要与感染区别开来，以免增加不必要的负担和麻烦。

痛风患者在手术后，如果没有出血症状了，伤口也没有污染或者是感染的现象，那么就不需要频繁地换药了。过多的换药容易对痛风患者的伤口产生不良的刺激，延缓伤口的有效愈合。但是，如果痛风患者的伤口还处于流血时期，或者患者的伤口遭受了污染或感染，那么，就要及时地更换敷料，以保证伤口的清洁和不被感染。

痛风患者在进行手术治疗之后，一定且必须要远离酒精。因为酒精会使痛风患者身体中的乳酸增多，从而影响到尿酸的正常排泄，同时，在酒精的作用之下，尿酸的合成会加速，来不及排泄走的尿酸就会引起患者痛风的急性发作。手术后，痛风患者要注意水分的及时补充，一定要确保自己每天都能够喝到足够多的水，以保证体内尿液的正常排泄，从而来促进尿酸的有效排泄，借此来积极地抑制痛风的发展。同时，痛风患者在术后也要注意自己的饮食，一定要积极远离那些中高嘌呤的食物，要适当进行散步等轻量的运动，来帮助伤口的愈合，不要一动不动卧床不起，但也不要因为运动过度而为身体增加额外的负担，延缓伤口的愈合。

❀健康提示：痛风患者出差旅游需注意什么❀

出差和旅游，是每位都市人生活中都必不可少的话题，很多的痛风患者也无法避免这些事情。而且，有很多的痛风患者虽然有时候会有关节疼痛的症状，但依然还是非常喜欢出门旅行，放松自己，痛风的阻挠浇灭不了患者外出旅行的热情。既然这样，那么，作为一名痛风患者，在外出旅游或者出差时，需要注意些什么呢？需要怎样做，就能够安全而顺利地将自己的出差与旅行进行到底呢？我们赶快一起学习一下。

一般情况下，由于外出需要长时间的行走，所以痛风患者的关节部位会受到一定的挤压和摩擦，另外，如果痛风患者的肢体在寒冷的环境下停留的时间太久或者遭受到一些磕碰的话，就很容易引起痛风的急性发作，出现关节红肿疼痛的状况，这样一来就会影响到痛风患者的行程安排以及健康状况。既带来身体上的痛苦，还极大地影响了痛风患者出门旅游的大好心情。为了减少这样的情况发生，避免痛风患者遭受过多的伤害，确保痛风患者能够开开心心地将自己的出门旅行顺利完成，我们来一起学习一下，痛风患者在出门旅行出差时需要注意的一些问题。

首先就是出发前的充分准备。痛风患者在准备出发前，一定要先去医院进行一个小规模的检查，查清楚自己目前的尿酸值，做到心中有数，如果尿酸值相对恒定，并且不太高，那么就比较适合出行，就可以再做下一步的打算了。如果尿酸值过高，并且还有进一步升高的趋势，那么，痛风患者就要适当地改变一下自己出游的计划了，要先积极地抑制和降低体内的尿酸，然后再安排出行的事情。在没有并发症并且患者关节能够承受适当运动量的前提下，痛风患者才可以继续下一步的行动。在准备出发前，痛风患者一定要查清楚自己的出行路线，乘车或乘坐飞机的时间，并且一定要携带好自己的必需品和一些应急药品如秋水仙碱等，以备不时之需。另外，准备外出的痛风患者，一定要为自己准备一双合脚舒适的鞋子，以保护脚部的安全和行走的顺利。

其次，痛风患者在外出旅游出差的时间与饮食的安排上，一定要有规律，要劳逸结合，进行适量的选择，尽量不要熬夜熬通宵，也勿忽略某一顿的餐饮或者暴饮暴食会对身体健康所带来的伤害。此外，不论走到哪儿，低嘌呤饮食永远是痛风患者的饮食关键，而且，痛风患者一定得远离一切的烟酒，同时还要保证身体中水分的足够补充。另外，在进行各种活动时，痛风患者一定要考虑自己的关节能否承受那些活动量，一定要清楚自己能够承受多久的活动，要理性地，有节制地进行各项活动，一定要避免过度疲劳，避免关节因过度劳累而受到损伤，一定要为自己留出足够的休息和睡眠的时间，以保证代谢系统的正常运转，也保证关节不会劳累过度引起疼痛和其他不适。

此外，在痛风患者的商旅过程中，有些患者难免会因为过度劳累或者疲惫、遭受风寒或者饮食不规律不合理等问题。在这种情况下，一定不要慌张，也不要沮丧，痛风患者应该及时服用自己出发前备好的止痛药。如果情况十分严重的话，要及时就近就医，以求在第一时间里有效地抑制住痛风的发展。冷静应对，及时治疗，是痛风患者一定要记住的原则，慌乱和紧张只会加重和耽误痛风病情。

痛风患者只要做好该有的准备工作，调整好自己的心情，外出旅游、度假、出差，就都是可以安心进行的，遇事不慌乱，病发不紧张，备好必需品，合理饮食和作息，做到这些，痛风患者的商旅基本上就可以一路无忧了。

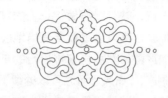

第六节　那些被我们误解的痛风知识

"重量级"体质，不疼一定无痛风

在我们的身边，不乏肥胖的朋友和家人，似乎随着经济水平的提高，肥胖已经成为一种"流行趋势"，越来越多的人患上肥胖症，而且，越来越多的肥胖症患者在遭遇肥胖的同时，还不幸招惹上了其他的疾病，如高血脂、高血压等。而痛风，也是诸多喜欢与肥胖症狼狈为奸的疾病中的一种。

有很多的肥胖人群都会这样认为，自己的身体虽然确实是超重了，但是从来没有什么关节疼痛之类的问题出现过，也从来没有见过所谓的痛风结节，所以自己一定没有痛风，也不会与痛风有啥关系，最多就是个高血脂，吃点药就没事了。于是对自己体重超标的情况满不在乎，还高呼人生在世及时行乐，继续该吃吃该喝喝，大鱼大肉穿肠而过。但是，这种认为和做法，实际上是非常错误并且十分危险的。

一般情况下，如果是去医院进行检查的话，体重超标的人群往往尿酸值都会很高，而且，有很多肥胖的人群，都有血尿酸浓度过高的现象。正是因为痛风潜伏的时间比较长，所以，很少有人能够在痛风的初期就发现自己早已招惹上了痛风。但是，事实上，在肥胖的人群中，有90%以上的人，尿酸都要比常人高出很多，如果这位胖者肥胖的状态持续的时间已经有很久了，那么，尿酸在他的体内一定已经积攒的不少了，如果没能及时做出正确的应对，等到滞留的尿酸渐渐形成了尿酸结晶，尿酸结晶再在肥胖者的关节等部位析出，并且沉积的数量达到一定的程度后，痛风就会"突然"发作。所以在痛风发作之前，如果不去检查，很少有人能够发现自己的血尿酸是异常的。很多肥胖的人群都喜欢大鱼大肉的饮食习惯，无肉不欢，并且也不怎么喜欢运动，于是嘌呤就会在他们体内积攒过多，而尿酸也会随之升了又升。所以说，并不是说你没有感觉到疼痛，你从来没有向别人一样有急性痛风性关节炎发作的情况，你就可以高枕无忧，可以继续大鱼大肉而不会与痛风搭上任何关系。

痛风的潜伏期很长，但是一旦发作，就会让患者痛不欲生，而且会从此伴随你的一生，只要你稍微不加注意，它就会立即复发，前来折磨你的身体和意志。所以，千万不能随便去招惹痛风。所以说，肥胖的人群，如果自己的体重已经超标了，那么就一定要去医院做个详细的检查，要定期查一查自己的血清尿酸值以及尿尿酸值，认真查查自己是否属于尿酸过高,是否已经患上了高尿酸血症,是否已经濒临痛风的危险。等查清楚后，如果尿酸确实有点高或者已经非常高，就赶快趁着痛风性关节炎还没有来找你的麻烦前，尽快做出举措吧。及时地调整自己的饮食习惯与作息规律，及时改变自己以前那种错误的看法和观念，会是帮助肥胖者有效预防痛风前来袭击的极好方法。

每位体重超标的人，都应该随时检查一下自己的尿酸值，同时督促自己定期去医院做相关的检查，要随时关注自己体内尿酸值的走向。同时，积极地参加体育运动，多加锻炼，帮助自己控制自身的体重，提高抗病的能力，增强机体的新陈代谢能力。此外，这类型的人群，还要学会合理地安排自己的饮食，要适当地减少对嘌呤食物的摄取，一定要尽量远离啤酒，以及那些高嘌呤食物。肥胖人群只有及时认清自己的状况，并对自己的肥胖症状以及体内超标的尿酸做出积极地健康的对策，及时制止尿酸的继续高升，及时改变自己的生活方式，就能够及时抑制住痛风的发展，有效地避免痛风前来找自己的麻烦。

远离酒精就是要与酒精格格不入

我们都知道，痛风患者应该远离酒精，这已经成为痛风患者一个最基本的常识，而且，我们也一直在强调一个事情，那就是痛风患者一定不可以喝酒，一定要与啤酒、白酒绝缘，要彻底与它们断绝关系。这是因为酒精会导致痛风患者体内的尿酸增高，为患者增加痛风发作的危险。而且，度数越高的酒，对痛风患者造成的伤害就越大。因为很多痛风患者都有过因为酗酒，特别是吃海鲜喝啤酒而引起痛风急性发作的经历，所以，在经历过痛风钻心刺骨的折磨之后，痛风患者都开始畏惧酒精，主动远离酒精。

是的，我们不提倡痛风患者喝酒，不支持任何认为自己身体健康的患者，去接触哪怕一丁点儿的啤酒或者白酒。但是，这并不意味着痛风患者就要从此彻底远离酒精，就要从此视酒精为仇敌，从此就要过上与酒精格格不入的生活了。实际上，适当地饮用一些葡萄酒，对于痛风患者来说，是一种极为不错的选择。不但可以增加痛风患者的生活情趣，丰富痛风患者的饮食生活，在一定程度上满足痛风患者饮酒的欲望，还能够在一定程度上帮助痛风患者保持健康的体魄。

葡萄酒在一定程度上具有可以帮助痛风患者缓解病情的功能，这不是危言耸听，也不是自相矛盾。葡萄酒的酒精含量极低，却能够很好地促进痛风患者的血液循环，还可以有效地促进痛风患者肠胃的消化与吸收功能，对于痛风患者体内嘌呤食物的代谢以及尿酸的顺利排泄都有很大的帮助。痛风患者如果能够选择每天少量喝一点儿葡萄酒的话，不但不会引起痛风的急性发作，还可以通过促进代谢系统的运转而有效地预防和抑制痛风的到来，能够很好地对抗痛风对患者的侵扰。

当然，我们这里所讲的喝葡萄酒，最大的前提就是限量，必须是限量的，只有按限制的量去饮用，才能够安全地去帮助痛风患者预防痛风的侵袭；如果是过量饮用的话，后果将不堪设想。而且，也不要以为越高级的葡萄酒就越好，痛风患者在购买葡萄酒时，一定要选择度数低的葡萄酒带回家。而且再次强调，在喝的时候千万不要贪杯，再好的东西过量都会变成坏东西的，更何况是酒精。不要以为酸酸甜甜的就不会对身体有害。痛风患者饮用葡萄酒的标准是，每天最多 10 克，这是一个痛风患者安全饮用葡萄酒的量，只要保持在这个量的范围之内，痛风患者就不会有痛风发作的危险，既能解决痛风患者馋酒的问题，还可以帮助痛风患者抑制尿酸的升高，但要切记物极必反的道理。

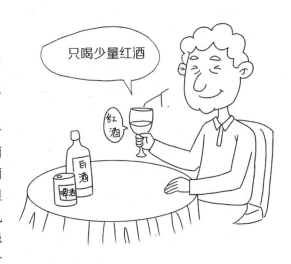

但是，如果痛风患者正好处于痛风急性发作的时期，那么就算是葡萄酒，也不可以沾染丁点儿。虽然葡萄酒对于痛风患者来说比较无害，但是其所含有的酒精也是痛风患者的仇敌，在痛风的急性发作期间，痛风患者的身体对于外界的任何刺激都是十分敏感的，所以这一时间段，痛风患者一定不能碰酒，就是葡萄酒也是不可以的。

由此看来，我们需要对酒精进行一个重新认识了。痛风患者要主动远离酒精，以减少酒精对身体的伤害，避免因饮酒引发的急性痛风性关节炎，但是，并不是说一定要与酒精格格不入，真正对痛风患者无害的做法是，主动远离啤酒和白酒，而正确的选择是适当饮用葡萄酒。适当饮葡萄酒不但能够解决痛风患者馋酒的问题，还可以有效地帮助痛风患者积极地对抗痛风的侵犯。

药物有副作用那就全靠食物吧

通过医生的讲解以及我们前面对药物的多重了解，不难看出来，基本上大多数缓解和治疗痛风的药品，不论是止痛的药品还是抑制尿酸的药物，或者是能够有效促进患者尿酸排泄的药物，都会在不同程度上，在不同方面，对患者的身体产生各种各样的副作用，有些甚至还会引起比较恐怖的不良反应，更有甚者，服用出错甚至会危及痛风患者的生命。而我们除了药物疗法之外，还讲了许多借用其他方法抗击痛风的知识，比如饮食疗法，在解决三餐的同时，能够有效地帮助痛风患者去缓解以及预防痛风的发作与发展。既安全可靠不用担心会有什么副作用，还比较有意思，可以自己把握操作的具体办法。于是，很多痛风患者会选择将药物治疗弃之不顾，认为只要控制好自己的饮食，然后再加上合理地搭配饮食，做几道前面所讲过的药膳或者治疗痛风的美食，就能够让自己从此远离痛风，有力地与痛风对抗。事实上，这样的想法也是极为错误的。

控制饮食和合理安排饮食，利用饮食来预防痛风，只是抑制痛风，预防痛风的一个最基本的前提和保障。每位痛风患者确实都应该注意自己的饮食。从饮食入手，进行一些改变，就能够有效地调节自己身体中的尿酸，达到抑制痛风的目的。饮食确实是可以帮助痛风患者对抗痛风，也是痛风患者对抗痛风的一个大前提，但是，想要单纯依靠饮食就来医治痛风的话，那么真的会收效甚微，尤其是在痛风急性发作的时候，以及痛风结节越长越多的情况下，只有饮食的参与，对于严重的痛风症状是没有显著疗效的。一味地依靠饮食疗法，甚至还会延误痛风患者的有效治疗，加重痛风患者的病情，延长痛风患者抵抗痛风症状的时间。

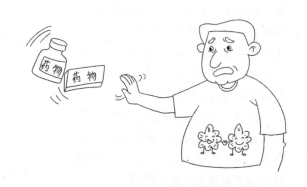

通常情况下，被用来解决痛风急性发作时疼痛的药物，我们常见并且多用的主要药品为秋水仙碱，现在我们就以秋水仙碱为例，来看看饮食是否真的可以代替药物来帮助痛风患者治疗痛风。我们都知道，秋水仙碱是有毒的，甚至如果用不好的话，还能够将人置于死地，但是它却可以在很短的时间内制止住痛风患者病发时那种钻心的疼痛。一般情况下，秋水仙碱在服用之后会出现恶心反胃、呕吐腹泻的状况，但在停止用药之后，症状很快就能够得到缓解。如果你的痛风突然急性发作了，但你只是一味想要依靠饮食来缓解疼痛的话，就会延迟急性痛风性关节炎的治愈，疼痛会一直继续甚至会加重，长时间的关节肿痛会严重地影响痛风患者的正常生活，更有可能因此而引起痛风结节的产生和痛风病症的加重。虽然秋水仙碱存在很多的副作用，会引起一些不良反应，会有毒，但是，却能够在短时间内极为有效的帮助痛风患者缓解并抑制关节疼痛的现象，使患者关节剧痛的情况不再继续发展。而对于秋水仙碱，痛风患者其实只要谨遵医嘱，按照医生教的方法去准确服用，就能够将副作用控制在相对安全的范围之内。毕竟，治病止痛对于痛风发作的患者来说是最需要的，如果你已经被急性痛风性关节炎折磨的大汗淋漓痛不欲生了，疼痛已经刺骨钻心了，你哪还有心情和食欲去吃饭，去依靠饮食来对抗痛风呢？

所以，对痛风患者来说，必要的药物治疗是不能减少的，也不可以"偷工减料"私自做主，只有饮食治疗与药物治疗紧密结合，才能够有效地帮助痛风患者缓解和抑制痛风，才能够积极地将痛风与患者之间的距离拉开，如果只是依靠其中的任何一个，那都是片面并且收效甚微的。饮食与药物，只注重其中的哪方，而忽略另一方，都会影响到痛风患者的治疗效果。所以说，只有饮食与药物双管齐下，合理搭配，科学配合，才是患者有效对抗痛风，防止痛风突然袭击病体的最好的办法。

远离高嘌呤就能与痛风形同陌路

我们都知道，导致我们患上痛风的元凶就是那个可恶的嘌呤。正是因为我们体内的嘌呤积攒得太多了，尿酸才会如影随形趁着嘌呤高涨的势头来偷偷地发展自己的势力。过多的嘌呤摄取为尿酸的升高创造了有力的前提条件，有限的消化和代谢功能成为尿酸生存下去的保障条件，于是，随着生活水平的提高，我们的周围出现了越来多的痛风患者。这些患者饱受着痛风发作时刺骨疼痛的折磨，饱受着痛风带来的一系列健康问题的折磨，比如痛风结节、痛风肾、排泄不利问题等。于是，在弄清楚原因之后，很多的痛风患者开始对嘌呤感到深恶痛绝，开始积极地为自己制定饮食计划，开始在自己的饮食计划中与嘌呤食物划清界限，开始有意地远离一切含嘌呤的食物，甚至有些痛风患者干脆拒绝一切含有嘌呤的食物，使得自己的饮食结构单一而且寡淡。

在很多的痛风患者看来，只要自己远离了含有嘌呤的食物，就一定能够远离痛风了，就可以从此与痛风"老死不相往来"，再也不用担心痛风会来找我们的麻烦了。而实际情况是什么样的呢？实际情况其实并非如此。我们都知道，痛风是一种遗传性质的疾病，在我们还没有进食嘌呤之前，它其实早就已经潜伏在我们的身体中了，嘌呤的存在与高升只不过是痛风急性发作的导火索罢了。不过，如果痛风患者的饮食控制好了，那么痛风也就真的很少有机会再现身了，这点倒是十分正确的。但是，我们要知道，引起痛风发作的原因并不只有饮食这一个，很多药物的服用也会在一定程度上引起尿酸的增高，从而引发痛风的急性发作。所以，很多来自外界的因素，都会造成痛风的突然发作，虽然饮食是引起痛风最直接的原因，但是如果将一切罪过都归于饮食的话，那就难免有点以偏概全了。也就是说，远离高嘌呤并不能让痛风患者从此就彻底与痛风断绝关系，从此形同陌路，远离高嘌呤，只是痛风患者远离痛风的一个基本前提和保障罢了。

如果为了抑制痛风而拒绝进食一切含有嘌呤的食物的话，就会使得痛风患者的饮食结构太过单一，而且营养也无法得到全面的补充，这样下去，长期的营养不均衡不全面，就会使得痛风患者因为营养缺乏而出现其他的病症，也会降低痛风患者的抵抗力，使得痛风患者的身体更加易感风寒，骨骼也更加脆弱，那么，也就更容易招惹上痛风，不利于痛风的治疗。

远离高嘌呤，是痛风患者抑制和预防痛风发作的前提与保障，但是并不能够彻底使痛风消失。控制嘌呤的摄入可以帮助痛风患者避免痛风的急性发作，可以延缓患者身上痛风的发作频率，但是是无法彻底治疗痛风的。所以，痛风患者在为自己安排饮食计划时，要适当地安排一些低嘌呤的食物，偶尔也可以少量地吃一些中嘌呤的食物，特别是在痛风间歇期和缓解期，适量地吃一些中低嘌呤的食物，对于痛风患者来说，也比较安全。适当地选择一些中低嘌呤的食物，将这些食物纳入自己的饮食计划中，可以很好地帮助痛风患者补充其身体所需要的营养元素，增强痛风患者的抗病能力，有助于痛风患者积极应对和抵抗痛风等疾病的侵袭。所以说，痛风患者千万不要因为嘌呤的存在，而好意的"挑食"，进而引发一些不必要的健康问题，反而伤害到自己的身体。

痛风只是痛，痛完就再也没事了

在我们身边，见过这样的一些痛风患者，一开始患上痛风时，会十分的小心谨慎，会很小心地去应对自己的痛风症状，会认真地去咨询医生，去谨遵医嘱服药和吃饭，会小心翼翼地过每一天，甚至每天都会为自己制订饮食计划和服药的日程表，也经常按医生的建议，去医院进行相关的体检，随时关注着自己体内的尿酸，并寻找各种办法降低自己的尿酸值。但是，随着结识痛风的日子渐长，与痛风接触的次数多了以后，痛风患者慢慢了解了痛风的脾气，再加上自己的生活中总是会有各种各样的事情，打乱自己的计划，占用自己的时间，于是，好多的痛风患者开始对于痛风的出现习以为常了，也就不会再有那么恐惧的心理了，慢慢也就不再把痛风当一回事儿了。痛风急性发作时确实疼痛难忍，但是，我们早已经备好了药片儿，不用担心，只要吃了秋水仙碱一类的止痛药，缓一缓就没事了，照样还是该干啥就干啥。"不疼不就没事了吗，还要咋样？""吃点药就好了，好了就没事了，不用管了。""其实也没啥，吃个药片就行了，不怕。""没必要浪费那么多时间去治呀治的，能止住疼痛就可以了，工作那么忙，哪还有时间去研究别的事情。"这是很多结识痛风已久的痛风患者在面对痛风时的想法和态度。事实上，我们在最开始的章节里就曾提到过，如果你觉得痛风只是痛痛而已，等疼痛结束了，就等于是没事了，就不再重视和理会了，那么，你就大错特错了。

如果在痛风发作并且成功止痛之后，痛风患者就放任其不管，引起的最严重的后果是可以致命的。也许这有点耸人听闻，但是，放任痛风所带来的危害，真的就是这么严重。我们都知道，痛风是因为高尿酸血症而发作的，我们通过药物的作用及时止住关节部位的疼痛之后，痛风患者体内的尿酸并没有得到有效的清除，如果就此不再理会，那么痛风患者体内的尿酸就会继续肆意地增长，尿酸结晶就会趁机大量的"繁殖"，越来越多尿酸结晶在生成痛风结节的同时，更会严重地损伤痛风患者的肾脏以及尿道等部位，从而引起痛风患者肾脏的衰竭，和尿路结石的形成，于是就会进一步危及痛风患者的生命安全。

而且，如果只是在每次痛风性关节炎发作时吃点强效的止痛药，然后等疼痛感消失后就不再管，等疼痛再发作时再进行止痛，然后不疼之后再不理会，如此下去，只会让痛风的发作越来越频繁，最重要的是，频繁的痛风发作时间一久，就会使得痛风患者的关节严重受损，出现局部瘫痪的症状。而且，因为痛风是由尿酸过高引起的，而且尿酸过高会慢慢析出尿酸结晶，尿酸结晶又容易沉积在人体的关节软骨等结缔组织之中，对于患有肝脏疾病或者三高以及心脑血管疾病等病症的痛风患者来说，就十分危险了。

所以说，痛风真的不只是痛痛就没事了，如果通过之后不及时采取降尿酸和控制尿酸的对策，一味地任由其发展，那么，将来会出现在痛风患者身上的不良后果是不堪设想的。看到这里你也不用心慌着急，只要痛风患者能够在解决疼痛之后及时应对身体里过高的尿酸，及时有效地抑制体内尿酸的升高，并积极地排解滞留于身体中的尿酸和尿酸结晶，那么就不会有太严重的后果来找痛风患者的麻烦。而且，痛风患者的尿酸如果控制得当的话，痛风的再次发作就会被有效地推迟，而这个间歇期就有可能是一个月、一年甚至几年到几十年。

止痛见效快的就是最管用的药

半夜里，我们正做着美梦，享受着一天忙碌之后终于换来的休息时间，美梦却突然被来自我们身体某一处的、钻心的刺痛打断，紧接着到来的，就是无休止的疼痛，痛到大汗淋漓，痛到没有力气。是痛风来了，是的，痛风又在半夜来袭击我们，干扰我们的美梦。不过，我们已不再害怕痛风的突然袭击，因为我们已经有了对策，那就是服用急性止痛药。

很多有经验的痛风患者在痛风突然发作时，会在第一时间找出家里准备的秋水仙碱或者其他特效止痛药，来在疼痛发作的第一时间里抑制患处钻心的疼痛，缓解痛风发作带来的痛苦。并且，越来越依赖这些药物对自己的帮助，家中可以没有别的药物，但是一定要有秋水仙碱一类的急性止痛药，每次只要痛风突然发作，就可以马上找出来应对。但是，这些止痛见效最快的药物，却不是对痛风患者治病最管用的药物，并不是最能够帮助痛风患者治疗痛风的药物。相反，如果总是利用这些药物快速止住疼痛了事，而不采取进一步治疗行动的话，还会引起痛风患者身体的不适应，加重痛风患者的疼痛感。痛风患者体内的尿酸水平突然发生了改变，那些沉积于关节中的较小的痛风结节就会出现轻度的溶解，在药物的作用下会变成不溶性的针状结晶，进而更严重地去损伤痛风患者的关节。所以说，痛风患者在利用药物抑制痛风的时候，千万不能让自己体内的尿酸出现大起大落的状态，忽高忽低的尿酸只会更加严重的侵害痛风患者的健康体魄，而且也会妨碍痛风患者对痛风的有效抑制和预防。

而且，我们在前面也讲过，止痛药并不是治疗痛风最管用的药，一般止痛药都只是暂时性的帮助痛风患者对发病关节进行消炎止痛，并不能深入痛风的根本进行治疗，如果暂时抑制住了疼痛就以为治好了痛风的话，是错误的。止痛药不是最管用的治痛风药，它们只是一种抑制痛风发作所带来的疼痛的药物，可以帮助痛风患者止痛，但无法彻底的帮助痛风患者治病。

所以说，痛风患者在借用止痛药抑制住关节的疼痛之后，还要进一步对自己体内的尿酸进行一场彻底的大扫除，只有积极有效地排除痛风患者体内的尿酸，降低痛风患者的尿酸值，才能够有效地防止痛风的再次来袭，才算得上是在进行痛风的治疗。事实上，没有哪一种药是可以彻底治疗痛风的，痛风患者只有合理适时地选择一些正确的药物，进行有效的治疗，并与饮食还有运动以及生活作息等生活细节相结合，才能够有效地抑制和预防痛风的发作。而这些，最多只能算是痛风的初级治疗。彻底治疗，根治痛风的办法，目前还没有研发出来，我们能做到的最好效果，就是有效地抑制痛风的再次发作，将痛风的潜伏期、间歇期延长为几年甚至几十年。

🌸健康提示：痛风患者保健品真相🌸

很多痛风病患者，特别是中老年人患者，平时不管有病没病都喜欢在家里存放点各种各样、具有不同功能的保健品，来为自己的健康加分，亲戚朋友也总是会带一些各种各样的保健品送给中老年人，来帮助这些群体保持健康的体魄。当与痛风结识之后，痛风患者除了在家囤积那些常规保健品之外，还在积极地寻找着适合自己的对抗痛风的保健品。那么，痛风患者可以吃保健品吗？市场上以及我们常听说的可以治疗痛风的保健品到底是怎么一回事呢？保健品的功效真的可以代替药物的治疗吗？吃药有副作用，那么痛风患者是不是可以靠吃保健品来抑制痛风，抵抗痛风的侵袭呢？

放眼市场，我们可以看到，几乎所有的保健品包装上都会有这样的一句话"本品不能代替药品"，或者是表达类似意思的句子，这就说明，保健品并不是药物，不能够取代药物在痛风患者身体中的作用，不能够对痛风患者的病症进行有效的抑制和治疗，更不可能帮助痛风患者及时地缓解和止住急性痛风性关节炎所带来的剧痛。我们常看到的，广告单上那些鼓吹的，疗效十分神奇的痛风保健品，实际上都是不可靠的，充其量不过是一些营养补充剂罢了。保健品是一种营养补充剂，是一种痛风患者身体机理的调节剂，不具有药物的治病功能，也不能够帮助痛风患者治疗和抑制痛风的发作与发展，所以不能用来指望借它们而对抗痛风的恐怖袭击。但是，痛风患者长期远离含嘌呤食物的话，会造成严重的营养不良，这个时候，就可以适当地、有选择性地吃一些保健品了，以借助保健品来补充痛风患者身体需要的各种营养，使患者体内的营养保持平衡，有助于痛风患者提高抵抗力，增强免疫力就可以有效地帮助痛风患者抑制痛风的侵袭了。

所以说，一般痛风患者见到的，鼓吹自己可以几天就能治愈痛风的，或者几周可以赶跑痛风的保健品，都是不靠谱的。我们都知道痛风只能被抑制，不可能彻底离开痛风患者的身体。所以，一切宣传能够治愈痛风的保健品和药品都是不可信的。而那些提示可以有效抑制尿酸，降低尿酸的保健品，痛风患者可以深入了解一下，根据自己的判断和经验，或者根据医生曾经给过我们的建议，去进行理智地分析与选择。切不可因为受不了痛风的折磨，想要赶快摆脱痛风的纠缠，又不想承受药物带来的副作用危险，还不愿意克制自己的饮食，盲目地去购

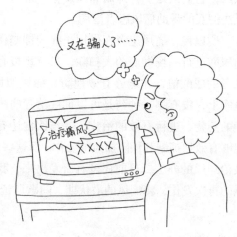

买保健品。千万别一见着相关的保健品，刚听别人说很管用，自己就看都不细看就急着买回家，等回家后才发现自己买回了一堆废品。

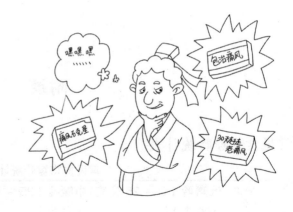

痛风患者想要远离痛风，除了暂时的药物治疗之外，最重要的就是饮食与作息等日常生活细节的注意，不要想着利用保健品来帮助自己治疗痛风，如果说目前还没有一款药物可以彻底治疗痛风病的话，那么，治疗痛风的保健品就更不可能存在了。只有注意合理搭配自己的饮食，适当地参加一些有氧体育锻炼，同时注意生活中的一些细节问题，为自己培养规律的饮食与作息习惯，并且经常注意随时为身体补足水分，那么痛风就不会轻易来找患者的麻烦。痛风患者切不可轻信市面上关于痛风保健品的虚假广告，不然给我们造成经济损失是小事，对健康产生新的危害就是大事儿了！

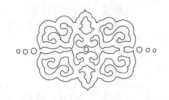

附录

常见食物嘌呤统计表

常见食物嘌呤统计

分类 食品	低嘌呤（0 ~ 25毫克/100克） 可吃	中嘌呤（25 ~ 150毫克/100克） 少吃	高嘌呤（150 ~ 1000毫克/100克） 禁吃
荤食	鸡蛋白（3.7）鸡蛋黄（2.6）、鸡血、猪血、鸭血等	鸡肉、羊肉（111.5）、猪肉、兔肉、牛肉、猪皮（69.8）、鸭肉（138.4）等	猪肝（229.1）、猪肠、猪心、猪肾及其他动物内脏、肉馅、肉汤
蔬菜	红白萝卜、胡萝卜（8.9）、冬瓜（2.8）、黄瓜（14.6）、丝瓜（11.4）、白菜（12.6）、卷心菜（9.7）、番茄（4.6）、洋葱（3.5）、韭菜（25）等	冬笋、菠菜、四季豆（29.7）、豌豆（75.7）、海带（96.6）、蘑菇（28.4）、菜花、金针菇（60.9）等	扁豆、紫菜、香菇（214）
水果	梨子（1.1）、苹果（2）、葡萄、石榴、杧果（1.3）、柠檬（3.4）、香蕉（1.2）、桃子（1.3）、菠萝、西瓜（1.1）、金橘、木瓜、橙子（3）等	无	无
豆类	无	豆腐（60.9）、豆制品、豆苗、绿豆（75.1）、红豆（53.2）、豌豆（75.7）蚕豆等等	黄豆、黄豆芽（<500）、发芽的豆类（<500）
水产	海蜇（9.3）、海藻	鲤鱼、鳝鱼（92.8）、草鱼、鲈鱼、鲍鱼（112.4）、螃蟹、鳗鱼、鲫鱼（137.1）等	乌鱼、鱼皮、沙丁鱼、带鱼、贝壳类、虾类
主食	大小米、面类、麦类、马铃薯（3.6）、山芋、高粱（9.7）等	适量即可	适量即可
其他	牛奶、苏打水、蜂蜜、薏米（25）、苏打饼干、植物油、番茄酱	花生（95.3）、芝麻、莲子（40.9）、腰果（80.5）、杏仁（31.7）、枸杞（31.7）等	啤酒、白酒、鸡精（<500）、酵母粉等

日常饮食热量统计表

常见食物热量统计表

分类	食物名称	千卡/克	食物名称	千卡/克	食物名称	千卡/克
奶类	酸奶（脱脂）	48/100	酸奶（高蛋白）	62/100	牛奶粉（婴儿奶粉）	443/100
	果味奶	20/100	奶豆腐（脱脂）	343/100	奶粉全脂速溶	466/100
	酸奶（中脂）	64/100	母乳	65/100	奶油	720/100
	酸奶	72/100	羊奶（鲜）	59/100	奶片	472/100
	果料酸奶	67/100	牛奶	54/100		
酒饮类	橘子汁	119/100	巧克力豆奶	39/100	白葡萄酒11°	62/100
	山楂精	386/100	冰淇淋	126/100	红葡萄酒12°	68/100
	柠檬汽水	38/100	汽水	42/100	红葡萄酒16°	91/100
	花茶	281/100	麦乳精	429/100	二锅头58°	352/100
菌藻类	紫菜	207/100	平菇	22/100	海带（鲜）	17/100
	金针菇	26/100	草菇	23/100	海带（干）	79/100
	干香菇	222/100	水发木耳	21/100	珍珠白蘑	212/100
	口蘑	242/100	冬菇	247/100	石花菜	314/100
油脂类	菜籽油	899/100	花生油	899/100	豆油	899/100
	胡麻油	450/100	香油	898/100	色拉油	898/100
	猪油（炼）	897/100	葵花子油	899/100		

蔬菜类食物热量统计表

食物名称	千卡/克	食物名称	千卡/克	食物名称	千卡/克
竹笋（干）	280/100	黄花菜	203/100	大蒜	148/100
慈姑	105/100	莲藕	79/100	苜蓿	60/100
土豆	81/100	芋头	94/100	荸荠	75/100
山药	67/100	香椿	62/100	枸杞菜	90/100
黄豆芽	44/100	胡萝卜	39/100	玉兰片	43/100
鲜姜	43/100	洋葱	43/100	蒜苗	45/100
羊角豆	42/100	榆钱	36/100	苦菜	35/100
西兰花	40/100	芥菜头	40/100	辣椒	40/100
香菜	38/100	苋菜	42/100	芹菜叶	31/100
青萝卜	33/100	苤蓝	38/100	大葱	37/100
冬寒菜	52/100	豆角	31/100	白豆角	31/100
青蒜	36/100	豇豆	30/100	豌豆苗	30/100
四季豆	29/100	荷兰豆	31/100	蓟菜	31/100
木瓜	31/100	韭菜	29/100	白菜苔	30/100

食物名称	千卡/克	食物名称	千卡/克	食物名称	千卡/克
茄子	27/100	茭笋	32/100	雪里蕻	26/100
菠菜	27/100	菜花	29/100	茴香	28/100
小叶芥菜	27/100	油菜	26/100	尖辣椒	27/100
南瓜	26/100	柿子椒	27/100	圆白菜	26/100
韭黄	25/100	油豆角	22/100	毛竹笋	31/100
蒜黄	22/100	茼蒿	26/100	丝瓜	27/100
空心菜	26/100	萝卜缨	22/100	木耳菜	26/100
白萝卜	21/100	油菜薹	22/100	竹笋	30/100
芹菜	30/100	芥蓝	24/100	西红柿	20/100
菜瓜	20/100	西葫芦	25/100	芦笋	20/100
莴笋叶	20/100	绿豆芽	18/100	西洋菜	23/100
黄瓜	16/100	小白菜	19/100	生菜	19/100
冬瓜	14/100	胡瓜	11/100	水芹	22/100

水产类食物热量统计表

食物名称	千卡/克	食物名称	千卡/克	食物名称	千卡/克
鲍鱼（干）	322/100	鱼片干	303/100	小黄花鱼	157/100
花蛤	98/100	牡蛎	73/100	鲈鱼	172/100
沙蛤	112/100	海蜇头	74/100	比目鱼	149/100
草鱼	193/100	明虾	150/100	虹鳟鱼	174/100
鲜扇贝	171/100	河虾	98/100	鲫鱼	216/100
田螺	231/100	对虾	152/100	鲤鱼	202/100
生蚝	57/100	龙虾	196/100	带鱼	167/100
蟹肉	62/100	沙丁鱼	131/100	海米	195/100
墨鱼	119/100	鳝鱼	133/100	海参（鲜）	71/100
鱿鱼（水泡）	77/100	石斑鱼	149/100	鳜鱼	192/100

水果类食物热量统计

食物名称	千卡/克	食物名称	千卡/克	食物名称	千卡/克
香蕉	154/100	草莓	31/100	柚子	59/100
苹果	69/100	哈密瓜	48/100	枇杷	39/62
鸭梨	66/100	香瓜	33/100	芦柑	56/100
雪花梨	48/100	西瓜	42/100	蜜橘	55/100
酥梨	60/100	李子	40/100	番石榴	42/100
苹果梨	51/100	杏	40/100	蜜桃	47/100
葡萄	58/100	阳桃	33/100	樱桃	58/100
杧果	53/100	杨梅	34/100	橙子	64/100

食物名称	千卡/克	食物名称	千卡/克	食物名称	千卡/克
橄榄	61/100	荔枝	96/100	椰子	700/100
桑葚	49/100	龙眼	140/100	鲜枣	140/100
黄桃	58/100	柿子	82/100	红果	125/100
金桔	55/100	海棠	85/100	芭蕉	160/100
无花果	59/100	人参果	91/100	猕猴桃	67/100

干货果脯类食物热量统计

食物名称	千卡/克	食物名称	千卡/克	食物名称	千卡/克
炒葵花子	1184/100	松子仁	698/100	桂圆肉	313/100
炒西瓜子	1334/100	杏仁	514/100	大枣干	338/100
生花生米	563/100	干栗子	472/100	海棠脯	286/100
核桃干	1458/100	葡萄干	341/100	西瓜脯	305/100
炒南瓜子	844/100	苹果果脯	335/100	桂圆干	738/100
炒花生	581/100	果丹皮	322/100	柿饼	257/100
炒榛子	2829/100	桃脯	311/100	苹果酱	277/100
酒枣	159/100	无核蜜枣	321/100	草莓酱	269/100
干红果	152/100	杏仁酱	286/100	桃酱	273/100

肉类食物热量统计

食物名称	千卡/克	食物名称	千卡/克	食物名称	千卡/克
猪肉（肥）	815/100	猪肋条肉	591/100	猪前蹄膀	503/100
猪肉（腿）	191/100	猪肉硬五花	428/100	猪后蹄膀	437/100
猪肉（后臀尖）	340/100	猪肉里脊	156/100	猪肉软五花	410/100
猪肉（清蒸）	198/100	猪肉（瘦）	142/100	猪肺	88/100
猪肘棒（熟）	435/100	猪大排	387/100	猪蹄	442/100
猪小肠	65/100	猪排骨	385/100	猪心	122/100
猪大肠	191/100	猪耳	189/100	猪腰	104/100
猪血	55/100	猪小肚	226/100	猪脑	132/100
猪肝	130/100	猪蹄筋	155/100	猪肚	116/100
牛肉（瘦）	106/100	酱牛肉	246/100	牛肚	72/100
牛肉干	550/100	煨牛肉	166/100	牛蹄筋	151/100
牛肺	94/100	牛舌	196/100	牛肝	139/100
羊肉干	294/50	羊肉（背脊）	47/50	羊肉（颈）	74/50
羊后腿	66/50	羊前腿	78/50	羊肉（肥瘦）	110/50
羊心	57/50	羊肾	45/50	羊肝	70/50
羊大肠	35/50	羊肚	44/50	羊肉串	117/50
羊脑	71/50	腊羊肉	123/50	酱羊肉	136/50

续表

食物名称	千卡/克	食物名称	千卡/克	食物名称	千卡/克
腊肠	292/50	腊肉	91/50	香肠	254/50
蛋清肠	139/50	蒜肠	149/50	大腊肠	134/50
火腿肠	106/50	熟驴肉	126/50	叉烧肉	140/50
肯德基炸鸡	399/100	烧鹅	198/50	酱鸭	134/50
鸭皮	538/100	鸭舌	201/50	北京烤鸭	273/50
酱鸭	267/100	鸭掌	127/50	盐水鸭	193/50
鸭翅	218/100	鸭心	143/100	鸭肝	64/50
鸭胗	99/100	鸭脯肉	90/100	鸭血	29/50
肉鸡	526/100	母鸡	194/50	鸡肝	60/50
鸡胗	118/100	鸡肉松	220/50	扒鸡	163/50
鸡爪	423/100	鸡翅	141/50	卤鸡	151/50
鸡腿	262/100	鸡心	86/50	烤鸡	165/50
鸡胸肉	133/100	乌骨鸡	116/50	土鸡	107/50
鹅肝	129/100	野兔肉	42/50	狗肉	73/50
驴肉	116/100	鹌鹑	95/50	马肉	61/50
鸽	479/100				

身边食物的酸碱度

碱性食物能够帮助痛风患者降低血液中血清的浓度以及尿液的酸度，经常食用碱性食物，能够使尿液维持在碱性状态，以便于尿酸在尿液中的充分溶解，对于痛风患者来说，能够积极有效地将尿酸排出体外。所以说多食碱性食物，对于痛风患者对抗痛风有很大的帮助。

这里，我们所说的食物的酸碱，不是利用味蕾和嗅觉识别出来的食物，不是酸味就是酸性食物，涩味就是碱性食物，也不是借用 pH 试纸测定出来的，更不是按我们的自己本身的直觉和经验来判断酸碱度的，并不是味道酸的食物就一定是酸性的。事实上，每种食物的酸碱度，取决于这种食物中的矿物质的种类以及含量。

在我们身体必要的矿物质里，与食物酸碱性有关系的矿物质主要有：钙、钾、铁、钠、镁、氯、磷、硫。像钾、钠、钙、镁、铁这几种元素，在进入我们的身体中以后，通过体内的氧化用，会呈现出碱性。那些富含这些矿物元素的食物，在我们身体中最终的代谢产物经常显现为碱性，比如水果、蔬菜以及菌类食物等。但是，我们要注意一点，大多数的豆类食物以及菌类食物中，还有菠菜里，都含有较高的嘌呤，痛风患者在食用时要多加注意，此外的大多数水果以及蔬菜，对于痛风患者来说，都是相当不错的选择。

认清身边食物的酸碱度，有助于痛风患者有选择性地进餐，有助于痛风患者借用饮食来预防和对抗痛风。那么，我们就来了解一下身边食物的酸碱度。

属性	食物
强碱性	茶叶、海带、萝卜、芋头、无花果、黄瓜、西瓜、柑橘、板栗、白菜、黑芝麻、葡萄干、裙带菜、水果干、菠菜、卷心菜等
弱碱性	牛奶、百合、洋葱、黄瓜、番茄、豆腐、马铃薯、蘑菇、茄子、油菜、红豆、南瓜、莲藕、菜花、醋、梨、草莓、苹果、樱桃、葡萄、芹菜等
强酸性	熏肉、酒类、花生米、鱼罐头、鸡肉、香肠、鱿鱼、乳酪、糖、牡蛎、饼干、蛋黄、奶油、火腿、鲫鱼、羊肉、猪肉、鳗鱼、沙丁鱼、猪肠、鲤鱼、柴鱼、动物肝脏、鸭肉、鹅肉、牛肉、蟹肉等
弱酸性	巧克力、葱白、玉米、蛋白、海苔、文蛤、紫菜、荞麦、章鱼、泥鳅、淡水鱼、高粱、空心粉、榛子、猪血等
中性	植物油、盐、咖啡等

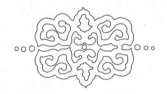